国家卫生和计划生育委员会"十三五"规划教材

全 国 高 等 学 校 教 材

供生物医学工程专业（临床工程方向）用

临床工程科研导论

主　编　张　强

副主编　李迎新　张　旭　魏建新

U0208289

编　者（以姓氏笔画为序）

王慧泉　天津工业大学

朱永丽　内蒙古自治区人民医院

刘建华　吉林大学第二医院

刘胜林　华中科技大学同济医学院附属协和医院

李迎新　中国医学科学院生物医学工程研究所

杨绍洲　南方医科大学中西医结合医院

张　旭　首都医科大学

张　强　华中科技大学同济医学院附属协和医院

林　强　福建省立医院

郑　敏　湖北科技学院

费晓璐　首都医科大学宣武医院

焦　青　泰山医学院

潘　宁　中南民族大学

魏建新　石河子大学医学院第一附属医院

编写秘书　冯庆敏　华中科技大学同济医学院附属协和医院

人民卫生出版社

图书在版编目（CIP）数据

临床工程科研导论 / 张强主编. —— 北京：人民卫生出版社，2017

全国高等学校生物医学工程专业（临床工程方向）第一轮规划教材

ISBN 978-7-117-24576-0

Ⅰ.①临…　Ⅱ.①张…　Ⅲ.①临床工程学－科学研究－高等学校－教材　Ⅳ.①R4

中国版本图书馆 CIP 数据核字（2017）第 123363 号

人卫智网　www.ipmph.com	医学教育、学术、考试、健康，购书智慧智能综合服务平台
人卫官网　www.pmph.com	人卫官方资讯发布平台

临床工程科研导论

主　　编：张　强
出版发行：人民卫生出版社（中继线 010-59780011）
地　　址：北京市朝阳区潘家园南里 19 号
邮　　编：100021
E - mail：pmph @ pmph.com
购书热线：010-59787592　010-59787584　010-65264830
印　　刷：北京机工印刷厂
经　　销：新华书店
开　　本：850×1168　1/16　　印张：19
字　　数：416 千字
版　　次：2017 年 8 月第 1 版　2017 年 8 月第 1 版第 1 次印刷
标准书号：ISBN 978-7-117-24576-0/R · 24577
定　　价：49.00 元

打击盗版举报电话：010-59787491　E-mail：WQ @ pmph.com
（凡属印装质量问题请与本社市场营销中心联系退换）

全国高等学校生物医学工程专业（临床工程方向）

第一轮规划教材编写说明

生物医学工程专业自20世纪七八十年代开始创办，经过四十多年的不断发展与努力，逐渐形成了自己的专业特色与人才培养目标。生物医学工程是工程技术向生命科学渗透形成的交叉学科，尤其是临床工程方向亚学科的逐渐形成，使其与医疗卫生事业现代化水平和全民健康与生活质量的提高密切相关。它的理论和技术可直接用于医学各个学科，为医学诊断、治疗和科研提供先进的技术和检测手段，是加速医学现代化的前沿科学。生物医学工程已成为现代医学发展的重要支柱。我国现阶段的临床工程教育是生物医学工程教育的重要组成部分，并在教学与工作实践中逐步形成了中国临床工程教育的特点。现代临床工程教育强调"紧密结合临床"的教育理念，临床工程教材的建设与发展始终坚持和围绕这一理念。

2016年5月30日，在全国科技创新大会上习近平总书记指出，我国很多重要专利药物市场绝大多数为国外公司占据，高端医疗装备主要依赖进口，成为看病贵的主要原因之一。先进医疗设备研发体现了多学科交叉融合与系统集成。

2014年8月16日，国家卫生计生委、工业和信息化部联合召开推进国产医疗设备发展应用会议。会上国家卫生计生委李斌主任指出，推动国产医疗设备发展应用，是深化医药卫生体制改革，降低医疗成本的迫切要求，是促进健康服务业发展，支持医药实体经济的有力举措，也是实施创新驱动战略，实现产业跨越式发展的内在需求。并强调，国家卫生计生委要始终把推广应用国产设备、降低医疗成本作为重点工作来抓紧抓实。要加强研发与使用需求的对接，搭建产学研医深度协作的高起点平台，探索建立高水平医疗机构参与国产医疗设备研发、创新和应用机制。工业和信息化部苗圩部长指出，进一步推进国产医疗设备产业转型升级；发展医疗服务新模式；引导激励医疗卫生机构使用国产创新产品，解决不好用和不愿用的问题，提升国产医疗设备的市场比重和配套水平。努力改变产学研医脱节的情况。

综上所述，我国生物医学工程专业尤其是临床工程教育亟待规范与发展，为此2016年初，人民卫生出版社和中华医学会医学工程学分会共同组织召开了教材编写论证会议，将首次以专业规划教材建设为抓手和契机，推动本学科子专业的建设。会上，在充分调研论证的基础上，成立了第一届教材评审委员会，并决定启动首轮全国高等学校生物医学工程专业（临床工程方向）国家卫生和计划生育委员会"十三五"规划教材，同时确定了第一轮规划教材及配套教材的编写品种。

本套教材在坚持教材编写"三基、五性、三特定"的原则下紧密结合专业培养目标、高等医学教育教学改革的需要，借鉴国内外医学教育的经验和成果，努力实现将每一部教材打造成精品的追求，以达到为专业人才的培养贡献力量的目的。

本套教材的编写特点如下：

1. **明确培养目标** 生物医学工程专业（临床工程方向）以临床工程为专业特色，培养具备生命科学、电子技术、计算机技术及信息科学有关的基础理论知识以及医学与工程技术相结合的科学研究能力，能在医疗器械、医疗卫生等相关企事业单位从事研究、开发、教学、管理工作，培养具备较强的知识更新能力和创新能力的复合型高级专业人才。本套教材的编撰紧紧围绕培养目标，力图在各部教材中得以体现。

2. **促进医工协同** 医工协同是医学发展的动力，工程科学永恒的主题。本套教材创新性地引入临床视角，将医疗器械不单单看作一个产品，而是延伸到其临床有效性、安全性及合理使用，将临床视角作为临床工程的一个重要路径来审视医疗器械，从而希望进一步促进医工协同的发展。

3. **多学科的团队** 生物医学工程是多学科融合渗透形成的交叉学科，临床工程继承了这一特点。本套教材的编者来自医疗机构、研究机构、教学单位和企业技术专家，集聚了多个领域的知识和人才。本套教材试图运用多学科的理论和方法，从多学科角度阐述临床工程的理论、方法和实践工作。

4. **多元配套形式** 为了适应数字化和立体化教学的实际需求，本套规划教材全部配备大量的融合教材数字资源，还同步启动编写了与理论教材配套的《学习指导与习题集》，形成共 10 部 20 种教材及配套教材的完整体系，以更多样化的表现形式，帮助教师和学生更好地学习本专业知识。

本套规划教材将于 2017 年 7 月陆续出版发行。希望全国广大院校在使用过程中，能够多提供宝贵意见，反馈使用信息，为下一轮教材的修订工作建言献策。

全国高等学校生物医学工程专业（临床工程方向）

第一轮教材评审委员会

全国高等学校生物医学工程专业（临床工程方向）

第一轮教材目录

理论教材目录

序号	书名	主编	副主编			
1	临床工程管理概论	高关心	许 锋	蒋红兵	陈宏文	
2	医疗设备原理与临床应用	王 成 钱 英	刘景鑫	冯靖祎	胡兆燕	
3	医用材料概论	胡盛寿	奚廷斐	孔德领	王 琳	欧阳晨曦
4	医疗器械技术评价	曹德森	陈真诚	徐金升	孙 欣	
5	数字医学概论	张绍祥 刘 军	王黎明	钱 庆	方驰华	
6	医疗设备维护概论	王 新	郑 焜	王 溪	钱国华	袁丹江
7	医疗设备质量检测与校准	杨昭鹏	何文胜	刘文丽	刘 刚	郭永新
8	临床工程技术评估与评价	夏慧琳 赵国光	刘胜林	黄 进	李春霞	杨 海
9	医疗器械技术前沿	李 斌 张 锦	金 东	蔡 葵	付海鸿	肖 灵
10	临床工程科研导论	张 强	李迎新	张 旭	魏建新	

学习指导与习题集目录

序号	书名	主编
1	临床工程管理概论学习指导与习题集	乔灵爱
2	医疗设备原理与临床应用学习指导与习题集	刘景鑫
3	医用材料概论学习指导与习题集	欧阳晨曦
4	医疗器械技术评价学习指导与习题集	陈真诚
5	数字医学概论学习指导与习题集	钱 庆
6	医疗设备维护概论学习指导与习题集	王 新
7	医疗设备质量检测与校准学习指导与习题集	何文胜
8	临床工程技术评估与评价学习指导与习题集	刘胜林
9	医疗器械技术前沿学习指导与习题集	张 锦 李 斌
10	临床工程科研导论学习指导与习题集	郑 敏

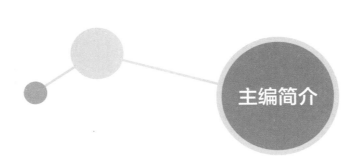

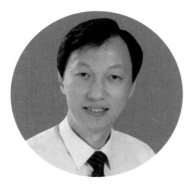

张强

　　教授，博士生导师，华中科技大学同济医学院附属协和医院副院长，生物医学工程研究室主任。国家大型医用设备管理咨询专家委员会委员，中国医学装备协会副理事长，中华医学会医学工程学分会第六届主任委员，中国医师协会临床工程师分会副会长。

　　临床工程学术带头人，长期致力于中国临床工程学科和专业建设，主持我国首份《中国临床工程发展研究报告》编写工作。在国内较早设立了临床工程方向的硕士生和博士生招收点，主要研究方向是医疗器械研发；医疗工效学及可用性评估。开展多项医疗器械研发和成果转化项目，目前产品化进程中的项目包括医用机器人、便携超声、磁共振幽闭症解决方案等。先后承担国家重点研发计划项目课题、国家卫生计生委医政医管局、规划信息司、医院管理研究所委托课题等多项研究课题，总经费逾千万元；在国内外期刊杂志发表论文百余篇，主编专著2部，参编专著多部；获多项省部级奖项。

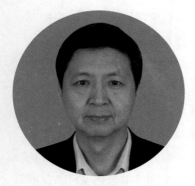

李迎新

教授，博士生导师，中国医学科学院生物医学工程研究所常务副所长，党委副书记。主要研究方向：激光医学基础与应用；健康状态识别和调理干预技术。现任中华医学会激光医学分会主任委员，中国生物医学工程学会理事，中华医学会医学工程学分会常务理事，中国光学学会激光医学分会副主任委员等。担任《国际生物医学工程杂志》总编辑，《中国激光医学杂志》常务编委，《中国生物医学工程学报》常务编委，《中国医疗设备》常务编委。

先后承担国家 863 子课题、国家自然科学基金项目、天津市应用基础重点项目及攻关专项等多项研究课题，并与企业合作将 20 多项成果转化为产品。2013 年起，开展医疗器械创新示范体系与卫生健康管理大数据示范平台的建设。

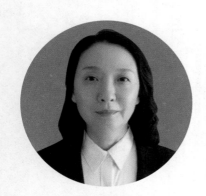

张旭

教授，博士生导师，首都医科大学生物医学工程学院院长，中国研究型医院学会临床工程专业委员会主任委员，中国电子学会生物医学电子分会委员，北京市优秀教师。2004 年 10 月至 2005 年 10 月在美国匹兹堡大学做访问学者。

主要从事功能神经电刺激在神经康复的方法研究及听力工程研究。近 3 年，承担、完成多项国家及省部级科研课题，发表研究论文 30 余篇，获得国家发明专利、实用新型专利 4 项，出版专著与教材 4 部。主讲本科生及研究生数字信号处理，个性化科研与工程训练，生物医学工程科研方法与技术等课程。全面负责学院生物医学工程专业、假肢矫形专业教育教学及人才培养，曾获北京市教育学会教育科研成果奖及北京市教学成果二等奖。

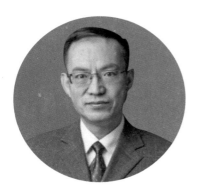

魏建新

石河子大学医学院第一附属医院医学工程部主任，生物医学工程博士，高级工程师，硕士生导师。中华医学会医学工程学分会委员，中国医学装备协会管理专业委员会及急救医学装备专委会常委，中国医师协会临床工程师分会委员，新疆医学会医学工程学分会常委，新疆医疗器械管理质量控制中心副主任，获美国临床工程学会（ACCE）国际临床工程师资格认证。《中国医疗设备》编委。

担任影像设备学、医学电子学基础、检验仪器分析、麻醉设备学的理论及见习教学工作。主持省部级课题 2 项。参加 863 计划子课题、国家科技支撑计划课题各 1 项，国家卫生计生委课题 2 项，主持院级课题 3 项。发表论文 20 余篇，专著 2 部，取得专利 7 项等。

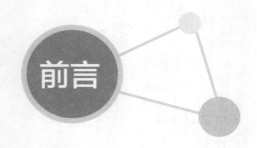

前言

　　临床工程是运用工程技术及管理的理论、方法来研究解决临床医学实际问题的一门新兴交叉学科，其研究对象是医疗器械。医疗器械关乎到人类的生命健康，关系到临床医学的发展水平，因而被列入我国优先发展的战略性产业之一。医疗器械产业的重要特点是工程与医学两大领域中技术、人才和资源的有机融合。临床工程作为生物医学工程学科的分支，在医疗器械创新过程中发挥着独特且重要的作用。

　　本教材的编者长期从事临床工程科研、医疗器械的创新研发及教学工作，根据科研的特点和实践经验，总结编撰了此教材。教材注重培养学生学习从事科研工作的基本理论、基本知识和基本技能，内容深入浅出、图文并茂，阐述了问题提出、需求分析、研究设计、专利申请、论文撰写及项目管理整个科研工作的流程和创新研究体系，既能满足临床工程科研教学需求，又适应临床工程本科教育注重实践应用的特点。学习本教材要注重知行结合，既要继续学习生物医学工程专业（临床工程方向）的相关基础知识及专业知识，同时也要进行科研实践训练和从事适当的实验研究。

　　本教材的适用对象是生物医学工程专业（临床工程方向）的本科生，也可以作为研究生及相关科研工作者的参考学习用书，尤其是在校大学生以及从事科研工作的入门者。本书内容力求帮助学生尽快进入科研领域，适应科研环境，进入课题组，从而在科研实践中领悟真谛，学以致用。

　　在撰写本书的过程中，编者参考了一些国内外典型的有关研究成果并列入本书推荐阅读，在此表示由衷感谢！本书的出版，得益于参与本书撰写的各位编者及老师们的辛勤付出，严谨和热忱的工作态度，在此一并表示感谢！

　　限于编撰时间和笔者的水平，本教材难免有不足，恳请同行专家、使用本教材的师生和其他读者批评、指正。

张强

2017 年 2 月

目录

第七章　专利与软件著作权的撰写与申请

第八章　医疗器械创新

第九章　医疗器械临床试验

第一章

绪　论

　　科学是人们对自身及其周围客体的规律性认识。随着各种认识活动的不断丰富和深化，人们逐渐形成了对某些事物比较完善、合乎逻辑、系统的知识体系，科学由此而产生。科学研究是人们探索客观世界规律性并利用这些规律造福人类、完善自我的过程。生物医学工程（临床工程方向）研究是一种综合性的研究活动，涉及诸多学科与知识体系，具有复杂性与多样性的特点。本章将重点介绍科研的基础知识、基本程序与基本方法，以及临床工程研究的范畴、基础知识和技能等。

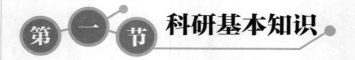 第 一 节 **科研基本知识**

一、科学的概念

科学（science）源于拉丁文 scientia，其本意为"知识""学问"，《辞海》中给出的定义为"科学是运用范畴、定理、定律等思维形式，反映现实世界各种现象的本质和规律的知识体系"，是指通过观察、实验和调查途径，发现分科知识乃至综合性知识体系的一种方式。

"科学"一词源自日本，康有为（1858—1927 年）于 1885 年翻译介绍日本文献时，首先将其引入中国。在此之前，中国学者将英文"science"翻译成"格物致知"，简称"格物"，意指通过接触事物而穷究事物的道理。

二、科学的分类

一般而言，以研究对象为分类标准可以把科学分为哲学、自然科学和社会科学三个基本部类，而哲学是自然科学和社会科学的概括和总结。进而，可以再寻找这三大部类之间的二级、三级联系。

（一）哲学

哲学是研究人与世界的关系的科学，包括人们从总体上认识、处理与外部世界的关系，以及人们对这种关系的驾驭程度。

一般而言，哲学可分为广义哲学和狭义哲学：①广义哲学，包括自然哲学、历史哲学、认识哲学、政治哲学、道德哲学（伦理学）、艺术哲学（美学）、宗教哲学、人生哲学等；②狭义哲学，一般是专指过去哲学里的本体论与形而上学，也称第一哲学（由亚里士多德所创立），以及纯粹哲学。

哲学是一个综合概念，如何对哲学做出划分，如何使哲学分类更科学、更有利于哲学的发展，这不仅是哲学家、逻辑学家所关注的问题，也是哲学研究工作者所关注的问题。

（二）自然科学

自然科学是研究自然界的物质结构、形态和运动规律的科学，既是人类生产实践经验的总结，又是生产发展的推动力量。随着研究领域的不断扩展，自然科学内部产生了诸多新学科，现已形成了庞大而复杂的体系。

一般认为，现代自然科学由基础科学、技术科学和应用科学三部分组成：①基础科学，是研究自然界物质的本质和各种不同运动形式的基本规律的科学，主要包括数学、物理学、化学、天文学、地学、生物学六个学科；②技术科学，是研究技术理论性质的科学，如电子技术、激光技术、能源技术、空间技术等；③应用科学，是直接应用于生产和生活的技术和工艺性质的科学，如应用数学、应用化学、医学、农学、水利工程学、土木建筑学等。上述三部分相辅相成，互为条件，互相促进。基础科学是技术科学和应用科学的理论基础，并且随着科学的发展，不断分化、交叉出了许多新的分支（如分子物理学、天体物理学、非线性光学等）、边缘学科（如物理生物学、物理化学等）以及综合性学科（如仿生学、信息科学等）。

（三）社会科学

社会科学是研究与阐释各种社会现象及其发展规律的科学。在现代科学的发展进程中，新科技革命为社会科学的研究提供了新的方法手段，社会科学与自然科学相互渗透、相互联系的趋势日益加强。

根据人与社会的相对关系，社会科学可分为三大类：①纯粹社会科学，是以作为社会团体中之一员的人为对象，而非以独立的、单独的人（个别本身）作为研究对象的科学，如政治学、经济学、历史学、法律学、人类学、刑法学、社会学等；②非纯粹社会科学，是以个人为出发点探索社会内容即伦理道德等的科学，如伦理学、教育学等；③交叉社会科学，是以自然的本体为对象，将其研究结果应用于人类社会某些环境之中的科学，如优生学、人文地理学、公共卫生学等。

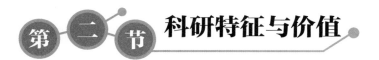

第二节　科研特征与价值

科学知识的获得不是来自唯心、想象或是偶尔经验，而是人类不断探索、不断研究的结果。研究就是认识和探究世界本质的过程，而科学研究是人们探究自然现象和社会现象规律的一种认识过程。

一、科研概述

科学研究（scientific research）是人们探索未知领域的一种科学认识活动，是探索客观世界规律性并利用这些规律造福人类、完善自我的过程。科研是对自然界的认识由不知到知之较少，再由知之不多到知之较多，进而逐步深化进入到事物内部发现其本质规律的认识过程。具体而言，科学研究是整理、修正、创造知识以及开拓知识新用途的探索性工作。从这个意义上说，科学研究属于探索性认识的范畴。

二、科学研究的基本类型及特点

科学研究按研究成果的形态分为基础研究、应用研究和开发研究。

（一）基础研究

基础研究（fundamental research）是探索自然规律，追求新发现、新发明，创立新学说，积累科学知识，为认识世界、改造世界提供基础理论和方法的研究。基础研究分为纯基础研究和应用基础研究。纯基础研究也即理论研究，指没有预定目的的纯理论研究。应用基础研究指事先赋予一定应用目的的基础研究。

基础研究工作包括三个方面：①以认识自然现象，揭示客观规律为主要目的探索性研究工作；②以解决社会发展以及科学自身发展提出的重大科学问题为目的的定向性研究工作；③对基本科学数据、资料和相关信息系统地考察、采集、鉴定，并进行评价和综合分析，以探索基本规律的基础性工作。

（二）应用研究

应用研究（applied research）成果对具体实践问题进行理论分析，以解决现实中存在的某些问题，检验和发展基础理论。旨在解决直接的实际问题，并从中发现出一般的、普遍的道理，进而更进一步推动基础研究的发展。它着重研究如何把科学理论转化为新技术、新工艺、新方法和新产品，为发展研究提供更为具体的指导性理论和方法。

（三）开发研究

开发研究（developmental research）指的是任何为了生产新的材料、产品和装置，为了建立新的工艺、系统和服务，以及为了对原来生产和建立的上述各项进行实质性的改进，而依靠从科学研究和实际经验所得到的现有知识进行的实践。

三、科研的价值

科研的价值主要表现在四个方面，即创造学术价值、推动技术进步、促进社会发展和完善人类自身。

1. 创造学术价值 创造学术价值是科研最基本的意义。科学认识是一种探索未知、发现真理、积累知识、传播文明、发展人类思维和创造能力的活动。科研的目的在于发现新的科学现象或事实，阐释世间万物运动、变化的内在规律。人类通过科研活动，提出新思想、新概念，不断充实、更新已有的科学知识，创新科学体系，改进人类世界观，提升人类智能，丰富人类文明，促进社会进步。

2. 推动技术进步 通过科研活动，人类不但能够获取对客观世界规律的认识，而且能够运用已掌握的客观规律逐步地认识自然、理解自然和改造自然，并从科学认识活动中逐步完善自我。科研活动作为一种满足人类基本需求的技术手段，在人类社会发展进程中发挥了不可替代的作用。人类社会发展历史证明，每一次技术创新，都会对社会发展进程产生深刻的影响。

3. 促进社会发展 科研活动是促进社会变革的主要动力之一，科研之所以具有促进社会发展的作用，是因为科研活动能够提供认识社会和改变社会的"物质手段"和"思想方法"。人们一旦掌握科学的理论和时间的技能，就能将其转化为改造社会的巨大力量。科学能不断为人类提供新思想、新方法，从而创造更美好、更和谐、更积极的生活方式。科学活动促进社会发展的方式，首先是通过科学知识和科学理论教育影响人们对自然和社会的科学认识；其次是通过技术革命改变人们的生活方式，间接地对社会产生影响；最后是通过思想解放及思想变革直接地促进社会变革。

4. 完善人类自身 科学上的每一次重大发现、技术上的每一次重大突破，都会对人类的文明和自身的完善产生重要影响。伴随着科学与技术的一次次跃进，人类对自然、社会和自身的认识也在不断提升，而如何认识和理解人与自然、人与社会、人与人之间的关系，将是考验人类智慧的永恒命题。

上述科研意义在四个方面的表现是相互关联的。其中，创造学术价值是最基本的意义。只有将科学理论运用于生产领域和社会领域，才能发挥其科学价值并转化为直接的生产力，进而推动技术进步并促进社会发展。而科研只有"物化"于生产实践和社会活动之中，才能够不断创造价值，并得到持续的发展，最终促进人与自然的和谐相处，不断得到提升和完善。

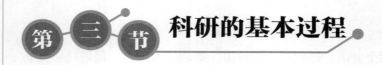

第三节 科研的基本过程

科研是一段复杂的实践过程和认识过程。科研最大的特点在于创新，科研过程不拘泥于一成不变的步骤。一般而言，科研过程包括几个大的环节，并由此构成科研的基本步骤。

一、科研过程概述

科学研究必须经过一个规范的科研过程。科研过程是由发现问题、梳理问题、确定选题、定义概念、确定变量、构建理论、测量指标、收集数据、分析讨论、获得结论等相对固定的环节所构成的，这些环节一般也称为科研步骤。所谓科研步骤，是指科学研究过程中所采用的最基本、最有成效的环节。研究领域不同，科研步骤也会有所不同。在科研工作中，采用恰当的研究方法，并遵循有效的研究步骤，是获得正确研究结果的必要条件。科研工作者不但要追求科研结果，更要注重科研过程。因为任何研究结果均被包含在科学研究过程中，并且在报告研究结果的同时也须报告整个研究过程。

二、科研一般步骤

科学研究一般包括以下几个步骤或阶段。

1. 提出问题和假设 该阶段首先需要确定研究课题以及研究所依据的理论；其次，通过对理论的演绎，提出研究假设或研究设想。

2. 制订研究方案 该阶段将研究课题具体化，并确定研究方法和研究计划。

3. 研究方案实施 该阶段采用各种方法或手段（如观察、实验等）收集事实，获得相关数据和资料。

4. 整理和分析资料 该阶段对科学事实（数据和资料）进行归纳、概括，并对研究假设进行检验或验证。

5. 得出研究结论 该阶段是科研的最后阶段，通过分析、抽象和综合得出理性认识，即科学结论。

三、科研基本程序

科研是一项集体的事业，需要团队成员协作攻关，要在许多人的努力和多项研究的推动下才能发展、前进，而每一项具体的科研过程都是科学事业的一个有机组成部分。

科研的基本程序一般可以作为具体科研的"指南"或"模板"，它可以使研究者了解自己的研究在整个科研过程中的位置和作用，并从中把握科研的基本环节和具体步骤。

课题研究一般从提出问题开始进入科研程序，经过问题筛选、科研立项、资料积累、科学抽象、建立假说、理论验证、假说修正、理论再验证等研究过程（图1-1），如此周而复始，循环往复，最终完成科学研究。其中各个相互关联的研究环节，充分体现了科学研究的逻辑过程。

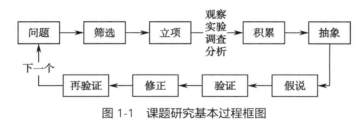

图 1-1　课题研究基本过程框图

科学研究的切入点是提出问题，提出问题是为了解答，但解答并不是一次就能完成的。科学研究中的任何一次解答，特别是理论上的解答，都不可能是绝对的真理，只是暂时性的或尝试性的假说，还需要在客观世界中经过无数次的应用和检验，才能不断得到验证与修正，并逐渐接近客观真理。从这个意义上说，科学研究是一个永无止境的过程。

以上是从整体上对科研过程的基本概括。在具体的科研过程中，因课题特点不同而可能有部分阶段交叉重叠或跳跃式的变化。在科研学习与实践中，要结合科研实际，具体问题具体分析，探索适合本学科领域的科研方法与程序，并加以有效使用，这是研究者从事科研工作获得成功的必要条件。

四、自然科学研究方法及程序

自然科学是研究自然界的物质结构、形态和运动规律的科学。自然科学工作者在从事科研过程中，需要利用典型的实例对所提出的理论或假设进行验证。自然科学的重点，在于了解并阐释典型的现象。

（一）自然科学研究的特点

1. **确定性验证**　一般用实验（或试验）的方法来证明所提出的假设或推出的结论。即使某些情况下难以实现，但至少希望用实验（或试验）的方法来隔离外来因素对假设或结论证明的影响。

2. **概念同一性**　对于自然科学而言，概念的定义基本上是一致的或不变的。例如，基本的化学元素或物理量是不可更改的。

3. **因果决定论**　自然科学的因果关系在一定程度上是满足决定论的，即若给定环境条件（如物理、化学等条件），则自然现象的发生必遵循因果律。在相同的实验条件下，即使实验地点不同，实验结果也具有可重复性。

4. 可量化研究 自然科学研究可以量化进行，其评估比较客观一致。

5. 注重继承性 自然科学研究遵循较为严格的科研步骤或程序，研究工作环环相扣，前一个结果或结论可能是后续现象产生的原因。因此，自然科学研究注重这种继承性，很少有"跳跃性"的研究情况发生。

（二）自然科学研究的方法体系

科学研究一般是在科学问题的引导下开展的，正是问题推动我们建立科学假说，进行观察和实验，从而发现新知识，开辟新领域。科研方法则是一个开放、发展的体系，它是通过科研人员的灵活使用而贯穿于研究工作的全过程（图 1-2）。自然科学研究本身具有继承性和发展性的特点，其科研方法也是在传承、借鉴、改革和创新的过程中不断发展的。因此，除了要对科研方法进行专门的研究之外，更重要的是科研工作者应结合学科特点学习、研究并自觉地使用科研方法，有效地指导自己的科研工作，在实践中不断丰富和发展"科研方法论"的知识体系。

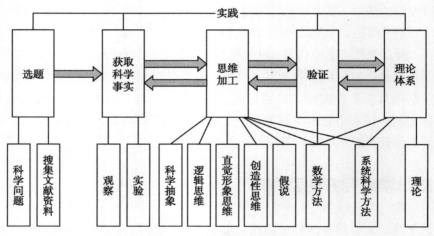

图 1-2 自然科学研究的方法体系

现代自然科学研究方法主要包括：

1. 科学实验法 科学实验是自然科学理论的源泉和检验标准，是自然科学发展中极为重要的活动和研究方法。科学实验有两种含义：一是指探索性实验，即探索自然规律与创造发明或发现新东西的实验；二是指人们为了学习、掌握或教授他人已有科学技术知识所进行的实验，如学校中安排的实验课中的实验等。

从另一个角度，又可把科学实验分为以下类型。

（1）定性实验：判定研究对象是否具有某种成分、性质或性能；结构是否存在；它的功效、技术经济水平是否达到一定等级的实验。一般说来，定性实验要判定的是"有"或"没有""是"或"不是"的，从实验中给出研究对象的一般性质及其他事物之间的联系等初步知识。定性实验多用于某项探索性实验的初期阶段，它是定量实验的基础和前奏。

（2）定量实验：研究事物的数量关系的实验。这种实验侧重于研究事物的数值，并求出某些因素之间的数量关系，甚至要给出相应的计算公式。这种实验主要是采用物理测量方法进行的，因此可以说，测量是定量实验的重要环节。定量实验一般为定性实验的后续，是为了对事物性质进行深入研究所应该采取的手段。

（3）验证性实验：为掌握或检验前人或他人的已有成果而重复相应的实验或验证某种理论假说所进行的实验。这种实验也是把研究的具体问题向更深层次或更广泛的方面发展的重要探索环节。

（4）结构及成分分析实验：它是测定物质的化学组分或化合物的原子或原子团的空间结构的一种实验。实际上成分分析实验在医学上也经常采用，如血、尿、大便的常规化验分析和特种化验分析等。而结构分析则常用于有机物的同分异构现象的分析。

（5）对照比较实验：指把所要研究的对象分成两个或两个以上的相似组群。其中一个组群是已经确定其结果的事物，作为对照比较的标准，称为"对照组"。另一组群是未知其奥秘的事物，作为实验研究对象，称为实验组，通过一定的实验步骤，判定研究对象是否具有某种性质。这类实验在生物学和医学研究中是经常采用的，如实验某种新的医疗器械、药物或医疗方案的作用等。

（6）相对比较实验：为了寻求两种或两种以上研究对象之间的异同、特性等而设计的实验。即把两种或两种以上的实验单元同时进行，并作相对比较。这种实验方法在多种品牌型号的同类医疗器械可用性比较中常常用到。

（7）析因实验：是指为了由已知的结果去寻求其产生结果的原因而设计和进行的实验。析因实验不仅可以检验各因素内部不同水平间有无差异，还可检验两个或多个因素间是否存在交互作用。这种实验方法在医疗器械与药物联用的效果分析中常用到，看是否器械单独起作用或是与药物治疗相互影响，是否有协同效果。

（8）判决性实验：指为验证科学假设、科学理论和设计方案等是否正确而设计的一种实验，其目的在于做出最后判决。如真空中的自由落体实验就是对亚里士多德错误的落体原理（重物体比轻物体下落得快）的判决性实验。

此外，科学实验的分类中还包括中间实验、生产实验、工艺实验、模型实验等类型，这些主要与工业生产相关。

2. 数学方法　数学方法是科学抽象的一种思维方法，其根本特点在于撇开研究对象的其他一切特性，只抽取各种量、量的变化及各量之间的关系，也就是在符合客观的前提下，使科学概念或原理符号化、公式化，利用数学语言（即数学工具）对符号进行逻辑推导、运算、演算和量的分析，以形成对研究对象的数学解释和预测，从而从量的方面揭示研究对象的规律性。

数学方法及数学建模的应用依赖于自然事物和现象的性质。概括起来，自然界中多种多样的事物和现象一般可分为四大类：第一类是有确定因果关系的，称为必然性的自然事物和自然现象；第二类是没有确定因果关系的，称为随机的自然事物和现象；第三类是界限不明白，称为模糊的自然事物和自然现象；第四类是突变的自然事物和自然现象。按照自然事物和现象的类型，数学方法可分为常量数学方法、变量数学方法、必然性数学方法、随机性数学方法、突变的数学方法和模糊性数学方法、公理化方法等几大类。

运用数学方法及提炼数学模型的基本过程与步骤是：①将研究的原型抽象成理想化的物理模型，也就是转化为科学概念：首先确定对象和应该使用的数学模型的类别归属问题，是属于"必然"类，还是"随机"类，是"突变"类，还是"模糊"类，然后根据已有的科学理论或假说及实验信息资料分析，来确定几个关键的基本量和基本的科学概念，用以反映研究对象的状态；②在此基础上，对理想化的物理模型进行数学科学抽象，使研究对象的有关科学概念采用符号形式的量化，达到初步建立起数学模型，即形成理想化的数学方程式或具体的计算公式；③对数学模型进行验证，即将其略加修正后运用到原型中去，对其进行数学解释，看近似程度如何：近似程度高，说明这是一个较好的数学模型，反之，则是一个较差的数学模型，需要重新提炼数学模型。

3. 系统科学方法 利用系统科学的原理，研究各种系统的结构、功能及其进化的规律的方法，称为系统科学方法。系统科学方法是关于系统及其演化规律的科学，该方法首先在自然科学、工程技术及经济管理等领域得到应用，进而迅速扩展到社会科学的各个领域，目前在生物学领域（生态系统）和经济领域（经济管理系统）中的应用尤为引人注目。该方法在考察和处理问题时，具体地体现了唯物辩证法关于事物的普遍联系、相互作用以及变化发展的基本原理，具有整体性、协调性、最优化和模型化的特点。常见的几种系统科学方法包括功能分析法（要素 - 功能分析法、结构 - 功能分析法和环境 - 功能分析法等）、黑箱方法、历史方法、功能模拟法、网络分析法等。

4. 信息方法 信息过程存在于一切运动的系统之中。信息方法是指运用信息的观点，把系统的运动过程视为信息的传递和转换过程，通过对信息流程的分析和处理，实现对某个复杂系统运动过程内部规律性的认识。利用信息认识和改造事物的方法称为信息方法。应用信息方法的一般步骤为：首先建立信息流程模型；然后搞清系统中各个环节及系统整体对信息的变换因子或传递函数；第三步是搞清计算系统的最大熵（即紊乱程度）及外部干扰所引起的熵增情况，并且要搞清保持某种特定状态下所有的信息量；最后是设计出通信系统和控制系统，并使之形象化。

5. 复杂性科学研究方法 复杂性科学是一个由众多分支组成的群体性科学，主要包括耗散结构理论、协同学理论、混沌理论和分形学等几个主要的分支理论。复杂性科学研究的主要对象是远离平衡态的开放系统，如何通过自发组合演化为有组织的状态的可能性及演化规律。现有复杂性科学方法在各学科未来发展中潜在的广泛的应用前景及其深远的重要意义。

（三）自然科学研究的程序

自然科学研究（包括工程技术科学及应用科学研究）过程一般包括确立科研课题、获取科技事实、提出假说设计、理论技术检验与建立创新体系这五个主要环节。

1. 确立科研课题 在整个科学研究中，此阶段具有战略意义，科研课题的选择与可行性论证结果是否可靠，直接关系到科研的成败。科研工作者必须以实事求是的认真态度去发现问题，并从中归纳、提炼出具有科学研究价值的课题。

2. 获取科技事实　获取科技事实是课题研究的基础，该阶段的主要工作是按照课题的需求，对科学事实或技术资料进行收集和整理。对所收集的资料，要分门别类地记录、存档。

3. 提出假说设计　在获得关于研究对象大量、重要的感性材料和实验事实之后，首先要运用逻辑思维、形象思维、直觉思维等方法对其进行科学抽象，形成科学假说或说明，或者对技术进行原理性、革新性设计。该阶段的工作至关重要，直接决定了课题研究是否具有创新性。

4. 理论技术检验　该阶段的主要任务是对已提出的假说进行理论证明、实验验证和技术检验，从中发现问题、修正不足、补充证据、改进技术，使科学假说逐渐发展成为科学理论，使旧有技术逐步提升为具有"高科技含量"的先进技术。

5. 建立创新体系　该阶段是把已确认的假说同原有的理论协调起来，统一纳入一个自治的理论体系或技术体系之中，使其形成结构严谨、内在逻辑关系严密的新理论体系（科学体系），或建立起具有技术承接、转换连续的新技术体系。该阶段最能够反映出科学研究的创造程度，以及技术研发的创新效度。

在完成一项科研课题后，最好及时对这一阶段的工作进行总结，以便积累科研经验，如哪些地方做得比较成功，哪些地方做得不够好；有哪些地方走了弯路，又有哪些地方走了捷径；等等。毕竟，科研工作中的每一次成功或者失败都包含着诸多值得回味、检讨和提高的地方，而对这些经历的总结则与科研经验的增加密切相关。

五、工程技术研究方法及程序

工程技术活动的思路和工作程序与自然科学研究不同。自然科学研究的思路总的说来是从个别到一般，从实践上升到理论，其研究成果是知识形态的东西，如概念、原理、定律、公式等等，其工作程序一般是从实践和观察实验中得来的科学事实开始，经过逻辑思维或直觉思维的加工概括形成假说，再经过反复检验，上升为一般定律和一般原理。工程技术的思路是从一般到个别，从理论回到实践，其最终的成果是物质形态的东西，如工具、机器、设备、装置等等。它的工作程序，一般是从把社会需要和科学研究成果结合起来的某种技术需要开始，经过预测、规划、研究、设计，使科学成果和技术原理具体化，最后通过研制或施工创造出合乎需要的人工自然物来。

（一）工程技术研究特点

1. 工程技术方法是自然属性与社会属性的统一　它既受自然规律的支配，又受社会经济规律和社会因素的支配。因为工程技术方法所完成的成果需要接受市场的考验，成为商品，所以社会规律的制约作用更强一些。把自然因素和社会因素结合起来，是工程技术方法取得成功的一个重要保证。自然科学的研究往往追求科学上的完美性和理想化。工程技术方法则往往要在科学上的完美性和社会经济上的合理性之间找出妥协折中的方案。

2. 工程技术方法要解决工程技术的可行性问题 工程技术项目的可行性问题属于现时的价值准则，除了要符合科学原理所阐明的有关自然规律外，还要受到许多条件的制约。这些条件大致可分为四类：①技术本身的已有条件，如材料、动力、工艺和控制等；②社会经济条件，如资金、成本、市场、劳动力和经济效益等；③环境约束条件，如资源、地理和污染等；④法律、道德、安全等条件。随着工程技术的日趋复杂和规模的不断扩大，人们愈来愈重视可行性分析，这已成为工程技术方法的重要内容。

（二）工程技术研究程序

由于技术类型各异，技术目标繁多，技术的创造活动也是多种多样的，不可能把所有技术创造活动都纳入一个固定模式。但是，诸多技术创造活动仍有其共性的一面。完整的技术创造过程的一般程序，大致如图 1-3 所示。

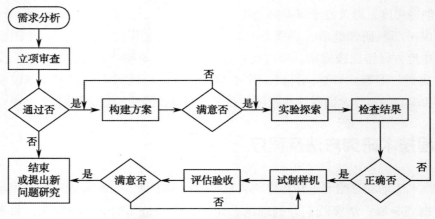

图 1-3 工程技术研究工作流程图

1. 需求分析 工程技术研究工作开展的前提是根据实际需求进行可行性调研，这种需求有民用和军用之分，前者主要由市场需求决定。一切技术创造活动，都应是适应社会的某种需求（其中也包括科学技术自身发展的需求）而进行的有明确目标指向的活动。所有的技术创造过程都以一定的社会需求为起点。

2. 技术基础 实现社会需求向技术创造活动的转化，需要有一定的技术支撑，要对当前的技术现状有充分了解、近期的技术发展有正确的预测，即根据科学技术已有的基础和当前的发展状况，去推测技术未来发展的趋势和可能突破的方向。

3. 立项审查 科研人员需将科研立项报告上报科研主管部门，期间要经过资格审查、专家组评审、课题组答辩等必要程序。若答辩顺利通过，则经主管部门批准，该课题准予立项。

4. 技术目标　在对社会需求、技术基础分析的基础上，如果某研究项目可望在技术上实现满足上述需求的突破，便可以形成技术研究或技术开发的课题。并把满足社会需求的目标，转化为技术创造的目标。技术目的的设定，关系到此后全部技术创造活动的指向。它在整个技术创造过程中是具有战略意义的一个环节。

5. 技术评估　技术目的设定以后，还必须对达到这一目的的后果进行评估。技术后果评估必须科学、全面地估计这一课题将要实现的技术进展的价值，特别是要全面充分地估计这种技术进展被实际应用之后，可能给经济、社会以及自然界带来的积极和消极的、近期和长远的影响。

6. 技术原理构思　经过技术评估，如果原来设定的技术目的被全部或部分否定，就要重新确定技术目的或对它进行修正；如果技术目的被肯定，便可进行技术原理的构思。技术原理的构思是技术创造活动主体充分利用已知的科学规律和已有的技术成果，为其所创造的对象建立赖以运行的基本原理。

7. 技术方案设计　在构思技术原理以后，还要进行技术方案的设计，即为实现上述原理，设计出一个在技术上可实际实施的方案——技术路线。它既是把技术原理付诸实现的过程，也是对技术原理检验和选择的过程。如果构思出来的技术原理难以找到合适的技术方案，就要考虑放弃原来的构思，再回到一个环节重新构思技术原理，直到这种技术原理可以实现为一个设计方案为止。

8. 技术方案评价　技术方案被设计出来之后，必须首先对其进行评价。对技术方案的评价，要比设定技术目的以后对技术后果的评价更为细化和深化，要具体地甚至是定量地评价设计方案在技术、经济上的先进性和在技术、工艺上的可行性。技术方案评价的目的，不仅在于肯定或否定某种设计方案，而且在于实现对设计方案的优化。所以，对于重大的技术创造活动来说，在技术方案设计阶段常常不是只提出一种方案，而是提出多种方案，以便进行比较，并在认定的技术方案中充分吸收其他各种技术方案的长处。如果技术方案难以优化而无法被认定，那就要视不同情况，或者返回去重新进行方案设计，或者返回去重新进行原理构思，直到找出优化方案并通过评价被认定为止。技术方案的评价，是技术创造过程中从观念建构转向物化建构的关键点。如果不把好这一关，其后造成的损失将是此前造成的损失所难以比拟的。

9. 实验探索　通过技术方案评价，技术创造过程便转入技术研制、技术试验环节，对于自然科学领域的研究课题，一般需要做许多实验。在实验探索阶段，需精心设计有关操作步骤，尽量考虑到各种因素对实验结果的影响。关键性问题：一是寻找对输入参量敏感的变量并能转化为可实际检测的参数，二是剥离有关复合因素，强化有用因素，弱化无关因素。由实验得出的结果需经理论、技术及用户等各方面的检验，该过程可能需要多次反复才能完成。

10. 试制样机（品）　若实验取得了预期成果，即可进行样机试制。此阶段需适当调整有关参数，使样机满足既定的各项技术指标。制作的样机需报请有关主管部门、技术监督部门及用户进行联合评估。如未达到要求，则需重复上一步骤直至达到要求为止。

11. 验收和技术鉴定　验收或技术鉴定是技术创造过程的最终程序。通过技术鉴定的技术成果即可转入实施，技术创造过程也就转化为技术应用过程，根据市场销售情况及用户反馈意见，改进有关设计及制造工艺，使产品的质量与效益进一步完善和提高。至此，该项目结题，可以进入下一周期的课题立项与研发工作。如果技术成果不能通过技术鉴定，将视情况返回到上述技术创造过程的相应程序上去，并重新进行这一程序及其后续的工作。技术创造活动是一个十分复杂的过程，过程中各环节之间的界线和序列，都不是绝对的。以上所给出的程序，只不过是一种粗略的描述，实际的技术创造过程往往要比这种描述复杂得多，也灵活得多。

六、社会科学研究方法及程序

社会科学是研究与阐释各种社会现象及其发展规律的科学，它以了解现实社会、了解"变化的世界"为最终目的。社会科学重视典型实例的代表性价值，但其关注点则在于所有个案促成的总体的状况，社会科学工作者需要通过了解每一个个体来把握总体状况。

理论由概念、变量、命题和假设这四个要素构成的。它的特点有抽象性、概括性、解释性、主题性、逻辑一致性、严密性、独立性和有效性。社会科学理论构建的过程为科学研究的逻辑到归纳式理论的建构再到演绎式理论的建构。

社会研究必须坚持个性与整体性的统一，实证性与理解性的统一，事实判断与价值判断的统一，还有定量与定性研究。

（一）社会科学研究的主要特点

1. 限制性实验　与自然科学不同，社会科学研究只能运用一定社会环境下获得的观察数据，而观察数据必然受到外来因素的影响。社会科学工作者也可以开展部分实验，但受限较多，且多数情况下无法实现。社会科学研究存在诸多干扰因素，采用统计学方法不可能排除所有的外来因素，这增大了观察数据的不确定性，从而导致社会科学研究中的"实验"受到很大限制。

2. 概念多样性　对社会科学而言，对于同样一种现象，人们使用的概念不尽一致，且因地因时因人而异。

3. 因果假设论　社会科学的因果关系对条件非常敏感，一切以时间、地点和条件为转移，正所谓"此一时、彼一时"。任何社会事件的因果关系研究都是一种预设，此时此地得到了验证，并不能保证彼时彼地的结果也一定相同。因此，研究者面对社会科学研究的因果事件时，只能预判其各种可能性，同时做好该类事件发生的预案设计，以尽量避免其负面影响。

4. 定性式研究　社会科学的评估并无统一的或可相互换算的度量衡，其评估标准也因地因人而异。因此，社会科学的评估大多依靠主观判断。若同时辅以统计学测量，则可望获得较为客观一致的评价结论。

5. **注重相关性**　社会科学研究的因果关系不具有直接性。由于多重因素的影响，社会事件的变化和发展具有某种程度的跳跃性。

（二）社会科学研究方法体系

社会研究方法体系可分为方法论、基本方式和具体方法技术三个层次，这三个层次是一个有机整体，具有内在关联性。

1. **方法论**　主要探讨社会研究的基本假设、逻辑、原则、规则和程序等问题，是指导研究的一般思想方法或哲学。社会研究中两种基本的、相互对立的方法论倾向：实证主义方法论，人文主义方法论。

2. **基本研究方式**　社会研究的基本方式，是社会研究方法体系的中间层次。它是贯穿于社会研究全过程的程序和方式，表明社会研究的主要手段和步骤，主要包括调查研究、实验研究、文献研究和实地研究。

3. **具体方法技术**　具体方法与技术处于社会研究方法体系的最低层次，具有专业性、技术性和可操作性的特点。资料收集与分析方法包括问卷法，访问法，观察法，量表法，实验法，文献法，抽样方法，测量方法，统计分析方法，数理分析和模型法，理论分析法，定性资料分析方法，比较法等。具体技术包括问卷与观察表格的制作技术，调查指标的设计方法，观测仪器，实验设备，计算机的操作技术，资料审核与整理的方法技术等。

（三）社会科学研究基本程序

社会科学研究不同于自然科学研究，其主要原因在于二者所处发展阶段、研究对象以及解释能力等要素均有所不同。社会科学研究（包括文、史、哲、心理）一般有提出研究课题，收集整理资料，资料分析判断，提出研究论点与结论检验推出这五个主要环节。

以社会调查为例，它一般包括以下五个步骤：确立调查课题、设计研究方案、资料收集整理、资料分析判断、撰写研究报告。其中，前两个步骤是调查前的准备工作。于是，社会调查研究的一般程序可以划分为四个阶段，即调查准备阶段、调查实施阶段、分析研究阶段和总结应用阶段。

1. **调查准备阶段**　准备阶段对于一项调查研究具有重要的意义，准备工作做得比较充分，就能抓住现象中的关键问题，明确调查的中心和重点，避免盲目性，使调查的实施工作顺利地开展，进而使调查研究具有更大的理论价值和应用价值。该阶段的主要任务如下：

（1）通过对现实问题的分析和探讨，筛选并确定研究课题，明确调查任务。

（2）经过文献查阅和初步探索，明确课题研究的目的、意义和具体要求。

（3）通过讨论确定课题的指导思想和理论基础，澄清研究的基本概念。

（4）提出研究设想，按照调查研究的目的要求，明确调查内容和范围。

（5）比较各种调查方法的优缺点，确定调查研究的类型和方式方法。

（6）将调查内容具体化和可操作化，确定分析单位和调查指标。

（7）制订抽样方案，明确调查地区、单位、对象，选择抽样方法。

（8）制订调查方案，编写调查大纲，绘制表格，培训调查人员。

2. 调查实施阶段　调查实施阶段是整个调查研究过程中最重要的阶段，其主要任务是利用各种调查方法收集相关资料。调查实施就是直接深入社会生活，按照调查设计的内容和要求客观、准确、系统地获取第一手资料。资料的客观性、准确性是课题研究成功的基本保证。具体调查时应注意如下几个问题：

（1）要获得被调查地区、单位及个人的支持与协助。

（2）要熟悉被调查者，了解他们的工作和生活环境。

（3）要采取适当、有效的调查方式，保证调查质量。

（4）调查人员在进入实地时，应根据具体情况调整和补充调查的方式方法以及具体的调查项目，保证调查的真实性和有效性。

（5）调查人员应当认真、准确、详细地做好观察和访问的所有记录。

社会调查的主要方式有统计调查和实地研究两种；调查的具体方法有问卷法、量表法、个别访谈法、座谈法、现场观察、测验法、文献法等。

3. 分析研究阶段　分析研究阶段是从感性认识到理性认识飞跃的阶段，它不仅能为解答实际问题提供理论认识和客观依据，找出问题的症结所在，而且还能为社会科学理论的发展做出贡献。该阶段的主要任务如下：

（1）在全面地占有调查资料的基础上，通过对资料进行系统的整理、分类、统计和分析，达到去粗存精、去伪存真的目的。

（2）通过对资料的检查、核对、归纳，把大量的原始资料进行简化、系统化和条理化，使其适于进一步分析。

（3）在分析资料时，要采取由此及彼、由表及里、层层深入、具体分析的方式，然后从事物的相互联系中进行综合、抽象和理论分析，从整体上把握现象的本质特征和必然联系，找出事物发展的趋势和一般规律。

（4）针对研究假设的检验结果展开讨论并进行理论分析，在补充、修正的基础上深化原有的假说，从中得出新的理性认识。

4. 总结应用阶段　总结应用阶段实际上是返回研究的出发点，即对社会领域中某一理论问题或应用问题进行解答，以便深化对社会的认识或制定解决问题的方针、政策和措施。该阶段的主要任务如下：

（1）撰写调查研究报告，阐述调查结果或研究结论。报告的撰写，要对研究过程、研究方法、政策建议等进行系统的叙述和说明。对研究中发现的重要问题以及进一步研究的设想应给予特别的说明。

（2）将调查报告中的研究成果应用到实践领域或理论领域。应用的方式主要有公开出版、学术讨论和交流、政策论证、内部简报或汇编等。调查研究报告不应在汇报之后就束之高阁，要把主要研究成果服务于社会，为民造福。

（3）认真总结调查和研究工作中的优缺点，为今后的社会调查研究提供正反两方面的经验和案例。

（4）对调查研究的研究成果进行评估。要从科学性和应用价值这两方面进行系统分析，检查本项调查研究在方法、程序、事实、数据、统计分析、逻辑推理、研究结论等方面是否有错误，对研究成果的理论价值和应用价值进行客观评价。

综上所述，社会调查研究的四个阶段是一个相互关联的、完整的循环过程。

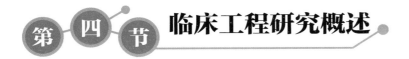

第四节　临床工程研究概述

一、临床工程的概念

临床工程（clinical engineering，CE）是生物医学工程学科的二级学科，是运用工程技术的理论、方法来研究和解决临床医学实际问题的学科。临床工程的研究对象是医疗器械，关注核心是医疗技术使用与病人安全，同时，临床工程学科与专业也发挥着促进临床需求向医疗技术产品研究和转化的重要作用。《临床医学工程技术》一书中提到，临床工程是应用工程理论、技术和医、工结合的方法，研究和解决医院中医疗器械的技术管理与使用、工程技术支持、安全与质量保证、与临床共同开展应用研究等方面问题的新兴的交叉学科。此提法大致概括了临床工程学科的研究领域和方法，是目前为止对临床工程学科概念最完整的概述。

临床工程职业是依托于医院临床工程部门进行专业的医疗器械工程技术活动，从事这项活动需要专业的临床工程技术人员，而人员的培养正是临床工程专业发展的目标。美国临床工程学院（International College of Clinical Engineering）对于临床工程师（clinical engineer）的定义为：将工程与管理技能用于健康医疗技术，以支持并促进病人照护质量与安全的专业人士。

二、临床工程的专业职能

随着各种高精尖医疗器械在医院临床中的广泛应用，临床工程师的职责不再仅限于保障医疗器械电气安全等单一的活动。如今临床工程师为临床医护人员提供了广泛的工程技术服务，并且已经成为医院整体中非常重要的一部分（图1-4）。现代临床工程师既掌握医院内部具有的技术资源，又了解医院之外厂家的技术资源，使医院可以有效地利用资源。

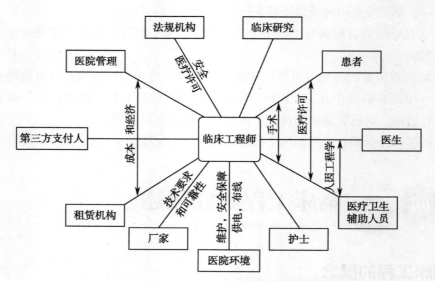

图 1-4 医院临床工程师需要涉及的工作范围

医院中的临床工程部门的主要核心功能如下：

- 技术管理（technology management）
- 质量保障（quality assurance）
- 风险管理（risk management）
- 技术评估（technology assessment）
- 教育培训与研究发展（training and R&D）
- 法规与标准的遵循（compliance with regulation and standards）

技术管理活动主要是基于维持医院例行医疗活动中所需的医疗器材、设备的可利用性为目的，所以临床工程部门的主要工作内容包括医疗设备的采购、验收、维修与保养等维持设备功能与效能的例行工程活动。

质量保障的活动主要是以系统性质量管理体系的落实，以确保临床工程部门的服务及（或）产品质量的一致性，并延伸医疗器械产品自厂商设计制造销售的质量水平，衔接至医疗器械产品在医院内的使用或维修也具有相同或相当的水平。

风险管理着重于以适当的风险分析、评估与控制等管理技术与方法，落实于医院中与医疗器械使用有关的安全议题的积极性管理与特殊事故的处理。

技术评估主要设定在医院管理层面以及中长期技术规划的层次，对于医疗所需的技术与产品部署的评估与规划，其超越单一设备或单一部门对于当下采购医疗设备产品的价格或当下技术水准的评价工作，进行全院超越各部门广度及时间纵深的技术布局考量。

教育培训与研发的工作在临床工程的业务范围内成为越来越重要的一部分，较常见于医学中心或教学医院中，除了一般支持临床研究的技术支持之外，对于新医疗技术的需求提出、设计、改进、转化、推广应用，以及新医疗器械的临床试验的开展，临床工程部门扮演着积极的重要角色。

临床工程事务除了必须满足医院管理层面对于经济效益与医疗质量的要求外，对于国家卫生法规的规范以及专业领域组织的标准规范与准则的要求亦有推动遵守的必要性。

随着时代的发展和科学技术的进步，大量先进的医疗器械应用于临床，极大地促进了临床工程部门的建设和发展，在医疗、教学、科研等方面起到了不可估量的积极作用。如今，临床工程部门与学科已成为现代医院不可或缺的医疗技术管理部门和学科分支。医疗器械及其技术发展拓展了疾病诊治的深度与广度，不仅是获取临床诊治信息的重要依据，也是促进临床医学创新与发展的重要源泉。现代化医院中的临床工程工作，是医院医疗工作的重要组成部分，是医院现代化水平的重要标志，是医院医疗质量保证的重要前提，是医院医疗技术手段的重要内容。

三、临床工程研究的范畴

生物医学工程（临床工程方向）作为边缘交叉学科，其知识体系随着医疗科技的进步得到了不断完善与补充。临床工程的研究范畴既涉及自然科学问题，也包括工程技术问题，还包括社会科学问题（如医疗器械使用安全、经济效益、管理及相关调查研究等）。随着新理论与新技术的飞速发展及其在医疗中的推广应用，临床工程研究的内容得到不断深化与拓展。对现阶段的认知概述如下：

（一）研究对象

临床工程研究的主要对象为临床应用中的医疗器械，或服务于临床过程的医疗器械。

（二）研究目的

临床工程科研的目的是通过探索与发现医院医疗技术（医疗器械）相关的工程及管理科学规律，应用其知识体系与技术能力，指导医院医疗技术（器械）的合理配置与使用，提高其应用质量与经济效益，防范其使用风险，保障病人与医务人员的安全。

（三）研究方向和内容

临床工程科研的主要方向和内容是基于医疗器械临床使用所涉及的领域，以及影响医疗安全和质量的主要因素。

1. 医疗器械卫生技术评估　应用生物医学工程学、医学、流行病学、循证医学、卫生经济学等相关专业理论、知识和技能，与临床相结合的方法，开展方法学研究，评估医疗器械是否符合临床所需的性能（工程与物理）和功能（临床诊断与治疗），以及临床使用实效（适宜性、临床效果与经济效益）。

2. 医疗器械物流学研究　应用生物医学工程学、物流学、管理学、卫生经济学、医疗器械与生物材料等相关专业理论、知识和技能，并依据相关法规和技术标准，研究医疗器械在医院系统中应用与流动的规律，做出相应的规划设计，实现计划、控制与管理

（包括采购与供应、验收与仓储、供应链与配送等）。

3. 医疗器械使用质量和风险研究　应用生物医学工程学、管理学、系统工程学、人因工程学、可靠性工程学、可用性工程学等相关专业理论、知识和技能，与临床相结合的方法，依据相关法规和技术标准，研究医疗器械的使用质量（临床使用中的安全性、有效性）和风险（临床使用时人、机、环境下的可靠性与可用性），实现保障医疗器械临床使用安全的技术支持与技术管理。

4. 临床工程信息研究　应用生物医学工程学、系统工程学与数字集成技术、管理学、信息学等相关专业理论、知识和技能，与临床相结合的方法，依据相关法规和技术标准，研究医疗器械集成信息技术网络，规范临床工程领域中相关信息（数据、图形、图像），研究临床工程信息的产生与获取方法，开展临床诊断与治疗相关信息的分析与应用。

5. 医疗器械临床研究　应用生物医学工程学、医学、流行病学、循证医学、卫生统计学等相关专业理论、知识和技能，与临床相结合的方法，研究医疗器械临床试验（产品市场准入前）与临床验证（产品上市后）、临床试用阶段的试验方案设计、数据统计分析、临床效果评价等。

6. 医疗器械创新开发研究　应用生物医学工程学、医学、计算机软硬件、创新思维等相关专业理论、知识和技能，与临床相结合的方法，研究医疗器械需求建模的方法，应用医疗器械设计和开发的方法研制医疗器械新产品、新技术。

四、本专业方向学生应具备的基本知识和研究能力

本科生是大学培养的重点对象，是科研人才的储备军。而生物医学工程学科覆盖面广，涉及理工学科、生物学与医学分支，生物医学工程（临床工程方向）是多学科、广范围和高层次上融合的专业，培养的学生不仅应具备现代医学、电子技术与信息系统的基础知识和基本技能，还应具备医疗器械研究、设计、制造、开发、注册、应用、管理以及综合评价的能力，这些交叉领域的理论突破和技术创新更需要大批的研究型人才。生物医学工程专业（临床工程方向）本科生的培养有别于临床医学和纯工程类学生的培养模式，尤其要注重实际动手能力、独立思考能力、随机应变能力、分析解决问题和科研能力的培养，以提高其创新意识、创新能力、实践能力等综合素质，而这些能力的培养很大程度上得益于科研实践活动。因此，本专业方向的本科生不仅应该具有扎实的生物学、医学和工程学等基础知识和专业知识，还应该具备一定的科学研究和实践能力。

开展本科生的科研教学与训练活动，可以弥补本科教育过程中学生科研训练和实践能力培养环节的不足，让学生能够尽早接触和了解生物医学工程专业（临床工程方向）科研领域、学科前沿和发展动态，在本科阶段就逐渐开发其科研潜能、激发创新能力、拓宽专业知识领域、延伸专业技能。

本专业方向学生应具备的基本知识包括但不限于以下内容：

- 卫生统计学
- 医疗器械卫生技术评估
- 医疗工效学和人因工程
- 医疗器械可靠性工程
- 医疗器械风险管理
- 医学信息学
- 医疗器械注册法规

本专业方向学生应具备的基本科研能力包括但不限于以下内容：

- 信息搜集能力：文献检索、阅读，快速抓住一篇文献的重点，给定时间内对某领域进行综述总结，了解该领域目前的研究方向和研究热点以及存在的问题。
- 开展实验研究的能力。
- 具有相应的调查研究能力、一定的创造性思维能力和初步从事科学研究的能力。
- 书写和展示研究成果的能力。
- 学术圈交流能力。
- 撰写项目申请书及相关专利申请的能力。

本章小结

对生物医学工程（临床工程方向）专业方向的本科生进行科研入门与指导，是培养我国生物医学领域科研后备军的重要举措，也是保障本专业本科生顺利进入研究生阶段的有效方法。本章首先以科学研究的基础知识作为开篇，介绍了科学研究的基本类型、特点及社会价值；然后，重点描述了自然科学研究、工程技术研究和社会科学研究的基本过程及常用方法。最后，本章重点介绍了临床工程的研究范畴、专业职能，以及本科生应该掌握的知识与科研能力，为本科生了解临床工程研究提供一定的思路与概念。

（张　强）

思考题

1. 科学研究的一般程序是什么，各个环节之间有何关联？
2. 自然科学研究、工程技术研究及社会科学研究之间有何异同？
3. 如何理解临床工程研究方向与临床工程职业方向之间的关系？

第二章
问题分析和选题

"提出一个问题往往比解决一个问题更重要，因为解决一个问题也许仅是一个数学上的或实验上的技能而已。而提出新的问题，新的可能性，从新的角度去看旧的问题，却需要有创造性的想象力，而且标志着科学的真正进步"。

——爱因斯坦

知识不是能力，但知识是培养能力的前提与基础。知识转化为能力需要通过方法论教育和实践来实现。通过学习科研方法，进行问题分析与研究选题的过程就是重要的实践过程。本章将重点介绍问题分析的意义、方法和步骤，在问题分析的基础上进而讲解选题程序和研究假设等内容。

1. 了解　研究假设的内涵与意义，提出研究假设遵守的原则。
2. 熟悉　科研问题的层次，选题的原则及选题的基本步骤。
3. 掌握　科研选题的方式与技巧。

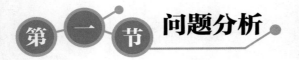

第 一 节　**问题分析**

所有的科学研究都是围绕科学问题展开的，科学问题是各种研究活动的起点和核心，只有在最开始面对问题时做好充分的准备和计划，在接下来具体的科研道路上才会少走弯路。"永远不要用战术上的勤奋来弥补战略上的懒惰"，而要做好自己的科研"战略"，就离不开透彻的问题分析，在问题上下足功夫。

一、问题层次分析

任何问题内部都是有层次可分的。大到国家问题，小到本科生毕业设计选题以及研究生选题，能否做好均取决于对目标问题的认识程度、掌握程度和剖析程度。对于科研研究，科研问题的层次大致可分为四层：

1. 以现实问题和重大问题为目标，该目标分为哪几个关键技术或科学问题，他们的关联性如何，对于目标有着怎样的影响。

2. 对于某个关键技术或科学问题，通过哪几项研究或方法措施来实施推进，每项研究说明一个什么问题。

3. 对于每项研究通过哪些步骤来实施，这些步骤的严密性如何，如何说明要说明的那个问题。

4. 对于每一项研究的细节，如实验步骤，如研究手段，为什么要这么做？别人是如何做的？预期效果是怎样。

要对这四个层次进行深入、有效的分析，必须具备以下四方面的条件：

（一）足够的、能真实反映问题全貌的信息是根本

问题分析需要信息的支持，要想分析问题，就必须了解问题的情况。在这里要强调两点：即信息的真实性和充分性。由于信息的收集方法和信息的来源各有不同，信息的真实、可靠性就成为必须关注的事情，对获得的信息要通过各种方法和渠道进行核实、验证，去伪存真。真实可靠的信息才是问题分析的真正基础。如果信息有误，就可能对问题的分析产生

误导，就不可能对问题做出正确的分析和准确的判断。信息的充分性是进行有效分析的基础，信息收集得越多，分析问题的依据就越充分，分析问题的正确性就越有保证。

（二）扎实的基础理论和基本知识是必要条件

对问题进行深入、有效的分析，必须有针对该问题的相关知识和理论。任何问题的产生都有因果关系，也就是常说的"道理"，这种"道理"相当大的程度上是可以用相关理论和知识来解释和说明的。因此，基础理论和基本知识在分析问题的深度方面是起着决定性作用的。随着科学技术的发展，很多工程技术问题往往是复杂多样的，与多种学科有关，单一的理论知识掌握的再高深，有的时候也无法应对复杂多变的问题，这就需要平时既注意对某一领域专业知识的精通，又要注意相关知识面的扩展。这一点在将来会越来越显得重要。

（三）有较丰富的经验积累

这个必要条件需要加强平时的实践并注意经验的积累，书本上的知识和理论，是对前人实践经验的总结和提升，由于自然知识的多样性和广阔性，人们从书本上学到和掌握的知识，总是具有局限性的，很多知识是从书本上无法学到的，一个人不可能读遍世界上的所有书籍，天下的书籍也不可能包罗自然界的所有知识。因此，分析问题只靠知识和理论是远远不够的，实践知识（也就是经验的积累和总结）是十分重要的。理论知识和经验积累的结合才能使问题的分析更富有成效。

（四）不怕困难善于思考的素质

这一点也很重要，就是说在面对问题时要有勇于攻克难题的毅力和信心，同时要有钻研精神。这里既涉及个人性格的问题，也涉及信息、知识和经验的收集、积累问题。在某种程度上讲，不怕困难、善于思考的个人素质在分析、解决问题的过程中显得更加重要。上述4个必要条件一旦具备，再加上科学的分析方法的应用，就构成了进行深入、有效的问题分析的充分条件。

二、提炼和总结问题

（一）提炼问题

科学技术的发展是不断地始于问题和终于问题的过程。爱因斯坦曾经说过："提出一个问题比解决一个问题更重要。"可以说"提出问题的能力"是人们素质的一个重要组成部分，是创造发明的源泉之一，也是社会发展的动力之一，更是一个人获得终身学习的基础和能力的一个重要方面。

科学问题源于实际应用，也是为了对实践做出指导，但科学问题又不同于实际的工程问题，工程问题具有实际中多因素、多特定条件、多维性等特点，而科学问题面向的是工程实际应用中需要探索和解决的根本性疑难问题，因此其超前于实际工程应用。

提炼科学问题的过程，实际上也是从更底层的角度去思考问题。也许解决这个问题只是多了一个数学公式、一项试验方法或一项新的技术，但它可以在实际应用的更多方面发挥至关重要的作用。然而，科学问题的提出并非易事，是需要"提炼"的。好的、创新性的问题的提出与丰富的知识储备有很大关系，还需要大量的比较、分析和论证，经过缜密思考的才能结出成熟果实。提炼出好的科学问题不仅关系到科研工作的方向和目标，而且直接影响到科研工作的方法与途径，并决定科研成果的水平和价值。

1. 提炼问题的能力与研究思想密切相关 研究思想的来源很多，通常可以分为三大类，即经验、理论和应用问题。

（1）经验：你对周遭事件的经验与观察，可以成为研究思想的充沛源泉。这些观察中的有一些是不系统不正规的。例如你读了报纸上的一篇新闻而引发的一系列思考。另一些观察也许是更加系统的和正规的。例如你认真上了一门课，依照老师要求读了很多相关文章，之后把文章中的问题系统地整理出来。

非系统观察：非系统观察通常是发现一般研究思想的途径。假如你做了偶然观察，就可以决定去研究一个具体的问题。但是偶然观察从科学的角度看只表示一项研究的起点，你仍然得把你的偶然观察转换成可以经验检验的形式，或提炼出其中的问题。

系统观测：通过系统观测来导出研究思想，这有很多方法。一种是长期集中观测现实世界里的一种现象；第二种是阅读其他研究者发表的研究报告；第三种是你自己以前的或眼下在做的研究，在执行研究计划时出现的有问题的结果（比如结果与预期不相符）或者需要检验一项发现的普遍性，这些都可以是进一步研究的基础。

（2）理论：一个理论是一套假设，它们假设了事件的原因，假设了说明这些原因如何起作用的规则。为了说明给定变量与行为之间已知的关系，理论通过演绎推理而生成新的研究问题。比如爱因斯坦提出光子假说，光的能量并非均匀分布，而是负载于离散的光量子，而光子的能量和其所组成的光的频率有关。通过这个突破性的理论不但能够解释光电效应，而且推动了量子力学的诞生。

理论以两种方式领导研究问题的开发。第一种，一个理论能够让你在变量的新的组合下预言期望的行为；第二种，当两个或多个不同的理论解释相同的初始观测资料时，为你提供了让两个不同的解释相互竞争的绝好机会。

（3）应用问题：研究思想经常产生于解决实际问题的需要。大量的实际问题都可以通过做研究来解决，不过跟前面讲理论一样，你会发现单个研究不足以解决一个问题，或者你会在应用研究的历程中发现头脑里产生了新思路，不管是哪种情况，一个需要解决的实际问题可以成为研究思想的丰富资源。

2. 形成好的研究问题

（1）提出好的问题：有好的思想还不够，你得把思想转换成好的研究问题。无论你的研究思想来自哪里，你都得有能力用具体的提问来"框"住它们，而这些提问是可以用科学方法来回答的。在你确定了一个普泛的题目之后，你必须把这个题目缩小成一个可以检验的假设。这意味着你必须把自己的研究思想发展成一组特定的、关于变量间关系的预言。此外，你的思想必须是可以检验的。

（2）提出妥当的问题：在形成一个可行的研究计划时，第一步是提出可以用科学方法来回答的问题。并非所有的问题都可以用科学方法来回答，例如，世界上为何有苦难？有不可测量的人的能力吗？这些问题之所以不能用科学的手段来回答，是因为它们的答案不能通过客观观测来获得。一项观测要做到客观，就必须在精确定义的条件下进行，必须在同样的条件再具备时可以复现、可以被他人证实。可以通过客观观测来回答的问题叫作经验问题，但有的问题看起来是经验的，却提的太宽泛，无法做恰当的观测，也就无法回答。

（3）提出重要的问题：形成可以回答的问题是不够的。这些问题还应该是重要的。研究一个问题要花费研究者的时间和财力，需要在某个地方有一块空间。这些资源不应该花费在回答无足轻重的问题上。不过一个问题是不是重要的，这经常很难确定。有些宝贵的信息时常是在回答一个显然无关紧要的问题时获得的。有的问题在当时看来重要的不得了，可是现在却显得鸡毛蒜皮。但是，对问题的重要性上确定一些大体的指导方针还是有帮助的。

如果回答一个问题将澄清变量间的关系，而这些关系又已知是影响被研究的行为系统的，那么这个问题大概就是重要的。如果问题的答案能够支持若干竞争性假设或理论观点里的一个，那么这个问题大概就是重要的，形成和检验这样的问题是科学方法的核心，这样的问题答案能让你对数据做出一个恰当地解释。如果问题的答案能带来明显的实际应用，那么该问题大概就是重要的。

相反，如果研究问题的答案已经牢固地建立起来了，那么这个问题大概是不重要的。除非用来确立这些答案的方法被确认为有严重的缺陷，否则再做这样的研究简直就是浪费时间。如果已知被详细考虑的变量对于被研究的行为只有小的效应，并且如果这些效应又没有理论意义，那么这个问题大概是不重要的。如果没有先验的理由让人相信被研究的诸变量具有因果关联，那么这个问题大概也是不重要的。

（二）总结问题

在提炼出问题之后，先不要急着追问应该怎样，甚至急不可耐地要去解决它。首先应该退一步，保持对问题的距离感。在走上更深入的认识问题和正式的问题解决之路之前，有必要在问题的起步阶段，将一些认识不清楚、需求不充分、态度不明确等情况的问题筛选出去，才能静心给予如何解决问题的假设与方法讨论，以最终有保证的"解决"问题，而非只是给出表面化的处理方法。

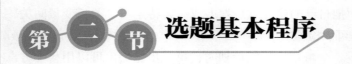

第二节 选题基本程序

选题是科学研究的第一步,是起点,是整个科学研究带有方向性的关键决策。科研选题能集中体现研究者的科学思维、学术水平、学科信息及实验能力等综合水平,它是贯穿科研全过程的主线,各项科研工作都是围绕这条主线进行的。科研选题不仅决定了预期成果的水平,更关系到科研的成败。因此,科研工作必须严肃认真地对待科研选题。

一、选题的来源

一般来讲,科研选题大体有以下四个来源:

(一)指令性课题

各级政府主管部门要考虑全局或本地区医药卫生事业中迫切需要解决的问题,指定有关单位或个人必须在某一时段完成某一针对性很强的科研任务。这类课题具有行政命令性质,因此称为指令性项目。这类课题的经费额度较大,但要获得指令性项目,必须具有雄厚的研究实力。如心脑血管疾病、恶性肿瘤、肝炎、老年病等严重危害人民健康的重大疾病课题都属于此类课题。因此,凡条件较好的单位应当积极争取承担此类项目。

(二)指导性课题

指导性课题又称招标性课题。国家有关部门根据医药卫生科学发展的需要,制定若干科研项目,引入竞争机制,采取公开招标方式落实计划。在招标中,实行自由申报,同行专家评议,择优资助。指导性课题主要来源于以下渠道:

1. 自然科学基金(Natural Science Fund) 此类基金用于资助自然科学基础研究和部分重大应用研究。应用基础研究,每年度颁发招标《项目指南》。主要类别有以下几种:

(1)面上项目:是国家自然科学基金研究项目系列中的主要部分,支持从事基础研究的科学技术人员在国家自然科学基金资助范围内自主选题,开展创新性的科学研究,促进各学科均衡、协调和可持续发展。

(2)青年科学基金项目:在选题和申请程序上与自由申请项目相同,但申请人必须是年龄在35岁以下,已取得博士学位(或具有中级以上专业职称),能独立开展研究工作,学术思想活跃,有开拓创新精神的青年科学工作者。

(3)地区科学基金项目:这是为支援远边、少数民族和科学基础薄弱地区所属研究机构和高等院校的科研工作而专门设立的基金。863计划、国家自然科学基金项目招标指南等，都明确提出鼓励研究的领域和重点资助范围，详细提出一系列可供选择的研究项目和课题。

（4）重点项目：指处于学科前沿并可能出现突破，具有重要意义的项目，此项目资助强度较大。

（5）重大项目：指具有重大战略意义的科学问题，需要多学科交叉的综合研究项目，其理论与应用意义重大，目标明确，基础坚实，可望在近期取得重大成果的项目。重大项目一般由多个单位联合提出申请。

2. 政府管理部门科研基金　国家、省市及地市科技、教育、卫生行政部门设置科学专用研究资金，主要资助应用性课题。

3. 单位科研基金　随着医疗卫生事业的发展，各单位的市场意识和科研意识增强，均拨出一些经费用于科技开发。资助对象向年轻人倾斜，重点资助起步型课题，为下一步申请国家及省级课题奠定基础。

（三）委托课题

委托课题来自于各级主管部门、大型厂矿企业和公司，委托单位的目的是借助受托单位的技术力量和设备优势，研制某项新产品，验证某项新技术、新方法，或测试分析某些新产品的成分。

（四）自选课题

研究工作者可以按照个人的专长与经验，根据本人或单位的需要与可能，自由地选择研究课题。自选课题有很大潜力可挖。除学习工作中处处留心观察之外，还要多阅读相关的文献资料，坚持跟踪了解国内外对本专业方向的最新研究动态，发现研究的空白或薄弱点，确定自己的研究课题。在阅读文献时要注意培养自己科学的、具有独立个性地思考的能力，常要以逆反的、发散的思维去捕捉瞬间灵感，得到启发就记录下来，经过积累、筛选就会有良好的选题。

二、选题方式

科研选题不是凭空想象出来的，而是来自于科研人员的长期实践、学习与思考。科研选题的基本方式如下：

（一）从大量阅读文献中发现空白点，寻找新题目

科研人员根据自己的专业特长及已掌握专业的发展情况，及本领域当前关注的问题和焦点，进一步查阅国内外文献，掌握本学科领域国内外研究现状与最新进展，了解已有成果中不同学者的研究倾向、研究思路、贡献和剩余研究空间，其中应特别注意和思考在已有研究文献中忽略研究的一些问题、研究结果中相互矛盾的地方和方法学方面存

在的问题，对现有的某些研究进行必要的重复，从中发现空白点，这个空白点的填补可以作为自己的科研选题。同时科研人员也可以针对自己感兴趣的领域，做到先选题，后阅读文献，或先阅读文献，后选题以及一边阅读文献，一边选题。通过文献查阅能使我们把握在前人的研究成果中哪些已做了研究，研究到什么程度，哪些问题尚未得到解决，哪些领域还存在进一步的研究空间，进而了解还有什么需要进一步探讨，自己能做什么，从而为自己的研究寻找创新突破口。

（二）从专业或生产实践中发现新问题，寻找新题目

由于在生物科学与医学领域内，许多问题还尚未阐明，因此在实际研究工作中，很多问题和现象不能用现有的知识和技术来解决，这些问题无疑给我们提供了新的研究方向。例如，奎宁为抗疟有效药物，在此药物基础上，研发了一系列喹啉类抗疟药，但20世纪60年代疟原虫对此类药物产生了抗药性，为寻找新型抗疟药，在1972年，我国以屠呦呦为首的课题组，从传统中药青蒿中发现了新结构类型的高效抗疟的青蒿素，解决了全球棘手的抗性疟疾治疗问题。因此，可以从很多需要解决的现实问题中选取既有意义又有研究可行性的课题来进行研究。

（三）从已有课题延伸中发现新问题，寻找新题目

每一个课题的研究内容都有一定的范围和层次，当一个课题的研究任务完成以后，绝大多数情况下该课题研究领域可以从广度和深度进一步延伸。通过延伸选题，可以使科研工作进一步纵向深入，科研假说日趋完善，逐步达到学说的水平。例如，继发现青蒿素以后，研究者就其构效关系继续进行探讨，阐明了青蒿素结构中过氧是主要抗疟活性基因，在保留过氧的前提下，C12羰基还原为羟基或引入乙酰基，抗疟活性提高多倍，提示变动青蒿素的结构可改变理化性质，再进一步研究发现，青蒿素除用于其他寄生虫疾病外，还具有免疫调节作用，治疗自身免疫性疾病，甚至肿瘤，目前这些研究还在不断深化。

（四）从政府或学界科研管理部门的项目指南中寻找新题目

国家基金委与各级科研管理部门定期会公布招标的项目指南，指南中会列出招标范围及鼓励研究的领域，科研人员可以根据自己的研究领域、已有的研究基础及研究条件，自由的申请具有竞争力的课题。例如，国家层面的科技管理部门如科技部主要负责国家级重大科研项目（如"863""973"、科技支撑项目、星火计划项目等）的招投标、研究管理、结项考核管理、成果应用转化等工作；"国家自然科学基金委员会"和"国家社会科学基金委员会"分别负责国家级自然科学基金和社会科学基金的立项、管理与结题考核；各省（市、区）科技厅（科委）则主要负责省级科技项目的立项、管理与结题考核；政府相关部门如教育部、农业部等每年也会向全社会公开招标一些科研课题。上述专业学会或机构每年都会围绕科学技术和社会发展所面临的热点、难点问题，编制项目申报指南，并在其网站予以发布。这些项目指南无疑为我们提供了宝贵的选题思路。

所以，如果在自己不了解本专业学科领域的热点、难点问题从而无法选题的背景下，查找各专业学会和相关部门发布的科研项目指南，从中选择一个适合自己的研究题目，这无疑是一个快速选题的捷径。

（五）从学科交叉层面发现新问题，寻找新题目

医学发展在很大程度上依赖于其他学科新技术和新原理的发展。例如，计算机与 X 线结合，产生了计算机体层摄影术（CT）；分子生物学技术的发展，使得临床上基因诊断和基因治疗得以发展；又如研究肺癌和环境之间的关系，就要研究当地的地理环境及当地的大气环境。因此应用其他学科新技术与新方法来研究医学中的问题，已成为当今医学科研领域中的重要选题方法之一。临床工程学科的科研关键应满足于临床需求，发挥工程学的优势与临床相结合。

1. 选题从临床实际需求入手　医院的临床工程技术人员是理、工、医结合的复合型人才，既懂得工程技术，又与临床联系紧密，能够成为理论和实践结合的纽带。在实际工作中经常碰到医护人员对使用设备提出诸如增加某种功能可方便临床需求的一些想法，而这些想法正是工程技术人员研究选题的切入点。如根据临床对 CT 设备扫描肝脏时的图像质量不满意而提出根据不同病人，使用不同扫描参数可以得到最佳的图像的想法，可以进行《螺旋 CT 最佳图像密度分辨力时扫描参数的研究及其临床应用》，利用水模、体模等各种试验，研究得出适应不同群体肝脏病人的 CT 最佳扫描参数。研究出的图像密度分辨力达到最佳时的扫描参数，能够适应不同群体肝脏病人的平扫描，辨别病变组织与正常组织的差异，提高整体图像质量水平，减少误诊、漏诊率，提高诊断正确率，从而开发了 CT 的高级功能，使 CT 设备创造了最佳的社会效益和经济效益。

2. 选题中医用软件的开发　目前，医疗设备已发展到 PC 机时代，现代医疗设备的典型框架是由信号采集、放大、PC 机和医用软件组成。信号采集和放大部分已日趋成熟，医用软件便成为各厂家竞争的焦点，良好的医用软件不仅可完成各项仪器功能，还要求人机对话简单、操作界面友好。一套好的医用软件通常是由临床医学工程技术人员在听取大量医护人员的建议和意见的基础上，一步一步改进完成的。如《多路电视腹腔镜图像数字化处理系统的研究》是根据医院每年开展腔镜手术 2 千余例，每日需要同时开展多台腔镜手术的问题，为解决同时多台腹腔镜模拟图像的采集和数字化，开发一套数字化图像处理系统软件，进行多路电视腹腔镜图像数字化处理系统的研究，实现现代化医院手术室各类设备固定化、中心化的层流洁净管理。

3. 医疗设备质量控制的测试方法与标准、技术规范和数据分析的研究　为加强医疗器械临床使用安全管理工作，降低医疗器械临床使用风险，提高医疗质量，保证医院及与医疗器械相关的人员（病人、医护人员及医学工程技术人员等）的生命财产不受伤害，原卫生部 2010 年颁布了《医疗器械临床使用安全管理规范》。医疗器械临床使用安全管理是目前临床医学工程部门非常重要的工作。而与这些安全管理相关的在用医疗设备质量控制的测试方法与标准、技术规范和数据分析等方面的研究是目前医学工程技术

人员最前沿的研究方向。

4. 新型医疗设备、器械和材料的研究 现代医学科学技术的发展，往往借助于新型的医疗设备、器械和材料，同时新技术的开展，反过来也会促使新的设备、器械和材料的出现，两者相辅相成，互相促进。更灵敏的检测设备、更准确的诊断装置、更有效的治疗仪器、更清晰的医学图像、更顺手的操作器械、更廉价而可靠的医用材料是当今医护人员所迫切需要的，这正是临床医学工程最好的研究选题。

三、选题的原则

科研选题在一定程度上决定着整个科研工作的方向、方法、途径和价值，影响到研究人员的组成和才能的发挥，正确选题，选好题目，需要遵循一定的原则。

（一）客观需要原则

研究课题的选择应首先考虑科学理论发展和实践中的实际需要，去解决科学发展和经济社会发展中急需和亟待解决的问题。例如，目前在我国发病率和死亡率居前位的疾病，如心脑血管疾病、恶性肿瘤、呼吸系统疾病、消化系统疾病与传染病等是严重危害人民健康的重大疾病，开展关于这些疾病发病机制及诊治预防研究对我国医学水平的提高具有迫切的需求。这里的客观需要包括两个方面：一是满足社会实践的需要，尤其是工农业生产的需要，这是它的社会意义；二是满足科学本身发展的需要，这是它的学术意义，或者二者兼有。只有选择符合客观需要的课题，才有意义和价值，才能得到相应的重视和支持。在坚持客观需求原则时，应避免两种倾向：一种倾向是认为科研要为解决生产实践中的问题服务，纯理论的研究没有价值，把理论研究一律斥之为脱离实际；另一种倾向则相反，片面追求理论研究水平，为研究理论而做理论研究，完全不考虑经济社会发展的实际需要。这两种观点都是不正确的，课题研究要理论与实践相结合，相互支撑，相互补充。

（二）重要和新颖原则

选题除了要满足客观需要原则，还要遵循重要性、新颖性（前沿性）原则。所谓重要性原则，就是在众多符合客观实际需要的题目中选择最急需研究和解决的重大问题。将这类问题作为课题研究，或者能在理论研究上获得重要突破，促进科学技术向前发展；或者能够促进眼前重要的实际问题的有效解决，推进经济社会的进步。

选题的新颖性，又称前沿性，是指所选的研究课题和该课题的研究发展历史相比，要有新意、有创见。它必须是本学科中前人还没有研究过的问题，或者是前人虽做过研究但尚未研究清楚、未研究透彻的问题。这样，该选题在本学科的发展中就居于前沿位置。如果选择的是别人正在研究的课题或目前该学科领域内大家都在讨论或关注的热点问题，则研究的具体侧重点应与别人有所不同，或在别人所得结论的基础上应做进一步的研究，要在原有的研究基础和成果之上有所贡献，对已有的东西有所推进、拓宽或有所纠正、弥补。绝不能重复别人已做出了成果的研究过程。

（三）创新性原则

创新是科研的灵魂，也是科研选题应当遵循的一条基本原则，是科研课题得以成功的基本保证和价值所在。作为基础研究的选题，必须具有创立新见解、获得新发现的可能性；作为应用研究的选题，必须具有发明新技术、新材料、新工艺或将已有的先进技术应用于新领域的可能性。选题的创新性体现在以下几个方面：

1. 所研究的内容和提出的问题是前人未曾研究和涉及的，需要开辟新的领域或建立新的技术方法等，即填补某个学科中的某项空白。

2. 前人对此问题虽有研究，但尚存一些疑点和争论的问题，可以补充完善、发展、解决新的问题。

3. 已有的理论不能完全解释的自然现象，某些客观事实与解释它的理论相抵触的问题。

4. 虽然国外对此问题有研究，但国内相关研究比较薄弱或尚未起步，需结合我国实际情况引进国外先进技术，从而填补国内空白。

创新性问题分为两种：一种是在维持已有理论框架的前提下提出的问题，是对已有知识的扩充和探索、完善和系统化；另一种是在排斥已有理论框架的前提下提出的新见解，是对已有背景知识提出质疑、批判，往往导致科学理论的革命，即用新理论取代原有的理论。如杂交水稻育种被称为"第二次绿色革命"，"日心说"代替"地心说"等。

（四）科学性原则

选题的科学性是指以一定的科学理论和事实材料为依据，借助文献资料和个人经验体会，经过归纳、演绎、类比、分析推理等科学思维而形成科学假说。美国贝尔研究所科学家莫顿认为，"选题不能草率，如果根本没有实现的可能，选题就等于零"。如永动机、水变油的研究永远都是徒劳。

要保证选题依据的科学性必须做到：①选题要以辩证唯物主义为指导思想，要与客观规律相一致；②以事实为依据，从实际情况出发，实事求是；③正确处理继承与发展的关系，选题不能与已确认的基本科学规律和理论相矛盾；④充分反映研究者思路的清晰度与深刻性，选题应尽可能具体、明确。

（五）研究可行性原则

可行性原则是指实施的条件。选定课题时，要慎重考虑研究组的技术水平和设备条件能否保证在方法、手段上达到课题的要求；所选择的研究课题应是切实可行的和能够预期完成的。要保证科研选题的可行性，必须做到：①申请者除满足符合规定条件外，要求具有一定的研究工作经验和完成申请课题的相应研究能力；②具有一支知识与技术结构合理的研究团队；③具有与本研究有关的研究工作，已有一定的前期研究工作积累；④具备开展本研究工作所需的研究时间和基本工作条件。科学研究是一个循序渐进的过程，要受到投入研究的人力、物力、财力、时间等客观物质和技术基础的制约。对重大发展研究课题要主张多学科联合、多方面配合。一般受国际或国家重视的攻关项目，在研究力量、研究经费等方面比较有保障。而其他如范围较小的局部性开发项目，则往往受到认同感与经费等方面的限制。选题最易出现的通病是为了获得资助而贪大求"洋"，题目过大，手段方法过难，甚至完全脱离现实和客观条件，结果是题目定了，但无从下手。

（六）研究效益性原则

效益性原则是指预期成果可能产生的效益。对于基础研究课题具有理论意义和潜在的应用价值。对于应用性课题要求具有经济效益或社会效益，一般来讲，不具有效益的课题，无法得到支持和资助。

四、选题应注意的问题

（一）题目宜小不宜大

题目小一点，容易掌握得住，不要怕题目小了，论文的分量太单薄，分量的轻重和题目的大小不一定成正比。相反，抓住一个重要的小题目，从严从难地去做，并从中提出自己独到的新见解。待具备了较强的研究能力，再选大的、选难的课题也不迟。

（二）要避免盲目性，做到心中有数

无论选什么样的题目，都一定要先熟悉前人和别人的研究情况，通过查询文献资料、网络或请教老师、专家，了解所选题目的研究进展情况，达到了什么样的水平，存在什么争论，存在什么空白或薄弱环节。现在很多高校和科研机构都要求硕士研究生、博士研究生在开始研究工作前撰写文献综述和开题报告就是为了达到这个目的。

（三）寻找"空白点"和"冷门"以求突破

科学发展到今天解决了很多额外难题但仍然还存在一些被人忽视、无人过问的"空白点"，尤其是现代社会自然科学与社会科学日益渗透、融合，一些综合性、边缘性、交叉性的学科应运而生，"空白点"会越来越多。"冷门"与"热门"是相对而言的，"热门"是指普遍被大家所关注的知识、问题，"冷门"则指被大多数所忽视的，抑或尚未产生的知识、问题。如果在"空白点"和"冷门"上多下些工夫，还是很容易提出新观点的，从而取得学术上的突破。例如，在农业上，以前大家关注的主要是水稻、小麦、玉米、油菜、大豆等大作物，而关注冷门作物如红豆、绿豆、高粱、小米等小杂粮的人相对少得多。随着时代的发展和人们生活质量的提高，现在对这些作物的需求越来越多，

它们的价值越来越高，成了热门，而当初关注这些小作物的人员很多在研究上取得了突破，现在成为首席专家和岗位专家。

（四）相对稳定并留有余地

有价值的课题一经确定，随之就要制定出较长远的规划，使研究内容保持相对稳定，不为其他的枝节问题所左右，集中攻关，不怕失败，坚持不懈直至获得成功。有的人往往认为自己的选题和研究花费了很大力气，成绩该是空前绝后的，容不得别人提出异议，结果是自己堵住了自己的科研道路，这就是选题不留余地的结果。

五、选题的基本程序

围绕难以解决的问题和现象，调查研究，收集资料，浏览文献，提出问题，捕捉灵感，产生联想，这就是课题的最初阶段。把提出的问题、现象通过查阅文献等方法进一步向深层次完善，形成一种理论，这就是形成阶段。关键是提出假说，把问题上升为理论。科学假说、可行手段、合理构思、文字确切是立题的基本要求。

选定科研课题，需要经过一个提出问题→查阅文献→形成假说→确定方案→立出课题的过程。

（一）提出问题

是科研选题的始动环节，具有重要的战略意义和指导作用。爱因斯坦指出："提出一个问题往往比解决一个问题更重要，因为提出一个问题需要创造性的想象力，它标志着科学的真正进步，而解决一个问题仅仅是数学上或实验上的技能而已"。事物的本质是通过现象表现出来的，必须通过对现象的观察、分析、综合，才能获得对本质的认识。在提出问题阶段，应当多反复思考及谨慎分析。

（二）建立假说

问题提出之后，应当进行调查研究或实验室研究，并查阅文献与有关资料。关注他人是如何建立其假说、确立技术路线、设计新的实验方法，根据实验结果修正或推翻原有假说，进一步提出和完善新的假说。力求科学假说符合"思路新、起点高、意义大"的基本原则。

科学假说的必备条件：①要符合自然科学的基本原理；②基于以往的科学资料；③具有个人的初步实践经验体会；④可被重复验证。

（三）选题报告

在科学假说成立之后，就应当围绕这一假说，进行科学构思，确立科研题目。为使选题更加全面、正确和完善，通常需要邀请同行和专家集体评估选题方案，集体参与选题报告会，达到集思广益的效果。并能克服个人知识面相对狭窄、专业相对局限和有限的调研之间的矛盾。选题报告包括如下内容：课题的意义、立题依据、国内外有关进展、完成课题的技术路线与关键问题的解决方法、预期成果、安排与进度、存在的问题与解决办法。

通过选题报告会的讨论，研究者可以综合不同的学术观点和思路，丰富立体论据与方法、修改和补充立题时的不足之处。有助于克服片面性，启发自己从新角度考虑问题。因此，选题报告在整个选题过程中同样占有举足轻重的地位。

（四）确定申报部门与学科

一旦完成选题工作以后，研究者必须冷静考虑向何处申请投标。由于不同部门资助专业范围不同，不同学科侧重点和资助的强度各异，因此在申报时必须做到"部门对路、学科正好"。

六、选题技巧

1. 注意理论积累要持久和系统地收集资料，学习本专业方向的新知识，不断查阅、积累文献，坚持跟踪了解国内、外本专业相关的最新研究方向及动态。

2. 参加有价值的学术活动通过参加本专业高水平的学术活动和各种学术会、学习班、讲座等，了解同行工作情况和学术争论较为激烈的话题。

3. 关注学科交叉、学科边缘的相关知识通过边缘及交叉学科领域的知识，寻找科学领域的空白点，从多学科的融合中提出新问题，选出新方向。学科交叉区的立题是相互移植各学科领域的新概念、新成果、新技术、新方法，同时也是科研选题新思路的重要方法。

4. 关注国家权威机构科技信息通过政府部门、国家自然科学基金委网站发布的科研指南、招标指南、新闻报道热点等及时跟踪国家发展方向。

5. 重视查新工作在设计科研课题时，首先应进行科技查新，了解相关研究的现状和水平，获得全面而有深度的文献作为科研立题的权威参考资料；学习、借鉴他人的研究成果，避免课题重复；全面了解当前课题现状及预测未来发展趋势。这有助于研究者正确决定选题方向。

6. 与导师多沟通选题时学生应多与导师沟通，要量力而行，应根据研究条件和课题资源慎重选择，难度要适中。尽量找到适合自己实际能力的课题进行研究。

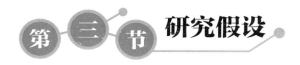

研究假设

假设是根据一定的科学事实和科学理论，对拟研究的问题提出的假设性说明或试探性解释。"没有假设，实验无从谈起"，这是哥伦布的一句名言。任何科研都是先从假设开始，实验知识验证假设的一个根本途径。因此，建立科学假设是科研选题的中心环节。

一、研究假设的内涵

研究假设（research hypothesis）是研究者根据经验事实和科学理论对所研究的事物、现象的本质和发生发展规律做出的一种推测性论断和假定性的理论解释，它是联系已知和未知的纽带。是在进行研究之前预先设想的、暂定的理论。假设的功能在于，它不但是一种带有方向性的有待验证的想象，而且它还影响着研究活动的过程组织、研究逻辑和选择研究途径。它能够帮助研究者明确目的，发挥主观能动性，避免盲目和被动，从而促进科学理论的建立和发展，是一种指导研究实践的理性的认识。

二、研究假设的特点

研究假设是根据已知的科学事实和科学理论，对准备研究的课题提出一种假定的解释。凡是以客观的事实和科学理论为基础，能够揭示问题内在特征和规律的奥秘，就是科学的假说。它具有如下特点：

1. 假设必须是简单和单一的，它是针对所要研究的问题而做出的尝试性的理论解释，它不同于一般的或普遍的理论解释。

2. 研究假设应该建立有理论或实践等方面的科学依据。

3. 研究假设具有可预测性，是对可能取得的研究结果的预期。

4. 研究假设具有可验证性，通过各种研究手段或事实经验可以对结果的预期进行考证，确定研究假设的真伪。

5. 研究假设必须是可操作的，必须与有效的观测技术相联系。

三、研究假设的意义

研究假设可以为课题研究指明方向，使研究能合理设计研究方案，选择研究方法使研究目的更明确，研究范围更确定。它是研究认识和思考的逻辑起点，起到研究行动纲领性作用。它既是一种研究的思想观点，也是一种研究的行动。具体点说，研究假设既是整个研究的思想基础、主题思想，也是研究的指导思想。如果没有一个正确的研究假设或设想，就等于没有明确的研究方向。

四、研究假设的形成

可以提炼出实际问题的现象或理论是形成假设的条件，但还要经过较严密的逻辑思维过程才能形成假设。建立假设的形式是多样的，但主要是逻辑性假设。即运用逻辑中的类比、归纳和演绎推理等方法建立假说。

（一）类比推理法

在生命科学中有很多现象和过程，具有较好的相似性和对称性。如中医基础理论中的津液精血就具有很好相似性，阴阳、经络就具有典型的对称性，它们之中既有各自特点，又有彼此间的共同点，由于共同点的存在，就可以用已知的事物去设想未知的事物。同时，在科学发现中经常发现有些表面上互不相关的现象之间也有相类似的地方，据此加以类推，结果竟得到很重要的发现的也不乏其例，如 DNA 模型建立的过程中，沃森和克里克根据前人的研究成果，认识到蛋白质的空间结构呈螺旋型，于是他们提出 DNA 结构或许也是螺旋型的猜想。然而，有些共同点却隐藏在外表差别的背后，只要发现这些共同点，并提出假设，就可能是创造性研究。

（二）演绎推理法

演绎推理法（deductive reasoning method）是根据某一类问题的一般规律对该类问题中的特定问题可能的结果进行预期，即从一般到特殊的认识过程，也可以说是采用已知的一般规律和理论解释另一个特殊事物，这就是演绎推理所建立的假设。这种由演绎引申推理建立假设的方法也是研究者所普遍采用的。例如通过大量的事实，人们已经得到某种化学物质可以致癌的一般认识，日本科学家由此演绎推理：大气质量下降，大量有机物繁殖形成赤潮破坏了海洋生态。残留的农药污染了河流、湖泊……，这些因素最终也是化学物质在起作用，但又超出化学物质本身而影响了生态环境。为此提出了"环境激素致癌"的假设。

（三）归纳推理法

归纳推理法（inductive reasoning method）是通过对大量的事实或实验结论进行归纳和总结得出的关于某一类事物的共同规律陈述，即从个别到一般。适用于研究因果关系。常用的归纳法有：求同法、求异法、同异共用法、共变法、剩余法。求同法是从事物与事实的一致性中提出假设；求异法是从事物与事实的差异中提出假设；同异共用法是应用较多的一种方法，是将求同法与求异法结合适用二提出的假设；共变法也叫伴随变异法，它是根据某事物的某种因素总是与某种现象伴随发生，提出该因素可能就是某种现象的可能原因，如：大量食用木耳，可引起出血，提出假设——木耳中有抑制血小板功能的成分；剩余法是逐一排除可能引起的各种因素后，剩余的因素就是可能的原因。

强调指出，在完成一个较大的科研项目过程中，往往将多种逻辑方法与非逻辑方法（直接，形象思维等）结合起来适用，才能达到事半功倍的效果。

五、提出研究假设要遵守的原则

1. 必须合理运用已有的科学知识与原理，但又要适时冲破传统知识与理论的束缚。

2. 应当以经验事实为依据，但又不受原有事实材料的限制。

3. 应当能够综合的解释已有的事实，又能够预测未知的事实，并且包括有能够在实践中得到检验的结论。

4. 应当谨慎对待不同假设。

六、研究假设形成的步骤

研究假设的形成需要经过三个阶段：初始阶段，形成阶段，检验阶段。

（一）初始阶段

为了回答某个特定性质的问题，根据为数不多的事实材料和已有的科学原理，通过创造性的想象而作出初步的假定，如类比推理和归纳推理。此阶段应遵循四个原则：

1. **解释性原则**　这个过程中要用充分的资料和多方面的知识来做演绎推理的论证，来阐明假设与事实的关系，这就要求假设不与事实冲突（完备性），在这个过程中演绎推理的形式和作用显得十分重要。

2. **对应性原则**　即假说与已知理论的关系，要求假设不与已知理论矛盾（相容性）。若发生矛盾，可通过增加辅助性假说或限制性条件方法进行修改或调整，必要时可以不顾及假设的相容性。

3. **简单性原则**　即以较少的假设说明较多的理论。

4. **可检验性原则**　即能用观察和实验的方法进行检验，以判断它的真伪。

（二）形成阶段

从已经确定的初始假设出发，进一步收集观察、实验的资料及理论依据，经过事实材料和科学理论的广泛论证，使初始假设充实成为一个严密完整、结构稳定的系统。即通过演绎推理等方式，扩大假设的解释力，以便确定假设的普适性和真理性。

（三）检验阶段

科学的假设包含着正确的内容和真实性尚未确定的成分。因此假设必须经过实践

（调查、观察和实验）去检验和发展。最后才能够得到对内在规律真实的认识。要检验和发展假设，必须通过严格的科学实验，只有实验结果证实了假说的正确性，它才可能上升到理论范畴。

通常检验分为三部分：假设的逻辑分析，实验检验，检验结果分析。

1. 逻辑分析 主要检验假设在理论上是否成立，逻辑分析的方法主要是逻辑证明和反驳，即从少量的简单前提出发，通过严密的逻辑推理得出的结论，如果和已知的结论和事实不相矛盾，并能由此预测出新的结果，则可进行下一步实验检验。

2. 实验检验 医学实践中假设的实验检验包括调查、观察和实验等不同方法的验证。方法虽然不同，但基本要求却相同，都要求进行周密的前瞻性科研设计，所得到的结果要具有可重复性。

3. 检验结果分析 检验结果大致有以下四种情况：实验结果符合假设的预期结果；实验结果部分符合假设预期结果；实验结果与假设不符，但也不能否定假设（证伪）；实验结果与假设预期结果截然相反。对以上不同情况应视具体情况具体分析分别对待。

本章小结

科学问题是各种研究活动的起点和核心，只有在起初面对问题时做好充分的准备和计划，在接下来具体的科研道路上才会少走弯路。首先要分析科学问题的层次，科学问题的层次大致可分为四层；然后在此基础上提炼和总结问题，为以后的科研活动作出指导。

选题是科研的第一步，同时它也将贯穿整个科研的全过程，应当严肃认真地对待。题目不是凭空想象出来的，它需要科研人员长期的实践、学习与思考的积淀；另外，要想选好题目，还需要遵循客观需要性、重要性、创新性、科学性等原则。科研课题的选定，需要经过一个提出问题→查阅文献→形成假说→确定方案→确立课题的过程，在这个过程中切忌闭门造车，应与他人多交流，广泛地获取信息能帮助自己找到最适合自己的题目。

建立科学假设是科研选题的一个中心环节，它既是整个研究的主题思想，也是研究的指导思想。在形成假设的过程中，应该做到实事求是，确保假设的普适性与真理性，最后再用恰当的试验方法检验它。

（张　旭）

思考题

1. 科研问题的层次包含哪些方面？
2. 医学科学研究的程序是什么，各程序在实施时应注意哪些问题？
3. 在医学科学研究选题与立题过程中，把握的原则有哪些方面？

4. 研究假设形成的初始阶段应当遵循什么原则？

5. 科研选题应遵循的原则是什么？

6. 科研选题的基本程序有哪些？

7. 科研选题中有哪些选题技巧？

8. 医学科研课题申请书中的立论依据是申请书中最重要的部分，应如何书写？

9. 研究假设的意义是什么？

10. 指导性课题的主要来源渠道有哪些方面？

11. 简述研究假设的内涵及特点。

第三章

科研设计

科学研究范围非常广泛，根据研究的性质分类可以分为自然科学研究及应用科学研究。研究的对象可以是天体、物体、生物体。与临床工程密切相关的现代医学研究，研究对象包括正常人、病人、动物（实验动物）和生物体赖以生存的自然和社会环境。根据是否对研究对象施加干预措施，常将医学科学研究分为两大类，即观察性研究和实验性研究；根据研究对象的不同，实验性研究又分为以动物或其他实验材料为基础的实验研究和以病人为基础的临床试验研究。

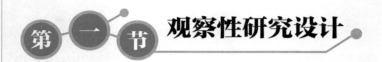

第一节　观察性研究设计

观察性研究设计是医学研究的一种基本方法。观察性研究（observational study）又称为调查研究（survey research），指不施加人为干涉措施，客观地观察和记录研究对象的现状及其相关特征的研究方法。在医学研究中，观察性研究主要用于评估潜在有害暴露对健康的影响，描述疾病或治疗模式的现状，或用于探索疾病可能的病因，以及评价疾病的预防控制措施的效果。

一、观察性设计分类

观察性研究根据研究目的不同分为描述性研究与分析性研究。

（一）描述性研究

描述性研究（descriptive study）又称现况调查。它是调查或记录疾病或健康问题在人群中的分布特征、发生和发展规律，为病因学的研究提供假设和线索。描述性研究主要包括三种研究：横断面研究、生态学研究及纵向研究。其中横断面研究是描述性研究最常用的方法。

1. 横断面研究　横断面研究（cross-sectional study）是在某一特定时间对某一特定范围内的人群，以个人为单位收集和描述人群的特征以及疾病或健康信息，用患病率等统计指标描述人群中疾病与健康问题，它客观地反映了这一时点的疾病分布以及人们的某些特征与疾病之间的关联，为疾病的评价及防治提供依据。

横断面研究的调查方法可分为普查、抽样调查及典型调查。

（1）普查（census）：亦称全面调查（complete survey），是在特定时间内对"目标"人群中所有观察单位进行调查。如某地某年某人群某病时点患病率调查等。普查没有抽样过程，理论上不存在抽样误差，但是由于调查的观察单位较多，产生的非抽样误差往往较大。因此普查对统一的调查时点、统一的调查标准及方法有严格要求。普查目的是为了早期发现病例并给予及时治疗，普查的疾病最好是患病率比较高的，以便短时间内调查能得到足够的病例。

1）普查的优点：①由于是调查或检查某一人群的所有成员，所以在确定调查对象上比较简单；②通过普查可完整的描述所调查疾病在性别、年龄、职业、民族等分布上的特征，即可了解疾病分布的全貌；③通过普查可较全面获得有关疾病影响因素和流行因素的线索。

2）普查的缺点：①它不适用于患病率很低和现场诊断技术比较复杂的疾病的调查；②由于普查对象多，调查期限短，漏查在所难免；③参加普查的工作人员一般较多，他们掌握调查技术和检查方法的熟练程度不一，使调查和检查质量不易得到控制。

（2）抽样调查（sampling survey）：是一种以局部估计总体的非全面调查。在医学科研中最常用。它是从总体中随机抽取一定数量具有代表性的观察单位组成样本，用样本信息推断总体特征。抽样调查中，通常采用随机抽样的方法获得样本，使得样本对总体具有很好的代表性，与普查相比，抽样调查可以节约时间、人力及物力，特别适用于无法采取普查方式进行的研究。

常用的随机抽样方法如下：①单纯随机抽样（simple random sampling）：即先将调查总体的全部观察单位编号，再用随机数字表或抽签等方法随机抽取部分观察单位组成样本；②系统抽样（systematic sampling）：又称等距抽样或机械抽样。即先将总体的观察单位按某一顺序号分成 n 个部分，再从第一部分随机抽取第 K 号观察单位，依次用相等间隔，机械地从每一部分各抽一个观察单位组成样本；③分层抽样（stratified sampling）：又称分类抽样，即先按影响观察值变异较大的某种特征，将总体分为若干类型或组别（统计学上叫"层"，strata），再从每一层内随机抽取一定数量（可按比例或最优分配确定）的观察单位，合起来组成样本；④整群抽样（cluster sampling）在整群抽样中，被抽样的不是一个一个的个体，而是由一个一个的个体组成的若干个集团（群）；整群抽样是先将总体划分为 K 个"群"组（如 K 个地区等），每个群包括若干观察单位，再从 K 个群中随机抽取若干个群，并将被抽取的各个群的全部观察单位组成样本。

等距抽样：例 1 欲了解某单位职工乙肝抗原的阳性率，该单位有职工 1000 人，试按系统抽样法，抽取例数为 100 的一个样本。总体例数 $N = 1000$，样本例数 = 100，抽样间隔 = 1000/100 = 10，先在 1 ~ 10 之间随机确定一个数字，比如为 4，于是以职工工作证号 4，14，24，34，…，994 者组成样本；

分层抽样：例 2 先将欲调查的总体按年龄、性别或疾病严重性等特征分成不同层次，在各层再作随机抽样。分层抽样可以减少由各层特征不同而引起的抽样误差。

（3）典型调查（typical survey）：是根据调查目的和要求，在对调查对象进行初步分析的基础上，有意识的选取少数具有代表性的典型单位进行深入细致的调查研究，借以认识同类事物的发展变化规律及本质的一种非全面调查。它适用于调查总体同质性比较大的情形，使用时须注意所选的对象要具有代表性，才能够集中地有力地体现问题和情况的主要方面。典型调查具有省时、省力的优点，但也有不够准确的缺点。典型调查一般用于调查样本太大，而调查者又对总体情况比较了解，同时又能比较准确地选择有代表性对象的情况。

2. 生态学研究（ecological study） 生态学研究是在群体的水平上研究某种因素与疾病之间的关系，以群体为观察和分析的单位，通过描述不同人群中某因素的暴露状况与疾病的频率，分析该暴露因素与疾病之间的关系。如不同地区的传染病发病人数，某地区肺癌发病与空气污染程度的关系等。生态学研究也可应用于评价社会设施、人群干预以及在政策、法令的实施等方面的效果。

3. 纵向研究（longitudinal study） 纵向研究是通过定期随访，观察疾病、健康状况及某卫生事件在一个固定人群中随着时间推移的动态变化情况。如儿童生长发育评价、病例随访等。

（二）分析性研究

分析性研究（analytical study）通过分析疾病与暴露的关系，探索或验证病因与疾病的影响因素，提出疾病预防或控制的干预措施。它分为病例 - 对照研究和队列研究两种类型。

1. 病例 - 对照研究 一种通过回顾性研究（retrospective study）实现"从果到因"的研究方法，它是调查病例组与对照组人群过去暴露于某种或某些可疑危险因素，比较其差异，探索可能导致发病的危险因素，检验病因假设。

病例 - 对照研究设计类型包含成组设计和匹配设计。它的研究对象来源于以医院为基础的现患病例和以社区为基础的病例。通常，以社区为基础的病例来源较好，代表性强，但不易获得；以医院为基础的现患病例，易获得，信息较完整、准确，但易发生偏倚。

2. 队列研究 是一种通过前瞻性研究（prospective study）实现"从因到果"的研究方法，它是将一个范围明确的人群按是否暴露于某可疑因素及其暴露程度分为不同的亚组，跟踪观察各自的结果，比较不同亚组之间结果的差异性，从而判断暴露因子与结果之间有无因果关联及关联大小的一种观察性研究方法。主要应用于检验病因假设；评价预防效果；研究疾病自然史；新药上市后的监测。

队列研究根据资料的获取方式可分为三种：前瞻性队列研究、历史性队列研究、双向性队列研究。

（1）前瞻性队列研究：是队列研究的疾病形式，研究对象的分组是根据研究对象现时的暴露状况而定的，此时研究的结局还没有出现，需前瞻观察一段时间才能得到。

（2）历史性队列研究：研究对象的分组是根据研究开始时研究者已掌握的有关研究对象在过去某个时点的暴露状况的历史资料做出的。

（3）双向性队列研究：也称混合性队列研究，即在历史性队列研究的基础上，继续前瞻性观察一段时间，它是将前瞻性队列研究与历史性队列研究结合起来的一种模式，因此，兼有前瞻性队列研究和历史性队列研究的优点，且相对地在一定程度上弥补了各自的不足。

二、调查问卷设计及评价

调查问卷是根据调查的目的和要求，将调查指标转化为可回答和可测量的具体条目或问题，经过合理的设计，可以更好地获得被调查者的信息资料，以便进一步统计分析，揭示调查事物的特征与规律。

（一）调查问卷的设计

问卷（questionnaire）是观察性研究中用来收集资料的一种测量工具，也称为调查表。它主要由一系列与研究内容和分析指标相关的问题构成。在实际调查中，为保证调查的质量，问卷设计是至关重要的。一份设计完好的问卷语言表述规范、精练、明确，问卷结构合理，调查项目完备，说明信详尽易懂。

1. 问卷的主要类型 根据问卷的填答方式，问卷可分为自填式问卷和他填式问卷两种主要类型。自填式问卷一般采取邮寄（包括电子邮件）或现场发放方式，将问卷传递到被调查者手中，让其自行填写，然后通过邮寄或由调查员收回。他填式问卷，又称为访谈式问卷，由调查者将问题念给被调查者听，再根据被调查者回答来填写问卷。

此外，根据不同的研究目的，问卷可以运用不同的设计方式，主要可分为开放式问卷、封闭式问卷和混合式问卷三种类型。封闭型问卷又称结构型问卷，它是指问卷中不仅列举问题，而且在每个问题的后面给定可供选择的答案，受试对象可根据自己的情况选择填写。这种现实的问卷适合于大范围的调查或研究。开放型问卷又称为无结构型问卷，它是指在问卷中只列举问题，不设立备选答案而由调查对象根据自己的情况作自由回答。这种形式比较适合于有深度的、调查人数较少的研究。混合型问卷是封闭型与开放型混合的问卷问题。例如：

请问您是否吸烟？A、是 B、否；您认为吸烟的习惯主要来源于什么原因？

2. 问卷的结构 问卷一般包括封面信、题目、说明、被调查者情况以及调查内容等。

（1）封面信："封面信"或"卷首语"。又称说明信，是致调查对象的一封短信，在信访调查或自填式调查中尤为需要。封面信是为了向调查对象介绍研究工作，恳求调查对象支持工作并获得快速准确予以回复。封面信是取得调查对象信任和合作的一个重要环节。

（2）问卷的题目：问卷的标题是概括说明调查的研究主题，使调查对象对所要回答的问题有所了解。题目不宜过长，应简单明了，引起调查对象的兴趣。

（3）填表说明：填表说明是指导调查对象如何正确填答问卷，或提示访问者如何正确完成问卷调查的语句。它包括如何填写问卷以及如何回答问题的说明，对问卷中某些问题含义的进一步解释，对某些特殊的或复杂的填答形式的举例等。指导语的形式及安排随问题本身的复杂程度、填写方式的难易程度以及调查对象的文化水平等情况的不同而不尽相同。

（4）调查对象的一般情况：主要是对调查对象的一些基本情况的调查。如居民的亚健康调查，需要有居民的性别、年龄、民族、职业、文化程度、婚姻状况、收入等方面的信息。一般情况是各种问卷必不可少的一部分，在分析时常常需要以这些特征为自变量对后面资料的分布情况进行描述，或解释出现某种现象的原因。在具体设计时，列入的调查项目的多少和内容应根据调查目的来设计。

（5）主题内容的调查：调查的主题内容是指调查者最关注的内容，同时也是本次调查的目的所在，它是问卷的主体部分。这部分内容主要以提问的方式出现，它的设计关系到整个调查的成败。由于研究目的的不同，调查的内容也是千差万别，研究者可根据自己的研究目的和内容等选择适宜的问题类型展开调查。

（6）编码：问卷设计时，需考虑到日后对问卷资料的录入与分析。因此需要对问卷中的各项问题进行编号并做好相应的编码准备。同时每份问卷也应该设计出问卷编号的填写位置。问卷的编号应该考虑到抽样的信息。如地区编码。

（7）调查者签名：在调查表的最后，常需附上调查员的姓名、访问日期。如有必要还可以附上被访者的基本信息，如姓名，家庭住址、电话等，这些信息的获得需征得调查对象的同意。这些信息可便于核查和随访调查。若是匿名调查时则不宜有上述操作。

（二）调查问卷的质量评价

调查问卷的考评一般从其信度、效度、可接受性等方面进行。

1. 信度考评　信度（reliability）是指通过调查问卷获得的结果的一致性和稳定性，亦即精确度。一般认为信度反映了测量中偶然误差引起的变异程度。信度可分为重测信度、分半信度和内部一致性信度。

（1）重测信度（retest reliability）：重测信度指在一定时间间隔中运用同一调查问卷作重复测量所得的信度系数。又称为稳定系数。

（2）分半信度（split-half reliability）：分半信度指在一次测量后将条目分为等价的两部分，分别计算两部分的得分，并以其相关系数作为信度指标。

（3）内部一致性信度（internal consistent reliability）：内部一致性信度是目前比较流行的信度评价方法，是分半信度的推广。它无须将条目分为两个部分，而是以条目之间的关联程度对信度做出估计。内部一致性信度主要有克朗巴赫系数（Cronbach's alpha）和 Kuder-Richardson 公式。后者是前者的特殊情况，仅适用于两分类条目。

2. 效度考评　效度（validity）是指通过调查问卷所获得的调查结果的准确程度，即调查问卷能否真正反映被调查者的实际情况，它又称准确度或真实性。通常在设计问卷时，效度比信度更应该受到关注。因为一次无效的测量，信度再高也没有实际意义。信度是效度的必要条件，而不是充分条件，信度高效度不一定也高，即可信的测量可能有效也可能无效；而如果信度不高很难有高的效度。

效度分为内容效度、结构效度和标准关联效度。

3. 可接受性　可接受性（acceptability）是指被测定者对调查问卷的接受程度。主要取决于调查问卷的条目是否具有简单性；内容是否为被测定者所熟悉并且易于填写；调查所需时间是否较少等因素。可通过调查问卷的回收率、合格率和填表所需平均时间等来评价。

（三）常见的偏倚及其控制方法

研究人员要充分考虑所收集的资料中是否存在系统误差（偏倚），以及采取什么措施去控制它。有效地防止和控制偏倚，是保证研究结果真实可靠的关键环节，在研究设计、实施、结果分析的每个环节都应设法控制偏倚。在现况研究中常见的偏倚有以下几种：

1. 选择偏倚（selection bias）　是指所调查的对象不能代表所要研究的总体，也称为抽样框误差。当目标总体（target population）即真正的受试对象的全体与抽样总体（sampling population，用作抽样的总体，也就是抽样框）不一致时，就会产生选择偏倚。

控制方法：在研究设计阶段确定抽样框（即抽样范围）时，要全面、真实、无重复、界定明确等，严格遵照抽样方法的要求，不随意更改调查方案。

2. 无应答偏倚（non-response bias）　是指由于各种原因造成没有能够获取入组观察对象的相关信息所产生的偏倚。有完全无应答和部分无应答两种。一般要求无应答率低于 5%。

控制方法包括：

（1）多次访问。

（2）替换观察对象。

（3）科学组织调查工作，加强对调查人员的培训，在调查工作开始前最大限度地预见和解决可能造成无应答的问题。

3. 信息偏倚（information bias）　也称观察偏倚（observational bias），是指在研究实施阶段自受试对象获取信息时所产生的系统误差。

控制方法包括：

（1）来自调查员的偏倚：加强培训、考核、检查与监督，培训的目的是使全体调查员统一认识，实现标准化操作。

（2）调查对象应答引起的偏倚：消除被调查者的顾虑，明示保护个人隐私是我们工作中最基本的职业道德。有必要进行敏感问题调查时，采用特殊的调查方法，如委婉询问法、假定法、随机应答技术等。对调查资料进行逻辑核查，发现不符合逻辑的问题。在对由于被调查者原因造成的误差进行调整时，也可以利用二重抽样技术。

（3）测量偏倚：对实验设备、实验条件和方法统一标准化，并定期校验。实验技术人员统一培训，规范操作流程。

（四）抽样调查样本含量的估计

在组织抽样调查时，抽样误差的大小直接影响样本指标代表性的大小，而必要的样本单位数目是保证抽样误差不超过某一给定范围的重要因素之一。因此，在抽样设计时，必须决定样本单位数目，因为适当的样本单位数目是保证样本指标具有充分代表性的基本前提。

重复抽样条件下，样本量计算式为：$n = \dfrac{U_{\alpha/2}^2 \sigma^2}{\Delta_x^2}$，允许误差 Δ 的计算公式：

$$\Delta = U_{\alpha/2} \frac{\sigma}{\sqrt{n}}$$

不重复抽样条件下，样本量计算式为：$n = \dfrac{\mu_{\alpha/2}^2 \sigma^2 N}{(\Delta_x)^2 N + \mu_{\alpha/2}^2 \sigma^2}$，允许误差 Δ 的计算公式：

$$\Delta_{\bar{x}} = |\overline{X} - \mu| = \mu_{\alpha/2} \sqrt{\frac{\sigma^2}{n} \left(1 - \frac{n}{N}\right)}$$

合理确定样本容量的意义在于：

（1）样本容量过大，会增加调查工作量，造成人力、物力、财力、时间的浪费。

（2）样本容量过小，则样本对总体缺乏足够的代表性，从而难以保证推算结果的精确度和可靠性。

（3）样本容量确定的科学合理，一方面，可以在既定的调查费用下，使抽样误差尽可能小，以保证推算的精确度和可靠性；另一方面，可以在既定的精确度和可靠性下，使调查费用尽可能少，保证抽样推断的最大效果。

（五）资料的收集、整理、分析

1. 资料的收集　确定并选择病例与对照后，根据研究假设收集与研究有关的各类信息。资料的信息涵盖：研究对象的人口统计学特征、生活环境、家庭背景、种族与宗教、社会与心理因素、行为因素、职业暴露、既往疾病与治疗情况等方面。尽可能采取国际或国内统一的标准，明确定义纳入研究的暴露因素。在病例 - 对照研究中，资料的收集可以通过问卷调查、查阅记录、仪器测量、实地查看等途径进行。

2. 资料的整理与分析　统计整理是按照统计目的和任务的要求，根据统计对象的特点，对调查的统计资料进行分组、汇总，使其集中化、条理化、系统化的活动或过程。它是统计调查的继续，统计分析的前提。资料分析的内容包括描述性分析（描述研究对象的一般特征）和统计推断。

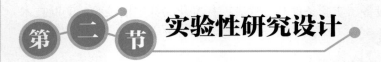

第二节　实验性研究设计

实验性研究（experimental study）又称干预性研究，是指将研究对象随机分为实验组与对照组，向实验组施加研究者所能控制的某种干预措施，而对照组则否，然后随访观察一定时间，并比较两组对象之间效应的差别，从而判断该措施效果的一种方法。实验研究的特点是：研究者能人为设置处理因素；研究对象接受处理因素的种类或水平是由随机分配决定的。因此，实验研究能够更有效地控制误差，使多种实验因素包括在较少次数的实验之中。广义的实验研究包括动物实验、临床试验和社区干预试验。

一、实验设计的基本要素

实验研究是由处理因素、受试对象和实验效应三个基本要素构成的。例如在观察某种新型降压药对高血压病人疗效的试验中，某降压药就是处理因素，高血压病人是受试对象，被测的血压值为实验效应，这三部分内容构成了完整的实验基本要素，缺一不可。因此任何一项实验研究在进行时，首先应明确这三个要素，再根据它来制订详细的研究计划。

（一）处理因素

处理因素也就是研究者根据研究目的而施加于受试对象的某种干预措施，也称为研究因素，包括生物的、化学的、物理的或内外环境的。但是生物本身的某些特征（如性别、年龄、民族、遗传特性、心理因素等）也可作为处理因素来进行观察。在确定处理因素的同时，要注意处理因素的性质、强度、施加的方法在整个实验过程中必须始终如一，保持不变；同时还要注意找出非处理因素（又称混杂因素或干扰因素），如性别、年龄、民族、遗传特性、心理因素，及动物的窝别、年龄、体重、营养状况等，因为非处理因素在实验中可能会导致研究结果的误差。在设计时，应力求明确并设法消除其影响，以免干扰实验结果的评价。

医学科研中常用的处理因素主要有下列几大类：①物理因素：电、磁、光、声、温度、射线、微波、超声波等；②化学因素：药物、营养素、激素、毒物、各种有机和无机化合物等；③生物因素：寄生虫、真菌、细菌、病毒及其生物制品等。

当处理因素为单个时，称为单因素。每个因素在数量上或强度上可有不同，这种数量或强度上的不同就称为水平。依照处理因素与水平的不同，可产生四类实验：①单因素单水平：如研究某药对原发性高血压病人的降压作用；②单因素多水平：如研究某药不同剂量的降血糖作用；③多因素单水平：如比较不同药物或不同疗法对某病的治疗效果；④多因素多水平：如某肿瘤的联合化疗方案。

在实验研究中，由于影响试验结果的因素很多，且有时十分复杂。因此，在安排施加处理因素时，应考虑下列几个方面：①抓住实验中的主要因素：任何一项实验研究都有其主要的方面或主要矛盾；②确定处理因素和非处理因素：实验研究中应根据研究目的确定处理因素和非处理因素，一般情况下，两者的区别并不困难；③处理因素标准化：是指在进行同一个实验研究时，施加于多个受试对象的处理因素是相同一致的。不能随意加以改变。尤其是用于病人的药物。

（二）受试对象

受试对象（study subjects）是指在实验研究中研究人员所要观察的客体，即处理因素作用的对象。受试对象主要包括人、动物、微生物以及人或动物的试验材料，如器官、组织、细胞、血液、尿液、粪便等。在实验设计中，要根据研究目的、内容、方法和指标，制订出严格的选择标准确定受试对象。为保证受试对象的同质性，受试对象必须满足以下条件：①对处理因素具有较强的敏感性和特异性；②对处理因素有比较稳定的反应性；③受试对象应有一定的数量；④受试对象容易获取且价格便宜；⑤受试对象便于施加处理因素及获取标本；⑥动物产生的实验效应尽可能与人体近似。

在确定受试对象时应注意以下主要原则：

（1）选择干预措施有效的人群进行临床实验时，应选择经统一、公认的诊断标准确诊的病例：如为评价某疫苗的效果，应选择某病的易感人群且近期内未接种过与该病有关的其他生物制品，并注意防止将病人与隐性感染者选入。

（2）选择预期发生率较高的人群：如评价疫苗的预防效果，应在疾病高发区人群中接种。

（3）避免选择实验对其有害的人群：如新药在临床实验时，老人、儿童、孕妇均应除外，因这些人易发生不良反应。

（4）受试对象的依从性要好：依从性是指受试对象能服从实验安排，并能坚持配合到底。若受试对象不能遵守实验规则，或中途退出实验，将会给实验结果带来偏倚。

（三）实验效应

实验效应（experimental effect）是指处理因素作用于受试对象的反应和结果，这种效应是通过具体的观察指标显示出来的，故又称为效应指标。效应指标分为：①主要指标（primary index），是指为研究目的提供可信证据的指标，可以是一个，也可以是多个；②次要指标（secondary index），是指与主要目的有关的附加支持指标或是与次要研究目的有关系的指标。

效应指标的选择应满足以下要求：①指标的关联性：选用的指标必须与所研究的题目具有本质性联系，且能确切反映被试因素的效应。所选指标是否具有关联性，充分反映了研究者的专业知识与技术水平。②指标的客观性：指标数据来源决定它的主、客观性质。主观性指标来自观察者或受试对象，易受心理状态与暗示作用的影响，在科研中一般尽量少用。客观性指标是指通过精密设备或仪器测定的数据，能真实显示试验效应的大小或性质；排除了人为因素的干扰。③指标的灵敏度：通常是由该指标所能正确反映的最小数量级或水平来确定。一般要求其灵敏度能正确反映处理因素对受试对象所引起的反应就够了，并非灵敏度越高越好。④指标的精确性：包含指标的精密度与准确度双重含义。准确度是测定值与真实值接近的程度。精密度是重复测定值的集中程度。从设计角度来分析，第一强调准确，第二要求精密。既准确又精密最好，准确但精密度不理想尚可，而精密度高但准确度低则不行。应当强调指标的精确性除与检测指标的方法、仪器、试剂及试验条件有关外，还取决于研究者的技术水平及操作情况。⑤指标的有效性：通常是由该指标的敏感性（敏感度）与特异性（特异度）来决定的。⑥指标的重现性，是指不同实验条件下使用某种分析方法对同一样品各个独立测定值间的精密度。⑦指标的稳定性：是指指标的变异程度。指标的稳定性与仪器的稳定性有密切的关系，因此尽量选择性能良好的仪器，在一个实验中，尽可能地不要调换操作者和仪器，若必须调换，则应保证各种条件一致的措施。

二、实验设计的基本原则

实验设计的作用主要是减小误差，保证研究结果免受已知的或未知的偏倚因素的影响，提高实验的效率，使研究结果和结论更真实可靠。因此，根据误差的来源，在设计实验时必须遵循三个基本原则，即对照（control）原则、随机化（randomization）原则及重复（replication）原则。

（一）对照原则

医学科研中的对照是指对受试对象不施加处理因素或施加处理因素之前的状态。在实验中设置与接受处理因素的实验组相互比较的对照组，只有正确设立了对照，才能平衡非处理因素对实验结果的影响，从而把处理因素的效应充分暴露出来，这是控制各种混杂因素和偏倚的基本措施。

对照即对比，它是实验设计的首要原则。对照的基本要求是除了要观察研究因素外，实验组与对照组一切条件应尽量保持一致，即所谓保持实验条件的均衡性或齐同条件可比的原则，要有完全的可比性，才能排除其他因素影响，对试验观察的项目作出科学结论。因此，设立对照应满足"均衡"（balance）原则，所谓"均衡性"是指在设立对照时除给予处理因素不同外，其他对实验效应有影响的因素（即非处理因素）尽量均衡一致。例如在动物实验中，动物的来源、种属、性别、原始体重、健康状况应尽量相同或相近，给药途径、伺料条件、麻醉程度、消毒情况、术后护理等也应一致。对于对照是否满足均衡性可采用方差分析（analysis of variance，ANOVA）、χ^2 检验（chi-square test）等方法对实验组与对照组受试对象的非处理因素的差别作均衡性检验。

对照的种类有很多，根据研究目的和内容加以选择。常用的有以下几种：

（1）空白对照（blank control）：对照组不施加任何处理因素。这种方法简单易行，但容易引起实验组与对照组在心理上的差异，从而影响实验效应的测定。临床疗效观察一般不宜采用此种对照。

（2）安慰剂对照（placebo control）：对照组采用一种无药理作用的安慰剂，药物剂型或处置上不能为受试对象识别。因为精神心理因素也可通过神经与内分泌多途径对机体与疾病产生重要影响。据估计临床疗效约30%来自病人对医护人员与医疗措施的心理效应。但务必注意在临床科研中务必遵循病人利益第一的原则。一般认为只有无特效治疗的慢性病，方可使用安慰剂。

（3）实验对照（experimental control）：对照组不施加处理因素，但施加某种与处理因素相同的实验条件。实验条件包括操作技术、被试因素的溶媒或容量等。凡对试验效应产生影响的实验条件，宜采用此法。

（4）标准对照（standard control）：用现有的标准方法或常规方法做对照。在观察评价某种药物或疗法对某病的疗效时，为不延误病人的治疗，对于急性病、危重病和有特殊治疗办法的疾病，均应用已知的有效药物、有效疗法或公认的标准疗法作对照。

（5）相互对照（mutual control）：是指各实验组间互为对照，比较各组实验效应之强弱。例如几种镇咳药物的疗效观察，事先已知这几种药物均有效果，目的是比较其疗效的高低、快慢或持续时间长短等的差别。在这种情况下不必另设对照，各实验组之间互为对照进行比较即可。

（6）潜在对照（potential control）：不专门设立对照组。有些试验研究可能只有几例，甚至是一例病例报告，例如断手再植第一次成功的报告，公认是一项了不起的医学成就。它之所以有意义就在于此前许多人所作的众多病例中无一例将断了的手指成功地再接上去，该事实就成为这一例成功手术的对照，我们就称之为潜在对照。

（7）复合处理对照（composite control）：是在实验组与对照组均给予一种基础处理因素之外，实验组再加上新处理因素，以观察新处理因素的效应，它属于实验对照范畴。复合处理对照的要点不仅要保证综合性治疗的有效性，还要能体现出被研究的某一特定因素临床效应的雄辩性。常用于一些难治性疾病、急症等的研究。

（二）随机化原则

在实验研究中，不仅要求有对照，还要求各组间除了处理因素外，其他可能产生混杂效应的非处理因素在各组中（对照和实验组）尽可能保持一致，保持各组的均衡性。随机化原则是提高组间均衡性的一个重要手段；也是资料统计分析时，进行统计推断的前提。随机化抽样的目的就是要使总体中每一个研究对象都有同等机会被抽取分配到实验组或对照组。随机包括随机抽样、随机分组与顺序随机化等。

随机抽样又根据医学研究的范围大小、专业类型和研究对象的不同而有所区别。例如，在用流行病学方法研究人群中的流病和非流病题目采用单纯随机、系统、整群与分层抽样。在实验研究时，采用完全随机分配或分层随机分配；小动物实验大多数先配对或配伍组，然后"对"内或"伍"内进行随机分配，但大动物多半先分层后在层内随机分配。随机化抽样的基本方法有随机数学表、计算器随机数学法和抽签法等，研究者可视具体情况而定。

（三）重复原则

重复是指实验组与对照组有足够大的样本量，在相同实验条件下进行多次实验或观察，以避免实验结果的偶然性，突出表现其必然规律；同时，任何实验结果的可靠性应经得起重复实验的考验，重复实验是检查实验结果可靠性的唯一方法。重复实验的目的是使均数逼真，并稳定标准差，只有这样来自样本的统计量才能代表总体的参数，统计推断才具有可靠的前提。

重复例数（样本例数）的决定因素包括处理的效果的明显性、实验误差的大小、生物个体变异的大小、资料性质、确定的第一类误差（α）和第二类误差（β）的大小和实验设计的类型。总之，样本例数太多或太少都不利于揭示事物间的差别。为此，应该在保证实验结果具有一定可靠性的条件下，确定最低的样本例数，以便节约人力和经费。

三、常用的实验设计方法

医学科研研究实验设计类型主要根据研究目的、专业要求、处理因素的多少、控制因素和受试对象的特征等进行设计，常用的实验设计类型有：完全随机设计、配对设计、随机区组设计、交叉设计、析因设计及正交设计等。

（一）完全随机设计

完全随机设计（completely random design）又称简单随机设计（simple randomized design），是最简单最常见的考察单因素两个或多个水平效应的实验设计方法。该设计采用完全随机分组的方法将受试对象分配到处理组和对照组中，各组样本例数可以相等，也可以不等，但相等时效率高。图 3-1 为完全随机设计方案示意图。

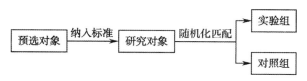

图 3-1　完全随机设计方案示意图

完全随机设计的优点是设计和统计分析方法简单易行，且出现缺失数据时仍可进行统计分析。缺点是只分析一个因素，没有考虑个体间的差异，尤其是小样本时，均衡性较差，因而要求各观察单位要有较好的同质性，否则，需扩大样本含量。

（二）配对设计

配对设计（paired design）是先按配比条件将受试对象配成对子，再将各对中的个体随机分配到实验组和对照组中，给予不同的处理。配对设计一般以主要的非实验因素作为配比条件，而不以实验因素作为配比条件。动物实验中，常将同性别、同窝别、体重相近的两个动物配成一对；人群试验中，常将性别和年龄、生活条件、工作条件相同或相近的两个人配成对子，再按随机化原则把每对中的受试对象分别分配到实验组和对照组，或不同处理组。该类设计考虑了个体差异的影响，可做到严格控制非处理因素对研究结果的影响，同时使组间均衡性增大，减少实验误差，提高实验效率。它可分析处理因素和个体差异对实验效应的影响，所以又称两因素实验设计，与两组完全随机设计相比，可缩小受试对象间的个体差异，同时还可以减少样本量。

（三）随机区组设计

随机区组设计（randomized block design）又称随机单位组间设计或配伍组设计，是对配对设计的扩展。先将受试对象按区组因素相同或相近者组成区间（或称单位组、配伍组），再分别将各区间内的受试对象随机分配到各处理组或对照组。这种设计使处理组间的可比性更强，能改善组间生物学特点的均衡性，既缩小了误差，又可以分析出处理组间与配伍组间两因素的影响，实验效率较高。缺点是分组较繁，要求区组间内受试对象位数与处理数相等，实验结果中若有数据缺失，统计分析较麻烦，实际应用有一定困难。图 3-2 为随机区组设计方案示意图。

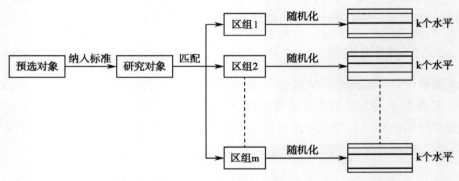

图 3-2　随机区组设计方案示意图

（四）交叉设计

交叉设计（cross-over design）是在自身配对设计基础上发展起来的一种特殊的自身对照设计，该设计考虑了一个处理因素（A、B 两水平），两个与处理因素无交互作用的非处理因素（试验阶段和受试对象）对试验结果的影响，属于三因素设计。将 A、B 两种处理（或处理因素的两个水平）先后同时施于同一批受试对象，随机地使一半受试对象先接受 A 处理，然后接受 B 处理，而另一半则先接受 B 处理后接受 A 处理，两种处理在全部试验过程中交叉进行，称为 2×2 交叉试验设计。它克服了自身配对试验前后对照中由于时间因素对试验结果的影响所造成的偏倚。临床上适用于治疗只是缓解症状而不能治愈的慢性疾病的效果观察。在实验室研究中，适用于离体器官的研究，如比较不同药物对巴氏小胃胃酸分泌的影响或血管平滑肌收缩效应的影响等。

1. 设计步骤　首先将条件相近的观察对象配对并依次编号（如 1.1, 1.2; 2.1, 2.2; 3.1, 3.2; ……或 1, 2; 3, 4; 5, 6; ……），再用随机的方法将各对观察对象分配到 A、B 两组；其中一个观察对象在第 I 阶段接受 A 处理，第 II 阶段接受 B 处理；另一个观察对象在第 I 阶段接受 B 处理，第 II 阶段接受 A 处理。因而要求观察对象的例数为偶数。

例　某研究者在针刺麻醉研究中，欲通过 12 只大白鼠研究 A、B 两种参数电针刺激后痛域值上升情况，同时还考虑了个体差异与 A、B 顺序对痛域值的影响。根据此研究目的，用何种实验设计方法为宜，并作分组设计。

根据研究者的研究目的，该试验宜用交叉设计，其分组设计如下：先将 12 只大白鼠按条件相近者配对并依次编号（1.1, 1.2; 2.1, 2.2; 3.1, 3.2; ……或 1, 2; 3, 4; 5, 6; ……），再任意指定随机数字表中的任一行（如第 6 行），并规定随机数字为奇数时，对子中的单号观察单位先用 A 后用 B，双号观察单位先用 B 后用 A；随机数字为偶数时，对子中的单号观察单位先用 B 后用 A，双号观察单位先用 A 后用 B。分组结果：1、4、5、8、9、11 号大白鼠用药顺序是 AB；2、3、6、7、10、12 号大白鼠用药顺序是 BA（表3-1）。

表 3-1　交叉设计试验分组

大白鼠号	1	2	3	4	5	6	7	8	9	10	11	12
随机数字	9	3	2	2	5	3	6	4	3	9	0	7
用药顺序	**AB**	BA	BA	**AB**	**AB**	BA	BA	**AB**	**AB**	BA	**AB**	BA

2. 适用条件及应注意的问题

（1）处理因素只有 2 水平（A、B），且两个非处理因素（试验阶段、受试对象）与处理因素间无交互作用。

（2）试验要求两个阶段之间必须安排一定的间隔时间，以便消除前阶段治疗措施的残留效应（carry-over effect），保证两阶段的起始条件一致。间隔时间的长短决定于药物从体内的排除时间（washout time）。可参照药典或预试验中药物在血清中的衰减速度，决定其间隔时间。

（3）两次观察的时间不能过长，处理效应不能持续过久。

（4）适用于病情较稳定、病程可以分阶段、短期治疗可见疗效的疾病。

（5）为消除病人的心理作用或防止研究者的暗示，一般多采用盲法。

3. 优点与缺点

（1）优点：具备自身配对的全部优点，如减少个体差异对处理因素的影响，节省样本含量等；能控制时间因素（试验阶段）对处理方式的影响，因而优于自身对照设计；各试验对象皆接受了试验因素和对照，均等地考虑了每一位受试对象的利益，符合医德要求。

（2）缺点：不允许有病人失访，否则将造成该对象已有数据的全部浪费；不适于病程较短的急性病治疗效果的研究；如果第一阶段给予处理措施后该病便已治愈，则第二阶段的措施则不可能反映出来，所以交叉设计只适用于某些病程相对较长的疾病，如高血压、头痛等慢性病的研究。

（五）析因实验设计

析因实验设计（factorial experimental design）的目的是既要考虑各因素的作用，同时还要考虑各因素之间的交互作用。它是一种将两个或多个因素的各水平交叉分组进行的全面性实验（或试验）的设计。它不仅可以检验各因素内部不同水平间有无差异，还可检验两个或多个因素间是否存在交互作用（interaction）。这种设计对各种因素不同水平的全部组合进行实验，故全面性与均衡性都好。这种设计的一个重要特点是可以获得三个重要信息：①各因素不同水平的效应大小；②各因素间交互作用；③通过比较各种组合，找出最佳组合。该设计是通过各因素不同水平间的交叉分组进行组合的。因此，总的实验组数等于各因素水平数的乘积。例如，两个因素各有 3 个水平时，实验组数为 $3 \times 3 = 9$；四个因素各有 2 个水平时，实验组数为 $2^4 = 16$。所以，应用析因实验设计时，分析的因素数和各因素的水平数不宜过多。一般因素数不超过 4，水平数不超过 3。

1. 常见模型 常见的设计模型有 2×2 析因实验设计，$2 \times 2 \times 2$ 析因实验设计和 $2 \times 2 \times 3 \times 2$ 析因实验设计。2×2 析因设计是指有两个因素 A、B，每个因素各有两个水平，共有 $2 \times 2 = 4$ 个组合。设 A_1 代表 A 因素 1 水平，A_2 代表 A 因素 2 水平；设 B_1 代表 B 因素 1 水平，B_2 代表 B 因素 2 水平，交叉组合后的 2×2 析因设计模型如表 3-2。$2 \times 2 \times 2$ 析因实验设计表示有三个因素 A、B、C，每个因素有两个水平，实验组数为 $2 \times 2 \times 2 = 8$，交叉组合后的 $2 \times 2 \times 2$ 析因设计模型如表 3-3。

表 3-2 2×2 析因设计

	B_1	B_2
A_1	A_1B_1	A_1B_2
A_2	A_2B_1	A_2B_2

表 3-3 $2 \times 2 \times 2$ 析因设计

	B_1		B_2	
A	C_1	C_2	C_1	C_2
A_1	$A_1B_1C_1$	$A_1B_1C_2$	$A_1B_2C_1$	$A_1B_2C_2$
A_2	$A_2B_1C_1$	$A_2B_1C_2$	$A_2B_2C_1$	$A_2B_2C_2$

例 欲研究 A、B 两药是否有治疗缺铁性贫血的作用，以及两药间是否存在交互作用。用何试验设计可达到研究者的研究目的，并做出设计分组。

该研究的目的是既要分析 A、B 两药是否有治疗缺铁性贫血的作用，又要分析两药间有无交互作用，可用析因实验设计。根据研究目的，设 A、B 两药皆有"用"与"不用"两个水平，符合 2×2 析因实验设计。用 A_1、A_2 和 B_1、B_2 分别表示"用"与"不用" A 药和 B 药；按 2×2 析因设计有 4 个实验组，分别为 A_1B_1、A_1B_2、A_2B_1 和 A_2B_2。

考虑到 A_2B_2 是空白对照组，应加"一般疗法"，为保证各实验组的均衡性，其他组也应加"一般疗法"。设计分组如下：

第一组（A_1B_1）：A 药 + B 药 + 一般疗法　　　第二组（A_1B_2）：A 药 + 一般疗法

第三组（A_2B_1）：B 药 + 一般疗法　　　　　　第四组（A_2B_2）：一般疗法

2. 优点与缺点

（1）优点：是一种高效率的实验设计方法，结论较为可靠；不仅能够分析各因素内部不同水平间有无差别，还具有分析各种组合的交互作用的功能。

（2）缺点：与正交试验设计相比，属全面试验。因此，研究的因素数与水平数不宜过多。

（六）正交实验设计

正交实验设计（orthogonal experimental design）是利用一套规格化的正交表，使每次试验的各因素及其水平得到合理安排的高效多因素实验设计。与析因实验设计不同的是，析因实验设计是全搭配实验，即各因素各水平的全面组合，而正交实验设计是部分搭配实验，即各因素各水平的部分组合。

正交实验设计常用于分析多个因素不同水平及个别因素间交互作用对某观察指标的影响，寻求最优搭配方案的研究。例如，寻找最优的工艺流程，最适宜的细胞培养条件等。与析因实验设计相比，正交实验设计可减少试验次数，但只能分析各因素的主效应和个别的一级交互作用。

1. 基本特点　用部分试验来代替全面试验，通过对部分试验结果的分析，了解全面试验的情况。

2. 实验设计方法　正交实验设计是按正交表（orthogonal layout）安排部分试验，即各因素各水平的组合方式要查正交表才能决定，正交表是正交实验设计的主要工具。

3. 设计步骤

（1）确定处理因素及其水平数和因素间的交互作用；

（2）根据因素数及其交互作用个数和水平数选取恰当正交表；

（3）根据所选正交表相应的交互作用表，同时考虑各因素主效应以及因素间交互作用的安排，将各因素及交互作用项安排到正交表各列；

（4）将正交表中的数字转换成因素的水平进行试验。

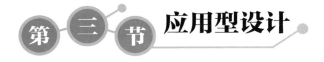

第三节 应用型设计

应用研究（applied research）是运用基础研究成果和有关知识，为创造新产品、新方法、新技术、新材料的技术基础、技术应用，以及解决社会实践中存在的具体问题所进行的研究。应用研究的关注点不同于基础研究，多关心的是考察真实世界里的一个问题。虽然在形成假设的时候仍然会从一项理论出发，可是基本目标是得出的知识能够直接应用于真实世界的一个问题。例如，James Ogloff 和 Neil Vidmar（1994 年）做的关于公开预审的研究。Ogloff 和 Vidmar 的这类研究结果不但有助于审判，而且还吁请法庭上的法官对参加公开预审的陪审团做出一些限制。应用研究涉及广泛的领域，其他例子也可见于临床、环境以及工业心理学等等的领域。

应用研究的定义性特征是研究者试图做一项研究，其结果能够直接应用与实际事件。为了完成这一任务，必须选择一种研究策略，它能够把研究结果的应用性扩展到最大范围。

1. 主要特点

（1）具有特定的实际目的或应用目标，具体表现为：为了确定基础研究成果可能的用途，或是为达到预定的目标探索应采取的新方法（原理性）或新途径。

（2）在围绕特定目的或目标进行研究的过程中获取新的知识，为解决实际问题提供科学依据。

（3）研究结果一般只影响科学技术的有限范围，并具有专门的性质，针对具体的领域、问题或情况，其成果形式以科学论文、专著、原理性模型或发明专利为主。一般可以这样说，所谓应用研究，就是将理论发展成为实际运用的形式。

2. 基本目标　获取解决问题的有效技术、方案、措施和策略，即运用基础研究形成的理论原理来着重解决"应当怎么做"的问题，为决策者提供决策参考。

一、结构设计

就产品设计而言，结构设计是通过软件设计好产品的内部结构，确定零件的材质、表面状态、结构强度以及模具优化等等工作，并确定生产中所需的规格合计数，测算材料和制造成本，配合好相关供应商进行下一步生产工作。

结构系统是产品功能实现的硬件，是实现产品功能的前提，反映了设计对象是由哪些零部件构成以及如何构成的，各个零部件之间的相互关系。

（一）结构设计原则

1. 实用性原则　产品的功能和用途是实用性设计的基础。体现在产品使用方式的合理性（可行性、宜人性）和结构性能的可靠性（安全性、适用性、耐久性）。

2. 创新性原则　新技术、新材料、新工艺为展品的创新设计开辟新天地。创新设计是构成产品价值产生质飞跃的决定性因素，也是使产品在市场中取得竞争优势的重要条件之一。

3. 美学性原则　产品应具整体性的美感效应。主要包括形式美、结构美、材质美及产品体现出来的时代感和民族感。

4. **经济性原则**　产品应尽量降低制造成本。

（二）结构设计基础要素

1. **功能基础**　产品的功能是产品用途的性能，既是产品设计的目的，又是产品存在的根本条件。功能决定结构，结构展现功能。功能基础包括：功能范围、工作进度、可靠性与有效性以及宜人性。

2. **物质技术基础**　物质技术基础是体现产品功能的保障，在设计结构的同时需考虑使用的材料与加工工艺的手法，不同的材料有着不同的物理、化学、力学性能。以及与其性能相适应的成型工艺，并具有不同的外观质量、肌理效果。物质技术基础包括：结构、材料、加工工艺和经济性。

3. **美学基础**　美学基础是一系列指导产品结构设计的艺术表现手法，即体现结构设计的规范与技巧的基本要点。美学基础包括：形体构成、色彩和装饰。

二、功能设计

产品的核心是功能，消费者对产品的需求其实就是对产品各种功能的需求。产品的功能是产品用途的性能，既是产品设计的目的，又是产品存在的根本条件。因此，在产品设计过程中，产品功能的开发与设计是必须首先考虑的，也是产品设计的核心。产品的功能要求来自于需求。产品要满足客观的需求，这是一切设计最基本的出发点。不考虑客观需要会造成产品的积压和浪费。客观需求是随着时间、地点的不同而发生变化的，这种变化了的需求是设计升级换代产品的依据。客观需求有显性需求和隐性需求之分，显性需求的发展可导致产品的不断改进、升级、更新、换代；隐性需求的开发会导致创造发明，形成新颖的产品。

（一）功能的分类

1. **按功能的重要程度分类**　按照按功能的重要程度分类，产品的功能分为基本功能和辅助功能。基本功能指的就是设计对象最主要的功能，无论产品的附加功能怎样扩充，都不能替代其基本功能。

2. **按功能的性质分类**　从功能的性质角度，我们把功能分为物质功能和精神功能。

（1）物质功能：指产品的实际使用功能、材质功能以及产品的实用性、可靠性、安全性和维修性等客观性能。

（2）精神功能：指产品的外观造型给人以审美感受和产品的物质功能本身所表现出的审美反馈。精神功能具有情感化设计的特征。

3. **按用户的需求分类**　从用户的需求来划分，可以把产品功能分为必要功能和不必要功能。必要功能属于用户实用性功能，这种功能必须满足用户需求。

4. **按功能实现的手段分类**　按功能实现的手段分类，可以把功能划分为硬功能和软功能。

（1）硬功能：是指真实存在的实体功能。

（2）软功能：是指一种没有固体形态的软件功能，其存在方式不是现实存在的直观的事物，而是虚拟化的、数据化的预先设定。

（二）功能设计的原则

功能设计遵循以下原则：功能结构的合理性、功能结构的完备性、系统各功能的独立性、功能模块的可靠性及功能模块操作的简便性。

（三）设计方法

常用的应用型设计方法有三种：组合设计、计算机辅助设计、面向对象设计。

1. 组合设计 又称模块化设计，是将产品同一功能的单元，设计成不同域图或不同性能的可以互换选用的模块式组件，以便更好地满足用户需要的一种设计方法。当前，模块式组件已广泛应用于各种产品设计中，并从制造相同类型的产品发展到制造不同类型的产品。组合设计的核心是要设计一系列的模块式组件。为此，要从功能单元，即研究几个模块式组件应包含多少零件、组件和部件，以及在组合设计时每种模块式组件需要多少等。

当今，在面临竞争日益加剧、市场分割争夺异常激烈的情况下，仅仅生产一种产品的企业是很难生存的。因此，大多数制造厂家都生产很多品种。这不仅对企业生产系统的适应能力提出新的要求，而且显然要影响产品设计的技能。生产管理的任务之一，就是要寻求新的途径，使企业的系列产品能以最低的成本设计并生产出来。而组合设计则是解决这个问题的有效方法之一。

2. 计算机辅助设计 计算机辅助设计是运用计算机的能力来完成产品和工序的设计。其主要职能是设计计算和制图。设计计算是利用计算机进行机械设计等基于工程和科学规律的计算，以及在设计产品的内部结构时，为使某些性能参数或目标达到最优而应用优化技术所进行的计算。计算机制图则是通过图形处理系统来完成，在这一系统中，操作人员只需把所需图形的形状、尺寸和位置的命令输入计算机，计算机就可以自动完成图形设计。计算机辅助设计常用软件：Alias、Rhino、Autocad、Pro/E、CATIA、Solidworks、UG NX、CAXA 等。

3. 面向对象设计 面向可制造与可装配的设计是在产品设计阶段设计师与制造工程师进行协商探讨，利用这种团队工作，避免传统的设计过程之中"我设计，你制造"的方式而引起的各种生产和装配问题，以及因此产生的额外费用的增加和最终产品交付使用的延误。

三、测试设计

测试是指由人工或自动方法来执行或评价系统或系统部件的过程，以验证它是否满足规定的需求，或识别出期望的结果和实际结果之间有无差别。

（一）测试的作用与目的

1. 经济上，可避免缺陷的产品交付用户，降低返修率，减少库存，降低成本，提高顾客满意度。

2. 技术上，及早发现生产工艺问题，促使工艺的不断改进和完善。

（二）测试的分类

1. 按测试方法划分，有静态测试和动态测试

（1）动态测试：使被测试产品或模块有控制地运行，并从多种角度观察运行时的行为，以发现其中的错误。

（2）静态测试：就是指人工评审设计文档，借以发现其中的错误。作为研发质量控制的重要手段，评审经常作为具体实施前的检查手段，其目的是保证设计的正确性、减小设计风险、尽早发现设计缺陷。

2. 按测试功能划分，有黑盒测试和白盒测试

（1）白盒测试：对模块内部是不透明的。从模块或产品的设计、结构上来进行测试，检查模块或产品中的错误。

（2）黑盒测试：对内部透明，仅从使用上来检查功能上是否有错误。

（三）几种常见的测试技术

1. **制造缺陷测试**（manufacturing defect analyzer） 只能针对模拟器件进行简单的装配故障测试。如电阻、电容、二极管以及三极管等的开路、短路和断路等；

2. **在线测试**（in circuit test） 在线测试是生产过程测试的最基本的方法，具有很强的装配故障诊断能力。

（1）针床测试：适用于批量大、种类少，设计已定型的产品。

（2）飞针测试：适用于批量小、种类多，尚未成熟的产品。

3. **非向量测试技术**（vectorless test） 包含电容耦合测试技术、结效应测试技术、射频电感测试技术。

4. **光学检查系统**（visual inspection） 包含自动光学检测、自动激光三角测量。

5. **X 射线检查**（X-ray test） 包含 X 射线透射法、X 射线分层法。

6. **边界扫描技术**（boundary scan test）

7. 功能测试（functional test） 功能测试定义为输入激励和输出信号测量在电路板上的应用，输出信号同一期望结果相比较。

本章小结

本章介绍了科研设计的基本概念与内容，了解科研设计的内容与意义，在实际中不论是进行现场调查、临床疗效观察还是实验室研究，制定一个科学的合理的工作计划都是至关重要的。医学科研设计的三个基本要素是：受试（观察）对象、处理（暴露）因素、试验效应或称观察指标。科研设计主要分为观察性研究设计与实验性研究设计。本章对研究设计的类型进行了介绍，涉及设计基本要素，设计基本原则、常用设计方法等。本章还介绍了调查问卷设计的基本原则。调查问卷是资料收集的最主要工具。调查问卷如何设计取决于研究目的和分析手段的需要，关键在于保证所获得信息的准确性和可靠性。

（张　旭）

思考题

1. 试述医学科研设计的基本原则及其意义。
2. 医学科研设计的基本要素是哪些？在设计它们时各需主要考虑哪些方面？
3. 简述随机化抽样的常用类型以及实施随机化的意义。
4. 如何进行调查表的设计？
5. 为什么说偏倚是系统误差，它具有哪些基本属性？
6. 实验性研究主要特征有哪些？为什么临床随机对照试验设计被认为是其中较好的设计方法？
7. 简述完全随机试验设计的特点。
8. 为什么病例 - 对照研究、队列研究可以得出研究因素与疾病间的因果关联结论，但在分类上将它们归于观察性研究设计？
9. 有一研究设计，随机选择高血压病人 100 例，给予新药治疗，观察 1 个疗程 1 个月，服药后 70% 病人高血压降至正常，且无不良反应，治疗前后数据资料经统计学检验提示有统计学差异，因此该实验结果认为新药的治疗高血压有效。请你对该结论进行评价，并说明理由。
10. 简述建立科研结论的条件。

第四章

临床工程研究方法

临床工程研究的主要方向和内容是基于使用中医疗器械所涉及的安全、质量、技术管理和临床应用等领域，其研究过程与单纯的临床医学研究有所不同，不仅涉及医学基础的科研方法，更多的要用到工程学和管理学等交叉学科的理论、知识和技术方法。临床工程学科在发展过程中，逐步形成了诸如可靠性、可用性、风险评估、信息技术应用方法等独特的临床工程研究方法。

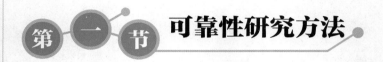

第一节　可靠性研究方法

一、医疗设备的可靠性问题

　　产品质量是指产品满足需要的有效性、安全性、可靠性、维修性、可利用性、经济性和环境等所具有的特征和特性的总和。不同产品的质量特性侧重点也不相同。医疗设备是关系人民生命健康的特殊产品，安全性、有效性和可靠性是其主要的质量特性。这些质量特性可分为性能特性和专门特性等。性能特性一般可以使用性能指标来表示，其真值是"看得见，测得到"的，可以利用各种测量仪器对性能参数进行直接测试，评判产品是否合格，也能对不同品牌的同类产品进行性能参数比较，判断出不同品牌产品的优劣。专门特性包括可靠性、维修性和可利用性等，其中可靠性关注的是产品工作一段时间后是否会发生故障，什么时间发生故障，故障发生在哪个部位，以及发生故障的严重程度等，是一个不确定的概念。产品的可靠性是事先"看不见，测不到"的，产品出不出故障是随机的。

　　医疗设备的可靠性问题贯穿于医疗设备生命周期的全过程。医疗设备可靠性高、平均故障间隔时间长、故障率低将有助于提高设备安全性和可利用率，确保诊疗质量。譬如：传统的放射治疗通常花几个星期的时间分多次对肿瘤进行治疗。分次治疗期间存在亚致死损伤和潜在致死损伤与修复、细胞再增殖、细胞周期再分布以及乏氧细胞的再氧合等复杂的放射生物效应。所以，整个治疗过程必须具有一定的连续性，不能随意中断，否则会影响治疗效果。这就要求用于放射治疗的加速器长期维持良好的运行状态，减少故障率，提高维修速度，也就是，要求加速器的可靠性高、维修性强。

　　医疗设备的可靠性问题越来越受到科研机构、生产厂家和使用部门的重视，国家科技部门最近几年还专门资助数字诊疗装备的可靠性与工程化技术的研究。主要研究内容包括：开展核心部件的失效模式效应分析及预防措施、加速寿命试验与验证评价方法等可靠性技术研究；开展整机可靠性设计、建模、仿真和验证技术研究；建立数字诊疗装备及核心部件的可靠性模型库和数据库，开发相关的软件工具和专用可靠性检测装备；探索可靠性与工程化技术共享推广服务模式。这为临床工程技术人员指明了研究领域和选题方向。深入研究可靠性，持续改进医疗设备的可靠性，提高医疗设备的安全性和有效性，提升产品竞争力是现阶段我国医疗器械行业的紧迫任务之一。

二、可靠性研究的基础

临床工程技术人员将可靠性技术正确地运用到医疗设备产品的设计、生产、使用过程中，可以使原有医疗设备设计更加成熟，提高产品的安全性，并尽可能控制事故所造成的伤害和损失。国家对医疗器械按照风险程度实行分类管理，规范了医疗设备生产者对医疗设备使用风险进行有效管理的要求，并推荐使用故障模式和影响分析、故障树分析、危害分析及危险与可操作分析等可靠性工作的内容，为医疗设备安全性研究提供了技术工具。目前，国外 80% 的医疗器械生产企业已经使用可靠性方法对产品进行安全性、有效性的研究。

（一）可靠性的基本概念

1. 可靠性和可靠性工程　可靠性（reliability）是指产品在规定的条件下和规定的时间内，无故障地完成规定功能的能力。

可靠性定义中的"三个规定"是理解可靠性概念的核心。规定的条件一般是指环境条件、负荷条件、工作方式、使用人员条件、维修保障条件等，譬如：温度、湿度、连续或间断工作、操作技术、维修方法等条件。同一产品在不同规定条件下的可靠性是不同的。

规定的时间是可靠性区别于产品其他质量属性的重要特征，一般可认为可靠性是产品功能在时间上的稳定程度。因此，可靠性各特征量在数学形式是时间的函数。规定的功能是指产品的技术指标，包括电气性能、机械性能及其他性能，如加速器完成病人的放射治疗。衡量一个产品可靠性水平时一定要给出故障判据，如《医用电子加速器验收试验和周期检验规程》规定加速器的 X- 辐射的深度剂量特性误差不超过 ± 3% 或 ± 3mm，超过这个范围就判为故障，否则会引起争议。在确定产品可靠性指标时一定要对规定条件、规定时间和规定功能给予详细的描述。如果这些规定不明确，仅给出产品可靠度是无法验证的，也是不科学和不合理的。

可靠性工程是一门建立在数理统计分析、失效物理与材料分析、系统建模与辨识等理论与工程技术上的综合性交叉学科。医疗设备可靠性工程是为了达到设备及其零部件可靠性要求而进行的可靠性设计、试验、生产和管理等一系列工作，贯穿于医疗设备的设计、生产、检验、运输、储存、使用、维修的各个环节，每个环节都要纳入可靠性管理体系中，实现可靠性目标。

2. 故障和失效　产品可靠是指其不出毛病，能完成规定的功能。当产品或产品的一部分不能或将不能完成规定功能的事件或状态，称之为故障（fault）。故障的表现形式，叫作故障模式。故障模式对医疗设备的使用功能或状态所导致的结果主要有几个方面：引起功能下降或丧失、引起昂贵的维修费用、引起与安全有关的问题、导致严重的事故等。引起故障的物理化学变化等内在原因，叫作故障机制。如果产品发生故障后可以通过维修恢复到规定功能状态，称为可修复产品，否则称为不可修复产品。

产品不能完成规定功能的能力的事件叫作失效（failure）。设备的可靠性变差会导致设备发生故障的概率增大。在实际应用中，特别是对于硬件产品而言，有时故障与失效很难区分，一般统称为故障。在统计故障时，要把预防性维修、性能检测、缺乏外部维修资源造成的不能执行规定功能的情况或其他计划性活动排除在外。

3. 耐久性和寿命　耐久性（durability）是指产品在规定的使用、储存和维修条件下，达到极限状态之前，完成规定功能的能力，一般用寿命或首次大修期来描述。可靠性指产品不发生故障的能力，耐久性指产品经久耐用，不发生损耗故障的能力。可靠性和耐久性之间没有关联关系。医疗设备使用方希望产品的可靠性高、耐久性好。

产品在规定的储存条件下能满足规定要求的储存期限，称为储存寿命。产品从制造到寿命终结或退出使用这段时间内所经历的全部事件和环境的时序描述称为寿命剖面。通常把产品的寿命剖面分为后勤和使用两个阶段。寿命剖面包含一个或多个任务剖面。产品在完成规定任务这段时间内所经历的事件和环境的时序描述称为任务剖面。

（二）可靠性的分类

为保证产品长时间无故障运行而进行的分析处理过程，就是产品的可靠性分析。根据分析需要，可靠性可以按不同方式的分类。

为了比较产品在不同适用条件的可靠性，可将其分为固有可靠性和使用可靠性。所谓固有可靠性，是指该产品由设计、制造、安装到试运转完毕，整个过程所具有的可靠性，是产品的一种固有特性，也是产品的开发者可以控制的。使用可靠性是产品在实际使用过程中表现出的一种性能的保持能力的可靠特性，除固有可靠性的影响因素之外，还要考虑安装、操作使用、维修保障等方面因素的影响。在使用医疗设备的过程中，由于人、机、环境等原因，不可避免地出现各类故障，造成设备性能下降，从而导致医疗设备可靠性下降、无法继续使用甚至对人身或环境造成损害。在设备使用环节，临床工程师可通过收集现场维修任务信息，进行统计分析，一方面可以评估各种使用可靠性因素的影响，另一方面也可以为设计制造提供有益的参考信息，从而促进设备固有可靠性的改进与完善。因此，如何对医疗设备进行科学合理的维修，是医疗设备维修管理中的重要环节，也是保持医疗设备可靠性的重要手段。

从体现的目标出发，可靠性可分为基本可靠性和任务可靠性。基本可靠性，也叫后勤可靠性，是产品在规定的条件下，无故障的持续时间或概率。它是在没有后勤保障情况下系统工作能力的度量，说明产品经过多长时间可能要发生故障需要维修，主要用于评估产品或部件对维修资源的要求，在评定产品基本可靠性时应统计产品的所有寿命单位和所有故障，而不局限于发生在任务期间的故障，也不局限于是否危及任务成功的故障。任务可靠性是产品在规定的任务剖面内完成规定功能的能力，是系统完成任务能力的度量，只考虑与任务相关联的故障。可采用冗余或代替工作模式来提高任务可靠性，但这样会增加产品的复杂性，从而降低基本可靠性。设计时要在两者之间综合考虑，找出平衡点。

可靠性工作都是围绕着故障展开的，需要了解产品故障的发生、发展规律，进而采取预防措施和控制措施，使缺陷或故障不再发生或尽可能少发生。按故障的性质分类，故障可以分为关联故障和非关联故障。关联故障是由产品设计、制造工艺等缺陷引起的，在计算产品可靠性特征量时，必须计入的故障。非关联故障是指未按规定条件使用而引起的故障，在计算产品可靠性特征量和解释试验结果时，不应计入的故障。

（三）可靠性的参数体系

1. 可靠度及可靠度函数 产品可靠度描述的是产品功能随时间保持的概率，即产品可靠度是时间的函数。产品在规定的条件下和规定的时间内，完成规定功能的概率称为可靠度。依定义可知，可靠度的估计 $R'(t)$ 为

$$R'(t) = \frac{N_0 - N(t)}{N_0}$$

式中，N_0 为 $t = 0$ 时，在规定条件下进行工作的产品数；$N(t)$ 为在 0 到 t 时刻的工作时间内，产品的累计故障次数。对于连续型随机变量，任意时间内的可靠度称为可靠度函数，一般用 $R(t)$ 表示产品的可靠度函数：

$$R(t) = P(T > t) = \int_t^\infty f(t)dt$$

式中，随机变量 T 是产品的故障时间；t 是规定的时间；$f(t)$ 是概率密度函数。产品在规定条件下规定的时间 t 内，不能完成规定功能的概率，即为不可靠度，同样也是时间的函数，一般用 $F(t)$ 表示，又称为累积故障分布函数，即：

$$F(t) = P(T \leq t)$$

由于产品寿命终结时，总故障概率等于 1，所以

$$R(t) + F(t) = 1$$

为了方便研究，一般假定产品要么处于正常工作状态，要么处于故障状态。产品发生故障和不发生故障是两个对立的事件，因此累积故障分布函数和可靠度函数可以通过大量产品的试验得到。

2. 失效率 失效率是指工作到某一时刻尚未失效的产品，在该时刻之后，单位时间内发生失效的概率，一般记为 λ。它也是时间 t 的函数，故也记为 $\lambda(t)$，称为失效率函数，反映 t 时刻失效的速率，也称为瞬时失效率，有时也称为故障率函数或风险函数。

平均故障率（λ）是在规定的条件下和规定的时间内，产品的故障总数与寿命单位总数之比，当产品寿命服从指数分布时，平均故障率和平均故障间隔时间互为倒数。当 λ 为常数时，可靠性与失效率的关系为：

$$R(t) = e^{-\lambda t}$$

产品能完成所有规定的功能而无须任何维修活动的一段工作时间称为无维修工作时间，在此期间也不会因系统故障或性能下降导致对用户的使用限制。对于某个设备，从一次故障到下一次故障之间，设备能够正常工作的平均时间值称为平均无故障时间（MTBF）。对于故障以指数分布规律的产品，其平均无故障时间为：

$$MTBF = 1/\lambda$$

（四）可靠性要求

可靠性要求是进行可靠性设计、分析、试验和验收的依据。如何科学地确定各项可靠性要求是一项重要而复杂的系统工作。设计人员只有在透彻了解了这些要求后，才能将可靠性正确地设计到产品中去。

可靠性要求可以分为两大类。第一类是定性要求，即为了获得可靠性的产品，对产品设计、工艺、软件等方面提出的非量化要求。用定性方法进行设计与分析，用检查或分析的方法进行评价。典型的可靠性定性要求包括制定和贯彻可靠性设计准则、简化设计、余度设计、降额设计、元器件零部件的选择与控制等。第二类是定量要求，即规定产品的可靠性参数、指标和相应的验证方法。用定量方法进行设计分析，用增长或验证方法进行可靠性验证，从而保证产品的可靠性。

医疗设备的可靠性首先是设计出来的，研制单位通过可靠性设计与分析工作，把可靠性要求设计到设备中去。可靠性设计与分析的主要任务包括建立可靠性模型、可靠性分配、可靠性预计、制定和贯彻可靠性设计准则、故障模式和影响分析、危害分析、故障树分析等。其次，通过可靠性验证与评价发现产品在设计、材料和工艺方面的缺陷，确认是否符合可靠性要求，并为产品研制、使用和保障提供信息。

（五）可靠性建模

医疗设备的可靠性模型是指为预防或评估医疗设备的可靠性所建立的可靠性框图和数学模型，其实质是选择可靠性设计方案。可靠性建模与分析主要是从可靠性角度为医疗设备的设计决策提供科学的依据，也是进行故障模式、影响及危害性分析的基础。常用的可靠性模型有串联模型、并联模型，r/n 模型和旁联模型等。

1. 串联系统　在组成医疗设备的 n 个单元中任一单元的故障均会导致整个系统的故障，称为串联系统。加速器的联锁系统就是典型的串联系统，譬如加速器的流量联锁、剂量联锁和靶联锁等联锁是串联在一起的，任何一个联锁生效都会中止出束。

串联系统可靠度计算如下：

$$R_{串联}(t) = \prod_{i=1}^{n} R_i(t)$$

串联系统故障率计算如下：$\lambda_i(t)$ 是第 i 个单元的故障率。

$$\lambda_{串联}(t) = \sum_{i=1}^{n} \lambda_i(t)$$

每一个串联单元可靠时系统才能可靠，可靠度是积事件。串联系统可靠度是组成该系统的各独立单元可靠度的乘积。串联系统任一单元故障时，就引起系统故障，其故障是和事件。

串联系统的特征有：

（1）串联系统的可靠度低于该系统的每个单元的可靠度，且随着串联单元数量的增大而迅速降低。

（2）串联系统的失效率大于该系统的各单元的失效率。

（3）串联系统的各单元寿命服从指数分布，该系统寿命也服从指数分布。

串联的单元数越多，系统的可靠度越低。因此，要提高系统的可靠度，必须减少系统中的单元数或提高系统中最低的单元可靠度，即提高系统中薄弱单元的可靠度。

2. 并联系统　在组成医疗设备的 n 个单元中，当这 n 个单元都发生故障时，系统才不能工作，换句话说，当系统的任一单元正常工作时，系统正常工作。

并联系统不可靠度（累积故障概率）计算如下：

$$F_{并联}(t) = \prod_{i=1}^{n} F_i(t)$$

并联系统可靠度计算如下：

$$R_{并联}(t) = 1 - \prod_{i=1}^{n} F_i(t) = 1 - \prod_{i=1}^{n} [1 - R_i(t)]$$

并联系统所有单元均不可靠时，才会引起系统不可靠，其不可靠是积事件。并联系统不可靠度是组成该系统的各独立单元不可靠度的乘积。

并联系统的主要特征有：

（1）并联系统的失效概率低于各单元的失效概率。

（2）并联系统的可靠度高于各单元的可靠度。

（3）并联系统的平均寿命高于各单元的平均寿命。这说明，通过并联可以提高系统的可靠度。

（4）并联系统的各单元服从指数寿命分布，该系统不再服从指数寿命分布。

3. r/n 系统　r/n 系统是指医疗设备的所有 n 单元同时工作，但至少 r 个正常工作时设备才能正常工作。

4. 旁联系统　旁联系统是指医疗设备的所有单元中，只有一个单元在工作，当工作单元故障后通过监测转换装置接到另一个单元进行工作的模式。如除颤仪的供电由交流正常供电和电池应急供电组成，当正常供电系统故障后转为应急供电工作。

（六）软件可靠性

软件可靠性是软件产品在规定的条件下和规定的时间区间完成规定功能的能力。规定的条件是指直接与软件运行相关的计算机系统的状态和软件的输入条件，或统称为软件运行时的外部输入条件；规定的时间区间是指软件的实际运行时间区间；规定功能是指为提供给定的服务，软件产品所必须具备的功能。软件可靠性不但与软件存在的缺陷和（或）差错有关，而且与系统输入和系统使用有关。有些项目在开发过程中，往往只注重运行的速度、结果的正确性和用户界面的友好性等，而忽略了可靠性，在投入使用后才发现大量的软件可靠性问题，增加了维护难度和工作量，严重时只能束之高阁，无法投入实际使用。

硬件可靠性与软件可靠性的主要区别：

1. 两者最明显的区别是硬件有老化损耗现象，有浴盆曲线现象；软件不发生变化，没有磨损现象，存在陈旧落后的问题，但没有浴盆曲线现象。

2. 硬件可靠性的决定因素是时间，受设计、生产、运用的所有过程影响；软件可靠性的决定因素是与输入数据有关的软件差错，是输入数据和程序内部状态的函数，更多地决定于人。

3. 硬件的纠错维护可通过修复或更换失效的系统重新恢复功能；软件只有通过重新设计改进。

4. 对硬件可采用断开失效部件的办法诊断故障，采用预防性维护技术预防和减少故障；而软件则不能采用这些技术减少故障。

5. 可采用冗余技术提高硬件可靠性，而同一软件的冗余不能提高可靠性。

6. 软件错误是永恒的，可重现的，而一些瞬间的硬件错误可能会被误认为是软件错误。

总的说来，软件可靠性比硬件可靠性更难保证，软件可靠性比硬件可靠性低一个数量级。

（七）人对系统可靠性的影响

无论何种医疗设备的研制、生产和使用都是由人来完成的，而且随着医疗设备精度和智能化程度的提高，人对系统的影响越来越大。研究人对医疗设备可靠性的影响问题实质上是研究人的可靠性问题。人为因素包括人员缺乏系统训练、环境条件不符合要求、技术资料不全面、管理不到位等；同样，设计错误、安装错误、操作错误、维修错误等也会导致医疗设备不能正常工作或损坏，降低设备的可靠性。

心理压力是影响人的动作及可靠性的重要方面。适度的压力是有益的，使人达到最佳状态；但压力过大会使人的效率急剧下降，甚至出现人为故障。因此大型医疗设备的使用人员必须要有良好的心理素质。

三、可靠性研究案例

（一）医疗设备寿命周期中的可靠性管理

医疗设备可靠性管理就是应用可靠性工程的有关理论和方法解决医疗设备的科学管理问题，贯穿于医疗设备设计、生产和使用的全过程。

1. 医疗设备可靠性设计阶段　医疗设备厂家根据医疗活动的需求，明确提出对医疗设备可靠性的要求。同时厂家在研究医疗设备可靠性要求时，要充分考虑到现有医疗设备的可靠性状态、现有技术水平、费用、功能、使用环境等各种因素。医疗设备可靠性设计的主要内容包括：实现可靠性指标的方法、途径与组织措施。厂家需要制订相应的实施计划、质量控制计划、可靠性验证试验计划、人员培训计划及可靠性数据管理计划等，并要有检查计划实施情况的手段。

2. 医疗设备开发阶段 在基础研究和探索新技术应用的基础上形成各种可供选择的方案，提出有效措施，设计和建造样品并对样品进行严格的试验与鉴定。

3. 医疗设备生产阶段 在生产过程中进行可靠性控制，以保证产品的可靠性和维修性达到设计要求，要建立起有效、可行的检验制度和检验方法，对存在一定风险，需要采取控制措施的各类医疗设备要建立起规范、有效的跟踪制度。

4. 医疗设备使用阶段 医疗设备的使用阶段包括储存、运输、定期检查、使用前的准备工作、按规定用途使用和维修等所有活动。此阶段的基本任务是提供符合要求的使用条件；根据要求进行维护、修理、保管和使用；储存有合理的备份零配件；对现场故障进行数据收集、分析，并提供给有关部门，保持医疗设备的可靠性，并提高医疗设备的维修性和安全性。

研究医疗设备可靠性的最终目的是使医疗设备在使用期限内，发挥预期功效，可靠度高、安全性高和维修性强。对于加速器等大型设备，由于其结构复杂，样品数量少，很难安排专门的可靠性试验来验证其可靠性水平，可以综合利用设备使用中的故障信息对设备可靠性进行分析和评价。

（二）加速器可靠性数据收集与分析

放射治疗是肿瘤治疗的三大手段之一，加速器是放射治疗的主导设备。加速器电子枪发射的电子经过加速管高压电场加速后，由治疗头输出电子治疗束或者 X 线治疗束。医用直线加速器一般由加速管、电子注入系统、微波功率源、微波传输系统、脉冲调制系统、控制系统、束流系统、真空系统、机械系统、恒温冷却系统、电源分配系统和应用系统等组成，涉及微波技术、高压电子元器件，低压电子线路、真空、机械、气路、水路和软件等学科领域，是故障率最高的医疗设备之一。直线加速器的性能及参数的改变可能是突发性的也可能是缓慢性的，电路故障、机械故障、元器件老化等都可能导致加速器性能及参数的改变。一方面，为了让病人得到更好的治疗效果，要加强加速器的日常巡查和保养以确保其处于运行的最佳状态；另一方面，必须及时地对加速器常见的隐患和故障进行分析和排除。

加速器是一种可修复的系统，维修性是加速器使用过程的一个重要指标。可靠性与维修性的特征最终表现在设备可利用率上，这里将结合实际工作，通过对医疗设备的故障维修数据的分析及故障模型的建立，探索适合实际使用环境中的医疗设备可靠性的分析方法。

1. 加速器故障数据采集与分析 可靠性分析工作包括进行估算可靠性参数，失效模式、机制和影响分析，找出加速器的潜在失效，失效模式和失效机制。过程经验和历史记录等先验信息有助于进行可靠性分析。在设备的可靠性分析中，维修数据的采集与分析十分重要。采集到的数据需要准确、完整、有效，并能够保证可持续获得。对于加速器目前整体样本不大，可使用一段相对较长时间内的数据进行分析。数据来源一般有两种：一是工程技术人员的维修工单记录，另一个是机器的故障记录。

加速器维修类型主要有：故障维修、预防性维修、设备性能检测、设备现场改善。因为设备的可靠性是通过失效特征来分析的，所以只有故障维修是在加速器处于失效状态时的维修活动，其信息才与设备的可靠性特征相关，对于预防性维修、性能检测和配件等待时间不应纳入累积维修时间的统计。此处收集了多家医院的某品牌加速器维修数据，以一年度为统计单位，形成对 95 台次加速器的维修记录，结果如表 4-1 所示。

表 4-1　加速器故障维修数据统计

日期	机器编号	维修开始时间	维修结束时间	累积维修时间（h）	维修内容
2013-1-3	508	19:00	19:30	0.5	关闭高压后，有噪声，离合器磨损严重
2013-1-5	508	10:00	12:00	2.0	更换离合器
……					

2. 数据分析及特征量确定　通过分析采样加速器的故障频次及其分布特点，可以得到累积失效概率、故障率、可靠度等可靠性数量特征；然后通过分析维修时间及其分布特点，可以得到修复率、平均故障间隔时间等维修性数量特征；再进一步得到设备的稳态可用度及瞬时可用度的表达式。

3. 系统可靠性分析　加速器是一个各个部件组成的复杂医疗设备系统，任何一个零部件的失效均导致整个系统的失效。因此，可将各个部件当作一个单部件的可修复系统来分析其可靠性特征。采样系统数为 95，总故障次数（TTM）为 1378；年平均年故障次数为 1378/95 = 14.5 次／年；维修工单的时间总和为 7580 小时；年预期的平均工作时间为 2000 小时。

（1）故障密度分布函数：统计的是各系统一年内的故障维修记录，得到年故障频次 i，故障频次 i 所对应的维修系统数量 f_i 就是某一故障频次所对应的失效系统数 $f(t)$。各种故障频次所对应的失效系统数，失效密度分布的数据表 4-2 所示。

表 4-2　加速器系统可靠性数据分布表

故障频次 i	失效数 f_i	累积失效数 F_i	累积失效概率 $F(t)$	可靠度 $R(t)$
0	0	0	0	1
7	17	17	0.178947	0.821053

续表

故障频次 i	失效数 f_j	累积失效数 F_j	累积失效概率 $F(t)$	可靠度 $R(t)$
10	12	29	0.305263	0.694737
12	8	37	0.389474	0.610526
14	9	46	0.484211	0.515789
15	8	54	0.568421	0.431579
16	7	61	0.642105	0.357895
17	6	67	0.705263	0.294737
18	6	73	0.768421	0.231579
19	5	78	0.821053	0.178947
20	5	83	0.873684	0.126316
21	4	87	0.915789	0.084211
23	3	90	0.947368	0.052632
24	3	93	0.978947	0.021053
27	1	94	0.989474	0.010526
28	1	95	1	0

（2）累积失效概率：根据失效分布数据，可以得到失效累积的数据分布和失效累积的概率分布 $F(t)$。设备失效系统数为 f_i，失效系统累积数为 F_j，失效次数为 i。那么失效系统累积数 F_j 为下式：

$$F_j = \sum_{i=1}^{j} f_i$$

故障累积的概率为 $F(t)$，即：

$$F(t) = \frac{失效系统累积数}{总系统数} = \frac{F_j}{95}$$

（3）可靠度：可靠度 $R(t)$ 与累积失效概率的关系如下：

$$R(t) = 1 - F(t)$$

通过对故障频次及其对应的失效系统数的采集与分析，可以得到累积失效概率和可靠度的分布数据表。

由以上的分析数据可以得到失效密度分布和累积失效概率分布趋势图 4-1 和图 4-2 所示。

虽然这两个特征量的数据分布是离散的，但其分布趋势类似指数分布。通常，电子、电气设备的寿命大多服从指数分布，可以认为加速器的寿命也服从指数分布，而失效率函数等于常数。对于可修复系统，失效率与平均失效时间成反比，$\lambda = 1/MTTF$。该品牌加速器的 $MTTR = 132.4$ 小时，失效率 $\lambda \approx 7.55 \times 10^{-3}/h$。根据系统可靠性数据分布表的数

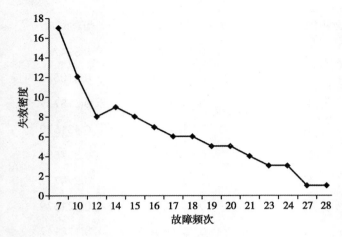

图 4-1　失效密度分布

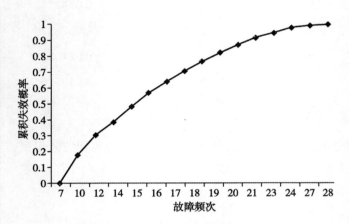

图 4-2　累积失效概率分布

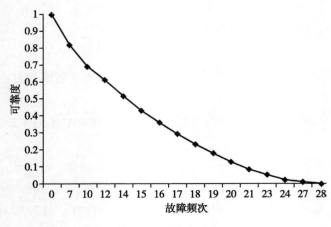

图 4-3　可靠度分布

据作可靠度的分布趋势如图 4-3 所示。

从图可以看出，可靠度的分布趋势比较符合指数分布，因此可以认为该品牌加速器的可靠度 $R(t)$ 的分布趋势符合指数分布特点。

对于所采样的加速器的可靠度函数表达式为：

$$R(t) = \exp(-7.55 \times 10^{-3t})$$

求得的分布参数可以反馈给设备制造厂，用于验证设备的可靠性以改进设备的设计。

为了进行设备使用可靠性分析，在日常检修中要注意收集维修信息，包括设备信息、故障现象、报修时间、维修时间、外部资源等待时间、故障处理方法、更换部件信息、维修费用、维修人员和审核人员等，并及时总结分析故障规律，提高设备可靠性，减少停机时间。

4. 维修数据的其他应用

从加速器运行故障信息的收集和分析，可以获得加速器的可靠性基本特征参数，再利用可靠性分析的工具，找出失效的原因，追究产品在设计、制造和使用环节的隐患和异常，提出改进措施。

"以可靠性为中心的维修"是用以确定设备预防性维修需求、优化维修策略的一种系统工程方法。该方法以消耗最少的资源来保持设备固有可靠性和安全性为原则，采用逻辑决断的方法确定设备预防性维修需求的过程或方法。首先分析设备功能与故障，明确系统内各故障的后果；然后用规范化的逻辑决断程序来确定各种部件是否需要进行预防性维修，并确定预防性维修类型、时间间隔和维修级别，尽量避免传统维修中的"维修过度"或"维修不足"的问题，使医疗设备的维修保养工作更具科学性。

可靠性分析方法还广泛用于风险管理活动的各个阶段中确保系统地识别和分析风险、评估风险的严重性和出现次数、实现和评估风险控制措施，以及在生产和生产后阶段监视设备及其额外的风险，总结如表 4-3 所示。这些方法的应用将在风险评估研究方法中进行详细讲解。

表 4-3　可靠性分析方法在风险管理活动中的应用

风险管理活动	可靠性分析方法	可靠性分析方法的应用
风险的识别和分析阶段	FMEA（故障模式和影响分析）	执行并记录自底向上的分析，可将零件或过程的故障一直追溯到负面的最终影响
	FTA（故障树分析）	执行并记录自顶向下的分析，可将负面的最终追溯到零件或过程级别的所有潜在起源
风险评估阶段	FMEA	指定风险优先数，以便评估风险的严重性并按危险性进行分组
	FTA	执行定量分析，以便按因果
	可靠性预测和系统建模	在零件故障引发风险时，量化此风险的出现概率
风险控制阶段	FMEA 和 FTA	在零件或过程级别研究风险控制措施的自底向上（FMEA）或自顶向下（FTA）的影响
	可靠性预测	量化替代零件的设计对改善零件可靠性和改善产品安全性的影响
	系统建模	量化在系统设计中加入冗余度，依存关系或并行结构的影响，评估预防性维护或维修活动的有效性
在生产和生产后阶段	FRACAS（故障报告、分析和纠正措施系统）	收集并分析现场数据以追踪新的和意外的风险；使用闭环过程为新发现的风险制定风险评估和控制计划，以确保处理所有的风险
在生产和生产后阶段	Weibull 分析	分析收集的现场数据以量化零件或系统的故障行为；通过分析现场数据以证明满足了设计和安全性要求来验证预测的性能

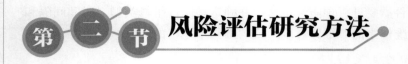

第二节　风险评估研究方法

一、医疗器械的应用风险问题

医疗器械直接关系到病人甚至使用人员的生命与健康。医疗器械在使用过程的安全性，直接危及病人的生命，同时也会间接地影响医院的服务信誉和经济效益。近年来，各个医院在不断增加医疗器械的采购投入，引进一些高精尖的医疗设备。但由医疗器械引发的不良事件却屡见不鲜，医疗器械安全性问题已成为社会广泛关注的焦点。医疗器械风险问题主要包括以下几个方面：

（一）病人安全

据报道，医疗不良事件依然频发，相对于过去并没有明显的改善，而且可能是更严重，因为在自愿报告机制方面存在较大缺陷。互操作性是首要性的，因为它关系着病人安全。正确的互操作性能够带来积极的病人治疗、医疗效率和决策；错误的互操作性则会导致不良事件和风险，更糟糕的话，会导致前所未有的后果。据 West Health Institute 与 Harris Poll 对全美护士做了一项调研，半数护士经历过因为设备之间的缺乏共享导致的医疗事故，如果医疗器械之间可以自动地共享数据，3/5 的医疗事故可以避免。并且，大多数护士认为医疗器械间的互通与协作至少可以减少医疗事故。

（二）网络风险

医疗 IT 网络技术在不断创新和加速发展，医疗器械互操作性不断增多，但是信息通信技术的安全改革和引入远远落后于医疗 IT 网络技术的创新，这种不平衡或差距代表了一种巨大的公共健康风险。其中主要的风险包括：

1. **病人隐私安全**　医疗器械接入 IT 网络后，病人信息数据的共享必然伴随着病人隐私泄露的风险。如健康隐私数据泄露，导致冒充病人获取管制药物等。

2. **网络攻击**　网络攻击带来的网络环境安全问题会直接影响到医疗 IT 网络的安全，甚至造成网络瘫痪，从而造成医疗事故。如远程重置血液存储医疗用冰箱的恒温设定导致血荒，延误重急症病人的输血治疗。心脏起搏器、胰岛素注射泵和血糖监测仪等重要生命支持器械遭入侵而被暂停或参数被修改，造成病人死亡。

3. **数据传输风险**　医疗 IT 网络中海量的医疗信息数据传输、存储和应用，带来数据时效性、可靠性和安全性方面的风险。如在紧急时刻使医疗设备突然蓝屏、重启甚至是完全删除预先设定好的参数，延误重急症病人治疗。

（三）医疗器械软件风险

医疗器械软件是无形产品开发和使用过程人为因素影响无处不在，软件测试由于时间和成本的限制不能穷尽所有情况，所以软件缺陷无法避免和根除。

软件风险水平可以根据安全性级别（YY/T 0664）进行区分，软件安全性级别基于软件损害严重度分为：

A 级：不可能对健康有伤害和损坏；

B 级：可能有不严重的伤害；

C 级：可能死亡或严重伤害。

由于医疗器械软件的特殊性，现有已知方法不能保证任何软件的质量和安全，只有结合风险管理、质量管理的方法和要求才能提高医疗器械软件的质量和安全。

（四）人机环境管理系统下的医疗器械使用风险

医疗器械的临床使用体现为人、机、环境、管理构成的一个系统，其组成包括人（病人、医务人员、临床工程人员）、机（产品和系统）、环境（临床诊治中的不同环境，如电磁辐射、电离辐射、生物、化学等）、管理（制度、组织等）。由于人、设备设施、环境与管理之间的相互作用机制，以及在一个复杂系统的背景下，各种风险因素的交叉影响，有可能会造成医疗事故。

二、风险评估研究的基础

（一）风险的基本概念

1. **安全**   安全（safety）泛指没有危险、不出事故的状态。安全，顾名思义，"无危则安，无缺则全"，即安全意味着没有危险且尽善尽美。

更进一步从安全的科学层面考虑，得到安全的定义如下：

（1）安全是指客观事物的危险程度能够为人们普通接受的状态。

（2）安全是指没有引起死亡、伤害、职业病或财产、设备的损坏或环境危害的条件。

（3）安全是指不因人、机、媒介的相互作用而导致系统损失、人员伤害、任务受影响或造成的损失。

2. **事故及其特征**   事故的含义可用意外事件对行动过程的影响或对人员和财产的影响后果来定义，即：事故是个人或集体在为实现某种意图而进行的活动过程中，突然发生的、违反人的意志的、迫使活动暂时或永久停止的并可能造成人员伤害和（或）财产损失的意外事件，也就是说凡是引起人身伤害、导致生产中断或国家财产损失的所有事件统称为事故。《职业安全健康卫生管理体系标准》对事故的定义："造成死亡、职业相关病症、伤害、财产损失或其他损失的意外事件。"

事故的发生是由于管理失误、人的不安全行为和物的不安全状态及环境因素等造成的。人的不安全行为主要有操作错误、造成安全装置失效、使用不安全设备等；物的不安全状态有防护、保险、信号等装置缺乏或有缺陷，设备、设施、工具、附件有缺陷，个人防护用品、用具缺少或有缺陷，工作场地环境不良等；管理失误有教育、培训、指示、行为监测不到位、人事安排不合理、负荷超限等。

事故的特征：

（1）可预防性：事故的发生时必然的，但可以通过采取控制措施来预防事故发生或者延缓事故发生的事件间隔。

（2）潜伏性：事故的发生具有突变性，但在事故发生之前存在一个量变过程，亦即系统内部相关参数的渐变过程，所以事故具有潜伏性。一个系统，可能长时间没有发生事故，但这并非意味着该系统是安全的，因为它可能潜伏着事故隐患。

（3）偶然性与必然性：事故的发生是随机的（这样出现，那样出现，什么时候出现不定，呈现出来的现象也有所不同）。但是，危险是客观存在的，而且是绝对的。因此，人们在生产、生活过程中必然或发生事故（认识和对策的局限性），只不过是事故发生的概率大小、人员伤亡的多少和财产损失的严重程度不同而已。

（4）因果相关性：事故是由系统中相互联系、相互制约的多种因素共同作用的结果，这些因素在系统中相互作用、相互影响，在一定的条件下发生突变，即酿成事故。

3. 危险和危险源　危险和安全是一对互为存在前提的术语。危险是指易于受到损害和伤害的一种状态。危险源是指可能导致人员伤害或疾病、物质财产损失、工作环境破坏或这些情况组合的根源或状态因素。危险源可分为两类：第一类危险源是指系统中存在的可能发生的可能发生意外释放的能量或危险物品；第二类危险源是指导致约束、限制能量或危险物品意外释放措施失效或破坏的各种不安全因素，主要包括人的失误、物的故障和环境因素。

4. 风险　ISO/IEC 指南对风险的定义是：损害发生概率与损害严重程度的结合。医疗器械风险是由其本身（设计、材料、工艺和各种电磁辐射等）的危害，导致对人、环境、财产的损害而成为风险，其贯穿于设计、制造、运输、使用以及报废的全过程。在用医疗器械的风险存在于 3 个维度。第一层是产品风险，由其本身设计、材料、工艺、和各种电离辐射等危害产生；第二层是系统风险，这是由于临床使用的医疗器械是多种产品集成的系统，所以系统风险需考虑系统的安全与有效性；第三层是体系风险，也就是由人（病人、医务人员）、机（系统）、环境、管理四方面形成一个系统，系统风险需综合考虑其临床使用过程中的可靠性和可用性。

5. 系统和系统安全　系统是由两个或两个以上的相互联系的、为了达到一定目标而具有独立功能的要素所构成的有机整体，而且这个系统又是它所从属的一个更大的系统的组成部分。

一般来说，系统具有如下三个属性：

（1）多元性：系统是由至少两个或两个以上的要素（元件或子系统）所组成。

（2）整体性：系统各组成要素并不是简单的叠加组成，而是组合之后构成了一个具有特定功能的整体。

（3）相关性：系统内各要素之间是相互联系、相互作用的，要素之间具有相互依赖的特定关系。

系统安全（system safety）定义为：在系统寿命周期的所有阶段，以使用效能、时间和成本为约束条件，应用工程和管理的原理、准则和技术，使系统获得最佳的安全性。系统安全是人们为解决复杂系统的安全性问题而开发、研究出来的安全理论、方法体系，是系统工程与安全工程结合的完美体现。系统安全的基本原则就是在一个新系统的构思阶段就必须考虑其安全性的问题，制定并执行安全工作规划（系统安全活动），属于事前分析和预先的防护，与传统的事后分析并积累事故经验的思路截然不同。系统安全活动贯穿于生命整个系统生命周期，直到系统报废为止。

（二）风险评估的步骤

风险评估是风险管理的一个步骤，也是风险管理最为重要的步骤，风险管理国际标准 ISO31000 对其的定义是：风险评估是风险识别、风险分析、风险评定的全过程。目前风险评估的基本思想是对风险进行分析测量，确定风险值的大小或风险等级，为之后的风险控制提供参考的依据。风险评估的流程大致如下：

1. 确定风险评估目标　在进行风险评估之前，一定要确定风险评估的目标，这对以后的分析评估具有重要的指导意义。具体包括即将要评估的对象、执行评估的人以及最终所要达到的目标等。

2. 建立风险评估指标体系　风险评估指标体系的确定至关重要。指标体系要根据一定的原则，按照一定的要求建立，要保证指标体系的系统全面科学。具体包括资料的收集、确定指标体系的结构、指标体系的初步确定、指标体系的筛选和简化、指标体系的有效性分析、定性变量的数量化等环节。

3. 选择风险评估方法与模型　每种风险评估方法都有其适用范围和条件，要根据所要评估的对象和所要达到的目标选择合适的风险评估方法。具体包括评估方法选择、权数构造、评估指标体系的标准值与评价规则的确定。

4. 综合评价实施　综合评价实施程序如下：

（1）根据指标体系收集数据：风险评估的第一步就是要根据构建的指标体系收集相关的数据和资料。通常构建的指标有定量指标和定性指标，对于定性指标要进行量化。通常可通过客观历史数据或专家的经验和判断来获得相关数据。

（2）确定风险评价基准：风险评价基准就是风险主体针对每一风险后果确定可接受水平。单个风险和整体风险都是要确定评价基准，可分别称为单个评价基准和整体评价基准，风险的可接受水平可以是绝对的，也可以是相对的。因为不同的人或组织对风险有不同的感受和承受能力。

（3）确定项目整体风险水平：项目整体风险水平是综合了所有的个别风险之后确定的。

（4）进行风险等级判别：将单个风险和单个评价基准、整体风险水平与整体评价基准对比，进行风险等级的判别。

（5）评价结果的评估和检验：对评价结果进行评估与检验，以判别所选评价模型、有关标准、有关权值，甚至指标提的合理与否。若不符合要求，则需要进行一些修改，甚至返回到前述的某一环节。

（6）评估结果分析与报告：包括评价结果的书面分析，比如列出主要危险、有害因素，指出工程、系统应重点防范的重大危险因素，并根据结果提出消除或减弱危险、有害因素的技术和管理措施及建议；撰写评价报告，提供与发布评价结果、资料的储备与后续开发利用。

通过风险评估，风险管理者应完成以下任务：①对整个风险进行比较和评价，确定它们的等级和先后顺序。②从整体出发，弄清各风险事件之间的因果关系。因为表面看起来不相干的多个风险事件常常是由一个共同的风险来源造成的。

（三）常用的评估方法

1. 定性评价方法

（1）专家调查法：专家调查法就是通过对多位相关专家的反复咨询及意见反馈，确定影响项目投资的主要风险因素，然后制成项目风险因素估计调查表，再由专家和相关工作人员对各风险因素在项目建设期内出现的可能性以及风险因素出现后对项目投资的影响程度进行定性估计，最后通过对调查表的统计整理和量化处理获得各风险因素的概率分布和对项目投资可能的影响结果。专家调查法主要包括德尔菲法和头脑风暴法。

1）德尔菲法：德尔菲法是 1950 年由美国一家咨询公司建立的，目的在于"获取专家群可靠而一致的意见"。德尔菲法采用匿名发表意见的方式，即在研究过程中专家没有任何接触和讨论，只与调查人员直接联系。这样专家不会受到权威人士的影响，能够独立发表意见。这样经过几轮反复咨询，最终得到一个比较一致的并且可靠性较大的结论或方案。

实施步骤：①明确研究主题和目标：确定所要研究的问题是否适合德尔菲法，并且确定研究的主题和目的、规划研究方案、采用什么方法获得什么资料和信息等。②选择专家组成员：按照研究所涉及的专业内容好研究目的确定专家选择条件和规模，要求入选专家应由一定的代表性和权威性，一般在 15 ~ 30 人。③准备研究主题的背景资料：在专家回答问卷之前，组织人员应向全部专家阐明所要研究的问题及相关要求，并附上研究问题相关的背景资料。④编制咨询问卷：问卷是德尔菲法的主要工具，因此编制咨询问卷是德尔菲法的重要内容。问卷中的问题要明确、集中、数量事宜；用语要准确；要留有专家写出自己意见的地方（这是专家交流的重要地方）；不显露领导者的个人意见。⑤征询实施／多轮咨询：准备阶段完成后，就要进入专家征询阶段。专家们根据收到的相关资料，在充分思考的基础上独立提出自己的判断和看法。德尔菲咨询一般需要 3 ~ 4 轮，具体可根据实际情况予以调整。⑥结果处理与报告：经过多伦征询和反馈，专家们的意见会趋于集中，该阶段主要的任务是采用一定的统计方法对最后一轮专家意见做出统计、归纳和处理，得到专家意见评判结果，最后将专家意见形成调查结果报告。

2）头脑风暴法：头脑风暴法是由美国人奥斯本于1939年首创，从20世纪50年代起就得到了广泛应用。所谓头脑风暴法就是将少数人召集在一起，以面对面会议形式对某个（类）问题进行无任何约束的思考和自由联想，参会人员各自提出设想和方案的一种群体决策方法。它可以分为直接头脑风暴法（简称头脑风暴法）和反向头脑风暴法（也称质疑头脑风暴法），前者是在专家群体决策基础上尽可能激发创造性，产生尽可能多的设想的方法；后者则是对前者提出的设想、方案逐一质疑，发现其现实可行性的方法。这是一种集体开发创造性思维的方法。

实施程序：①确定议题：首先确定一个目标，使与会者明确这次会议需要解决什么问题，但同时不要限制可能解决方案的范围。②会前准备：为了使头脑风暴畅谈会的效率较高，效果较好，可在会前做一点准备工作，比如收集一些相关资料，布置好会场等。③确定人选：一般以8~12人为宜，也可略有增减（5~15人），因为与会者人数太少不利于交流信息，激发思维；而人数太多则不容易掌握，并且每个人发言的机会相对减少，也会影响会场气氛。④明确分工：要指定一名主持人，1~2名记录员（秘书）。主持人的作用是在头脑风暴畅谈会开始时重申讨论的议题和纪律，在会议进程中启发引导，掌握进程。而记录员应将与会者的所有设想都及时编号，简要记录，最好写在黑板等醒目处，让与会者能够看清。记录员也应随时提出自己的设想，切忌持旁观态度。⑤规定纪律：在头脑风暴实施过程中，应该规定几条纪律，要求与会者遵守。如要集中注意力积极投入；不要私下议论；发言要针对目标，开门见山；与会者之间相互尊重，平等相待等等。⑥掌握时间：会议时间由主持人掌握，不宜在会前定死。一般来说，以几十分钟为宜。因为时间太短与会者难以畅所欲言，太长则容易产生疲劳感，影响会议效果。⑦会后的设想处理：通过组织头脑风暴畅谈会，往往能获得大量与议题有关的设想。至此任务只完成了一半。更重要的是对已获得的设想进行整理，分析，以便选出有价值的创造性设想来加以开发实施，这个工作就是设想处理。

头脑风暴法的设想处理通常安排在头脑风暴畅谈会的次日进行。在此以前，主持人或记录员（秘书）应设法收集与会者在会后产生的新设想，以便一并进行评价处理。设想处理的方式有两种：一种是专家评审，另一种是二次会议评审。

（2）鱼骨图法：风险管理实务中，导致风险事故的因素很多，通过对这些因素进行全面系统地观察和分析，可以找出其中的因果关系。鱼骨图是由日本东京大学石川馨于1953年首次提出的，将造成某项结果的众多原因，以系统的方式图解。鱼骨图也可以称为鱼刺图、因果图、特性要因图、石川馨图，如图4-4所示。鱼骨图是利用专家头脑风暴法，集思广益，找出各特性要因，按相互关联性整理而成的层次分明、条理清楚，并标出重要因素的图形，是一种透过现象看本质的分析方法。

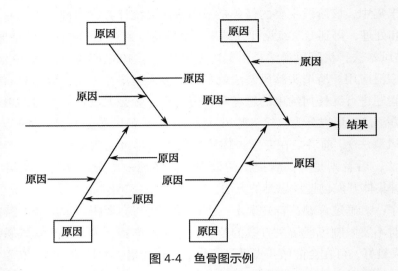

图 4-4　鱼骨图示例

（3）故障模式和影响分析：故障模式和影响分析（failure mode and effect analysis，FMEA）是安全系统工程中重要的分析方法之一，这种方法是由可靠性技术发展起来的。FMEA 是系统地判定和评价单一故障模式后果的技术。它是使用提问"如果……，会发生什么"的一种归纳技术。部件分析每次分析一个部件，因而通常着眼于一个单一故障条件。以"自底向上"模式进行，即随着程序进到下一个更高的功能系统层次。FMEA 的基本内容就是找出系统的各个子系统或元件可能发生的故障和故障出现的状态（即故障类型）以及他们对整个系统造成的影响。

该方法的使用步骤如下：

1）明确系统本身的情况：通过设计说明书等资料了解系统的组成，也就是找出系统有多少子系统，子系统又有多少单元，并且了解它们之间是如何相互作用的。

2）确定分析程度和水平：为避免漏掉一些重要的故障类型，对一些关键的子系统要进行深入分析，而一些次要子系统可分析浅一些或不进行分析。

3）绘制系统图和可靠性框图：一个系统可以由若干个功能不同的子系统组成，为了便于分析，对复杂系统可以绘制各功能相结合的系统图以表示各系统间的关系。

4）列出所有故障类型并选出对系统有影响的故障类型：按照可靠性框图，根据过去的经验和有关的故障资料，列出所有的故障类型，填入 FMEA 表格（表 4-4）。然后从其中选出对子系统以致系统有影响的故障类型，深入分析其影响后果、故障等级及应采取的措施。

5）列出造成故障的原因并列表：造成故障的原因可以根据以往经验进行判断。

表 4-4　故障类型和影响分析表

系统／子系统		故障类型和影响分析						日期： 制表： 主管：		
编号	子系统项目	元件 名称	故障 类型	推断 原因	对子系统的影响	对系统的影响	故障 等级	措施	备注

（4）危害分析与关键控制点：危害分析与关键控制点（hazard analysis and critical control point，HACCP）起源于 20 世纪的美国，在开发航天食品时开始应用 HACCP 原理，持续监督、编写文件和改进计划是 HACCP 的基本要素和优势。事实上，欧盟早在 1993 年就将 HACCP 纳入到 93/94/EEC 指令中，1995 年至 1998 年间，欧洲各国以该指令为基础相继制定了各自的国家标准。HACCP 涉及从原材料生产、采购和处理到生产、销售和使用的医疗器械，FDA 器械和放射中心采用 HACCP 的目的是预防医疗器械出现问题，制造商通过施行 HACCP 为其产品和过程发现潜在的安全危险源，并为此制定减少或消除潜在危险的预防措施。

实施步骤：

1）组成 HACCP 小组。

2）描述产品和过程。

3）识别预期应用。

4）建造流程图。

5）现场确认流程图。

6）列出和每一步有关的可能危害，进行危害分析，并研究控制已识别危害的措施。

7）决定关键控制点。

8）为每个 CCP 建立关键限量。

9）为每个 CCP 建立监视系统。

10）建立纠正措施。

11）建立验证程序。

12）建立文件和保持记录。

危害识别以对事件顺序的理解为基础，功能分析创建一个包含多功能复杂系统相互关系的简化表述，也为危害分析提供了一个逻辑路线图。HACCP 文件应包括：流程图（过程图）、工作单（风险评定）、HACCP 计划。HACCP 计划应该是一个具有流动性的文件，必须周期性进行更新和评估。

（5）危害和可操作性研究：危险和可操作性研究（hazard and operability study，HAZOP）是英国某公司于 1974 年开发的，它是一种定性的风险分析方法，它的基本过程是以关键词为引导，找出过程中工艺状态的变化，即偏差，然后再继续分析造成偏差的原因、后果以及这些偏差对整个系统的影响，并有针对性地提出必要的对策措施。HAZOP 方法的特点是由中间状态参数的偏差开始，找出原因并判断后果，是属于从中间向两头分析的方法。虽然 HAZOP 在化学工业中的研究使用集中在对设计目的的偏离，但是为医疗器械的开发者提供了可供选择的应用。

HAZOP 可以应用于医疗器械的运行／功能（例如用于作为"设计目的"的疾病诊断、治疗或缓解的现行方法／过程），或应用于对医疗器械的功能有重大影响的医疗器械的制造或维修／服务过程（例如灭菌）。

HAZOP 的两个特点如下：

— 要用具备医疗器械设计及其应用的专业知识的一组人员；

— 用引导词汇（"NONE，PART OF"等）帮助判定对正常使用的偏离。

这种技术的目标是：

—作出对医疗器械及如何预期使用的全面描述；

—系统地评审预期用途的每个部分，以便检出对正常运行条件和预期设计的偏离如何发生；

—判定此种偏离的后果，并决定这些后果是否会导致危害或可运行性问题。

当应用于制造医疗器械的过程时，最终目标对医疗器械特性依赖于制造过程的情况特别有用。

（6）预先危险性分析：预先危险性分析（preliminary hazard analysis，PHA）是一种归纳的分析方法，这种方法是在项目开发阶段中对其中的物资、装置、工艺过程以及能量失控时可能出现的危险性、类别、条件及可能造成的后果作宏观的概略分析。其目的是辨别系统中存在的潜在危险，确定其危险等级，防止这些危险发展成事故。

PHA 分析步骤如下：①通过经验判断、技术诊断或其他方法调查确定危险源；②根据过去的经验教训及同类行业生产中发生的事故（或灾害）情况，对系统的影响、损坏程度，类比判断所要分析的系统中可能出现的情况，查找能够造成系统故障、物质损失和人员伤害的危险性，分析事故（或灾害）的可能类型；③对确定的危险源分类，制成预先危险性分析表；④转化条件，即研究危险因素转变为危险状态的触发条件和危险状态转变为事故（或灾害）的必要条件，并进一步寻求对策措施，检验对策措施的有效性；⑤进行危险性分级，排列出重点和轻、重、缓、急次序，以便处理；⑥制订事故（或灾害）的预防性对策措施。

（7）安全检查表法：安全检查表（safety checklist analysis，SCA）是分析人员列出一些危险项目，识别与一般工艺设备和操作有关已知类型的危险、设计缺陷以及事故隐患，其所列项目的差别很大，而且通常用于检查各种规范和标准的执行情况。

安全检查表是根据系统工程的分析思想，在对系统进行分析的基础上，找出所有可能存在的风险源，然后以提问的方式将这些风险因素列在表格中。安全检查表的编制程序一般分为四个步骤：将工程风险系统分解为若干子系统；运用事故树，查出引起风险事件的风险因素，作为检查表的基本检查项目；针对风险因素，查找有关控制标准或规范；根据风险因素的风险程度，依次列出问题清单。最简单的安全检查表由五个栏目组成，包括序号栏、检查项目和内容、检查结果（以"是"和"否"来回答）、标准依据和备注栏（与检查项目有关的需要说明的事项）（表4-5）。

表 4-5　常用的安全检查表

序号	检查项目和内容	检查结果		判断依据	备注
		是	否		

2. 定量评价方法

（1）事故树：事故树（fault tree analysis，FTA）（故障树）分析是系统安全分析方法中应用最广泛的一种，它主要是以树状图的形式表示所有可能引起主要事件发生的次要事件，揭示风险因素的聚集过程和个别风险事件组合可能形成的潜在风险事件。编制故障树通常采用演绎分析的方法，把一种设定的不希望的后果（亦称"顶事件"）放在第一层，找出造成"顶事件"发生的可能原因或故障模式，并逐级向下分析，直到所有的事件不能再向下分析（基本事件），或不必要再向下分析（未探明事件）。在逻辑演绎的过程中所判别的事件、原因以及它们之间的逻辑关系用图片的方式表达出来，就是故障树。

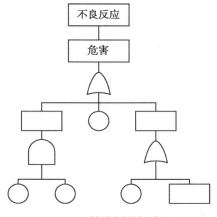

图 4-5　故障树分析步骤

故障树的分析包括以下基本步骤（图4-5）：

1）确定不良效应（对病人、旁观者、操作者的损害）。

2）识别危害来源（器械的损害源）。

3）识别有关条件和事件。

4）把有关条件和事件与识别的危害相联系。

5）识别下一层次的有关条件和事件。

6）把下一层次的有关条件和事件与上层次的条件和事件相连接。

7）重复/继续。

故障树分析采用特有的符号（图4-6），有助于用图形的方式来表示危害与事件或者条件之间的关系，在树的每一层次上，故障模式的结合用逻辑符号表示（与门、或门等）。在树中判定的故障模式，可能就是那些导致顶事件的事件。

（2）事件树：事件树（event tree analysis，ETA）是一种从原因到结果的过程分析，最早用于分析系统的可靠性。其基本原理是：任何事物从初始原因到最终结果所经历的每一个中间环节都有成功（正常）或失败两种可能分枝。如果将成功记为1，并作为上分枝，将失败记为 0，作为下分支，然后在分别从这两个状态开始，仍按成功（记为 1）或失败（记为 0）两种可能分析。这样一直分析下去，直到最后结果为止，即形成一个水平放置的树状图。

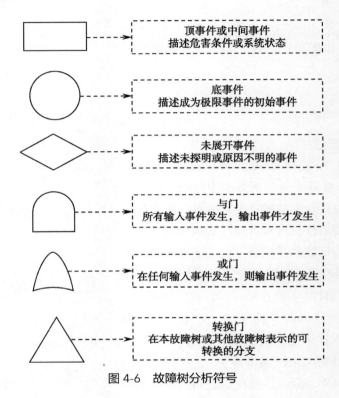

图 4-6　故障树分析符号

事件树分析法实施步骤：

1）确定初始事件：初始事件就是系统故障或人为失误等，在大多数事件树分析中，初始事件都是预想的。

2）明确消除初始事件的安全措施：初始事件的安全功能也就是防止初始事件造成后果的预防措施。比如对初始事件自动采取控制措施的系统，如提醒初始事件发生了的报警系统等。

3）编制事件树：先写出初始事件和待分析的安全措施，初始事件列在左边，安全措施放在右边。如果初始事件已经发生，分析人员需要确定所采用的安全措施成功或失败的判定标准，接着判断如果安全措施实施了，对事故的发生有什么影响，如果对事故有影响，事件树则要分成两支，分别代表安全措施成功和失败。通常将成功的一支放在上面，失败的一支放在下面，依次类推，直至系统故障或事故为止。

4）编制分析结果文件：事件树的最后一步就是将分析研究的结果汇总，并据此提出一些应对措施。

（3）层次分析法：层次分析法（analytical hierarchy process，AHP）是由美国数学家 T. L. Saatty 在 20 世纪 70 年代提出的一种定性和定量相结合的评价方法，其在经济学和管理学中得到了广泛应用。该方法的基本思想是把复杂问题分解为若干层次，在最低层次通过两两对比得出各因素的权重，通过由低到高的层层分析计算，最后计算出各方案对总目标的权数，为决策者提供决策依据。

层次分析法在风险评价中应用的基本步骤如下：

1）根据评价目标和评价准则，建立递阶层次结构模型。

2）构造比较判断矩阵。

3）确定项目风险因素的相对重要度，并进行一致性检验。

4）计算项目风险的综合重要度。

5）根据评价准则和综合重要度进行决策。

（4）模糊综合评价法：模糊综合评价法就是对涉及模糊因素的对象综合考虑多种因素进行评估和判决。该方法的优点是可以将不确定性的、模糊性的以及非量化的指标对评价结果造成的影响降到最小，并且可以对非线性的对象进行分析，使结果得以量化。但它的缺点就是各评价指标等级的划分和指标权重都是由专家来决定，因此主观性较强。

采用模糊综合评价法进行风险评价的基本思路是：综合考虑所有风险因素的影响程度，并设置权重以区别各风险因素的重要性；通过构建数学模型，推算出风险的各种可能性程度，其中可能性程度高者为风险水平的最终确定值。

其具体使用步骤如下：

1）确定评价对象的因素集。

2）建立评价集。

3）建立模糊关系矩阵。

4）确定权重集。

5）模糊综合评判。

6）计算综合隶属度。

（5）人工神经网络：人工神经网络（artificial neutral network，ANN）是由大量简单的基本元件——神经元相互联络，模拟人的大脑神经处理信息方式，进行信息并行处理和非线性转换的复杂网络系统。多层非线性ANN中的"误差反向传播算法"（即BP算法）突破了单层神经网络不能进行复杂分类的限制，任意连续函数都可由一个3层的BP网络逼近，利用BP网络极强的映射能力以及自学、自适应的特性，可随时依据新准备数据资料进行自我学习、训练，也可以很好地解决风险评价中存在的动态和非线性问题。BP网络的主要缺陷是容易陷入局部极小，而遗传算法具有较好的全局寻优能力。因此，神经网络和遗传算法理论已成功地应用于很多领域中。

BP网络分为：输入层、隐含层和输出层，隐含层可以有一层或多层。BP算法的学习过程由正向传播和反向传播两部分组成。在正向传播过程中，输入模式从输入层经过隐藏层神经元的处理后，转向输出层，每一层神经元的状态只影响下一层神经元状态。如果在输出层得不到期望的输出，则转入反向传播，此时误差信号从输出层向输入层传播并沿途调整各层间连接权值和阈值，以使误差不断减小，直到达到精确的要求。该算法实际上要求误差函数的极小值，它通过多个样本的反复训练，并采用最快下降法使得权值沿着函数负梯度方向改变，并收敛与最小点。

三、风险评估研究案例

（一）在用医疗设备的风险评估指标体系

使用专家调查法中的德尔菲法构建一套适用于临床在用医疗设备的风险评估指标体系。最终确定的指标体系包含 4 个一级指标，14 个二级指标，48 个三级指标（表 4-6）。本次咨询选择了 20 位来自医疗以及风险管理领域的资深专家。咨询共开展两轮，两轮的问卷回收率分别为 90% 和 100%；对四项一级指标的专家权威系数均大于 0.7；一级指标的 Kendall 和谐系数为 0.565，卡方检验 $P < 0.0001$，具有显著性差异，说明专家意见协调性较好。对指标体系进行信效度检验，4 个一级指标的克朗巴赫系数均在 0.7 以上，说明下面的二级指标能够较好地代表一级指标。指标体系的效度也满足要求。

表 4-6　在用医疗设备风险评估指标体系

一级指标	二级指标	三级指标
人员因素	使用人员因素	使用人员实际工作经验、培训、教育、资质认证、工作负荷
	临床工程人员因素	临床工程人员的工作负荷、培训、教育、资质认证、工作经验
	病人因素	病种的风险程度、病人的依从性、生理、精神状态、病人身体特异性
环境因素	物理环境因素	水源、气源以及空气的净化程度、温湿度、噪声、光照、空间布局、电气、电离辐射、电磁辐射
	化学环境因素	–
	生物环境因素	–
器械因素	发生故障或性能参数出现偏差因素	使用年限、使用频率、预防性维护情况、维修情况
	医疗器械自身可靠性因素	软件、硬件、附件的可靠性、医疗器械的可用性
	医疗器械信息可靠性因素	医疗信息系统的可靠性、网络传输的可靠性
管理因素	医院内部制度因素	临床使用部门管理制度的完善情况
		安全、技术管理制度的完善情况

续表

一级指标	二级指标	三级指标
管理因素	组织机构因素	医疗器械临床使用安全管理组织成立及职责开展情况、临床科室设备管理员配置情况、临床工程人员的配置数量以及结构组成情况
	医疗器械风险分析与评价因素	医疗器械不良事件监测以及上报情况
		医疗器械采购时、使用时、处置时的安全评价
	使用过程控制因素	使用前进行技术和安全测试、使用前检查状态标识、使用中的监控情况、使用后记录医疗器械信息和病人反应情况、医疗器械应急调配情况
	信息化管理因素	医院信息系统建设情况、医院信息系统应用情况

（二）医用直线加速器的故障模式和影响分析

某医用直线加速器是由 6 个系统，25 个子系统和 185 个部件所构成，可分为整机、系统、子系统、设备以及部件五个层次，对其进行故障模式和影响分析，形成了一套完整的医用电子加速器 FMECA 分析记录表格（表 4-7）。故障发生概率用发生百分数表示，故障模式所产生后果的严重程度用最终可能出现的人员伤亡，系统损坏或经济损失的程度来确定。根据以上原则，将机器的部件故障概率和失效严重度分为五个等级。对故障可检出性难易程度也被分为五级。将三种等级类别对每一部件给出具体数值，将三者乘积得到该部件的风险优先指数（risk priority index，RPI），即按每一参数 5 级计算：极限值为 $5 \times 5 \times 5 = 125$，最小值为 $1 \times 1 \times 1 = 1$，对 RPI 通常用数字高低而对各种部件的风险分成高、中、低三组，$125 \sim 60$ 为高风险组、$48 \sim 24$ 为中风险组、$20 \sim 1$ 为低风险组。最终得到风险优先指数等于或大于 2 的部件共计 56 个（表 4-8），选择其中风险优先指数在 $4 \sim 8$ 范围内的 24 个部件（表 4-9），作为 HACCP 分析的基础。将这 24 个部件制成 HACCP 工作单（按格式化制作），对每个内容作出分析和判断，找出属于关键控制点（CCP）的部件（表 4-10）。通过分析和判断，最终找出 12 个部件属于关键控制点，再对这 12 个部件制成 HACCP 风险控制表（表 4-11）。

表 4-7　医用直线加速故障类型和影响分析表

序号	产品名称及标志	功能	失效模式	失效原因	失效影响			检测方法	纠正措施	严重度	发生概率	检出性	风险优先指数	备注
					局部	高层次	最终							
1	急停开关	紧急停机	关不上	损坏	关不上	不能停机	不能停机	测试	更换	5	1	1	5	
2	24V 电源	提供电源	无输出	损坏	无输出	运动控制失效	系统异常	仪器测量	维修	2	2	1	4	

表 4-8　医用电子直线加速器故障模式和影响分析（风险优先指数大于 2 的部件共计 56 个）

序号	产品名称及标志	功能	失效模式	失效原因	失效影响			检测方法	纠正措施	严重度	发生概率	检出性	风险优先指数	备注
					局部	高层次	最终							
1	磁控管灯丝电源	灯丝供电	无输出	损坏	灯丝无电	无输出	无输出	仪器测量	维修	2	3	1	6	
2	自动频率控制（AFC）	控制频率	控制失效	控制失效	输出不稳定	工作异常	工作异常	仪器检测	维修	2	4	1	8	

表 4-9　医用电子直线加速器故障模式和影响分析（风险优先指数 4～8 的部件共计 24 个）

序号	产品名称及标志	功能	失效模式	失效原因	失效影响			检测方法	纠正措施	严重度	发生概率	检出性	风险优先指数	备注
					局部	高层次	最终							
1	自动频率控制（AFC）	控制频率	控制失效	控制失效	输出不稳定	工作异常	工作异常	仪器检测	维修	2	4	1	8	2
2	电离室	剂量测量	剂量异常	损坏	功能失效	剂量异常	工作异常	仪器检测	更换	4	2	1	8	

表 4-10　医用电子直线加速器系统的危险分析和关键控制点（HACCP）工作单（对 FMEA 分析的高风险优先指数部件，用于找出关键控制点）

部件编号	部件名称	部件功能	可能引起的潜在危害	潜在危害	详细说明	控制措施	关键点
1	自动控制频率	控制频率	剂量输出偏低	否	危害是剂量偏低，不至于导致病人接受剂量偏低	更换部件或通过调试	否
2	电离室	剂量测量	过量照射	是	电离室输出不稳定	双道和时间监控	是
3	测距灯	指示源皮距	造成靶区和剂量的影响	是	由于源皮距指示不准确，导致靶区和剂量不准确	维修	是

表 4-11　XHA600 系统的 HACCP 的风险控制表（用于对关键控制点进行风险控制的记录）

关键控制点编号	关键控制点名称	有意义的危害描述	对每个防患措施的极限值	监视				纠正措施	验证	记录
				内容	方法	频率	执行者			
1	电离室	过量照射	10%	剂量	剂量仪检测	每周一次	维修人员	调整	剂量仪验证	记录报告
2	测距灯	造成靶区和计量的影响	等中心 2mm	距离测量	实际测量		操作人员	调整	验证一致性	记录报告

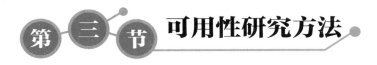

第三节 可用性研究方法

一、医疗器械的可用性问题

技术发展会使技术产品的使用变得日益复杂，有时还背离其初衷，走入为技术而技术的误区。在重视技术创新的同时，由于对人、环境等因素考虑的不足，导致了不少可用性问题。在技术飞速发展的今天，如何使日益复杂的医疗器械真正满足用户需求、方便易用且带来愉悦享受，是医疗及医疗器械发展面临的一大阻碍，这就是所谓的用户体验和可用性问题。同时，为医疗器械提供有效的可用性评估亦成为现在面临的一个主要挑战。拥有好的可用性是人们对于医疗器械迫切的要求。

可用性问题是什么？可用性问题是基于用户使用产品过程中的行为。一个含义模糊的术语、操作说明书上一段费解的文字、一种不清晰的操作方法描述，或者一处本该被用户看到却没有很好地提醒用户主义的界面设计，都可能带来器械的可用性方面的问题。

一般认为，可用性问题纯粹是定性的。典型的可用性问题会描述一个或多个参加者所遇到的问题，并评估背后的可能原因。在确定可用性问题时需要考虑的一个关键点是如何解决这些问题。最常见的场景是在器械的迭代设计流程中聚焦于改进产品。在这种情况下，最有用的可用性问题应当指出如何改进器械存在的缺陷。因此，器械只有执行典型的可操作任务才会对改进其可用性问题才会有所帮助。

因此，如何确定哪些问题是真正的可用性问题，哪些问题只是偶尔发挥失常是非常关键的。可用性问题是参加者医疗器械进行直接接触／交互时可能存在的问题。研究人员有可能在事前已经预测到会出现的可用性问题，而且在测试环节中也捕捉到了。但值得注意的是，研究人员真正需要做的是观察可能出现的任何问题，而不仅仅是寻找事先预期会发生的哪些问题。

二、可用性研究的基础

（一）可用性概念

20 世纪 70 年代开始，国内外的诸多研究机构和学者都对可用性做出了定义。目前，比较常用的并被业界和学术界普遍接受的是国际标准化组织给出的定义，可用性（usability）是指产品在特定使用环境下为特定用户用于特定用途时所具有的有效性（effectiveness）、效率（efficiency）和用户主观满意度（satisfaction），它包括下面三点内容：①有效性，用户使用产品达成目标的准确度和完整度；②效率，用户完成任务需要花费的努力；③满意度，使用产品时的舒适性和可接受性。

还有一个被广泛采纳的定义，由 Jakob Nielsen 提出，他指出可用性应该包括以下 5 个组成要素：①易学性：产品易于学习，便于用户可以快速使用系统完成工作；②有效性：产品能有效使用，一旦用户学习使用该产品，具有较高的使用效率；③易记性：产品易于记忆，用户搁置系统一段时间后不需要完全重新学习就能使用；④错误率：产品错误率低，产品不应该使用户在使用时很多的错误，并且错误容易恢复；⑤用户满意度：产品应该使用户很乐意去使用它。

可用性是一个涉及生理学、心理学、工程学、环境学、机械工程、工业设计和信息技术等学科的多学科交叉的研究领域，其工业界的应用与研究在国外有几十年的历史。可用性是在产品整个生命周期中进行的一组活动，是一种以提高产品可用性为目标的开发方法论，应用于产品整个生命周期的各个阶段，包括从需求获取、可用性问题分析、设计方案的开发以及测试评估在内的一整套实用方法，也泛指以提高产品可用性质量为目的的一系列过程、方法、技术和标准，核心是以用户为中心的设计方法论（user-centered design，UCD），即是从用户的角度进行产品的设计与开发。

运用可用性的同时，通过结合风险评估和分析，提高设计合理性，降低可预见的用户使用错误，成为发达国家工业界广泛采用的一种先进的产品开发方法。可用性被广泛运用在汽车工业、IT 行业、机械工业、航空业、能源业等工业行业，近年来也被大家逐渐的运用于医疗领域。

（二）可用性问题的发现方法

发现可用性问题一般有以下几种方法：

1. 面对面研究　在面对面研究（in-person study）中便于发现可用性问题的最佳方式是有声思维法。在有声思维法中，用户需要在操作任务的过程中将他们的想法即时表达出来。通常情况下，用户会说他们在做什么、他们想怎么做、对自己的决定有多大把握，以及操作行为背后的原因是什么。

2. 自动化研究　通过自动化研究来发现可用性问题需要格外注意如何搜集数据。关键是要允许参加者对操作界面或任务进行逐字评论。多数自动化研究都会针对每一个人物收集如下数据：完成状态、时间、易用性评价和文本评论等。文本评论是帮助我们理解任何可用性问题的最佳方式。

收集评论的一种方式让研究参加者在每一个任务结束后提供自己的看法。这种方式会获得一些有趣的结果，但却无法确保总能获得最佳的结果。另一种方式可能会有效，就是视情况让用户适时进行详细说明。如果研究参与者给出的易用性评分不高，就可以进一步追问该用户给出这样分数的原因，获得更有针对性和操作性看法。

3. 严重性评估　不是所有的可用性问题都一样：有的问题会比其他问题更严重。有些问题会让用户感觉心烦或沮丧，另一些问题会导致用户做出错误的决定或丢失数据。很显然，这两种不同类型的可用性问题会对用户带来不同的影响，严重性评估是处理这类问题的有效方式。

严重性评估有助于集中精力解决关键问题，通过对可用性问题进行优先级排序，继而降低可用性问题给产品带来的使用风险。

三、可用性研究设计和方法

在医疗领域，研究者们提出了各种各样的方法用于进行可用性评估及相关研究，既有传统可用性研究方法，也有新颖的可用性研究模型。通过查看近年的研究进展，在医疗领域中，目前使用的比较普遍的方法有启发式评估法、可用性测试和前端分析等。本部分主要介绍了这三种可用性评估方法及其特征。

（一）前端分析

前端分析旨在了解用户、用户的需求以及用户对工作环境的要求。并不是所有的器械产品设计都要进行这些分析，一般来说，在制定设计方案之前设计人员应当注意以下问题：

（1）器械的使用者是谁？（这不仅包括传统意义上的用户，而且要包括系统的装配、维护、监管、维修和处理人员。）

（2）器械执行的主要功能是什么，由用户操作还是由机器执行，必须执行的任务有哪些？

（3）器械适宜的使用环境是什么？

（4）用户对该器械的使用偏好和需求是什么？

这些问题可以通过多种不同方法予以回答，以下是几种常用的方法。

1. 用户分析 器械设计之前，都要确定潜在的使用用户并对其特征进行描述，这些描述可以用于器械生命周期的所有阶段。器械的常规用户或操作者是最重要的用户群。确定用户群的特征以后，设计人员应当对器械的安装或维护人员进行描述。

对潜在用户群进行完整的描述非常重要。用户群具有的重要特征有年龄、性别、教育水平或阅读能力、生理尺寸、生理能力、对同类产品的熟悉程度以及执行任务的能力。如果同类器械产品已经存在，就可以通过对已有的用户群进行取样从而确定主要用户特征。如果设计目标是吸引更大范围的用户或者为更大范围的用户设计器械，那么这种分析方法就不合适了。

用户特征明确后，简单的特征列表有时不能有助于设计。Cooper（1990）使用人物角色（personas）这个概念表示特征用户。角色是一个通过对真实用户的访谈和观察而形成的假设的人。角色不是真实的人群，但是具有用户群的关键特征。对角色的描述不仅包括生理特征和能力，而且也包括角色的目标、工作环境、活动类型、已有经验，以及角色的期待。角色要具体到其姓名。多数情况下，三或四个角色就能代表用户群特征。当要对产品的其他角色（比如维护人员）进行描述时，也需要创设单独的角色。角色可以规定产品必须达到的目标，以使用具体的形式对用户的能力和局限进行描述。

2. 环境分析　大多数情况下，必须要在特定的情况下考虑用户特征。比如在狭小的救护车或救护直升机上出诊的医务人员要在紧急情况下完成除颤器的使用，要考虑空间的紧密性、使用过程中的灯光亮度、噪声大小、医务人员的操作灵活性、心理活动状态等使用环境问题。环境分析可以与用户分析同时进行。在任务分析中对确定的活动或基本任务进行描述时，应当结合这些活动或任务所需要的特定使用环境。

3. 功能及任务分析　前端分析主要涉及两个方面：一是对人、机以及环境的功能进行分析；二是对用户需要完成的任务进行分析。

（1）功能分析：一旦定义了器械的潜在用户群后，可用性专家需要对器械（人 - 机、人 - 机 - 环）所能实现的基本功能进行分析。可以通过功能描述列出器械大致的功能。例如，监护仪的功能可以简单表述为可实时检测人体的心电信号、心率、血氧饱和度、血压、呼吸频率和体温等重要参数，实现对各参数的监督报警，并能进行信息存储和传输，等等。而功能是信息和产品状态的一般转换，功能有助于帮助用户达成目标但不对特定任务进行描述。

（2）任务分析：任务分析是理解用户的最重要的方法之一。有时也被称为活动分析，它可以根据产品的要求变化分析水平。由于设计依赖于产品的属性，可用性专家一般需要进行初步的任务分析。通常，初步的任务分析需要对用户将要进行的工作、职责、任务和活动进行描述。

一般来说，越复杂的产品越需要详尽的功能和任务分析。对可用性专家来说，对一个产品花上几个月的时间进行这种任务分析并非是一件罕见的事。任务分析应包括的基本信息有：用户目标、器械功能、达成目标的主要任务、信息需求和结果等。

4. 收集任务数据　任务分析的方法取决于分析需要的数据。在理论上，可用性专家可以对用户的操作过程进行观察和访谈。但这两种方法与调查法或问卷法等方法相比，成本更高，因此，并不是所有情况下都会采用它们。

（1）观察法：如果同类器械已经存在，观察用户使用已有的器械是最有效的收集数据的方法。就以输液泵的分析来说，我们可以招募一些能代表该器械不同类型的使用用户（如临床医务人员、维护维修工程师、厂家售后等等），观察他们对于输液泵的不同使用任务，进而确定输液泵使用的一般任务。这些用户需要在一些典型的场景下执行这些任务，分析者观察他们执行任务的过程，必要的时候可以向他们提问。

（2）有声思维：许多研究者和设计者通过让用户在执行任务时大声说出他们的想法来进行任务分析。用户的这些想法可以转换成潜在的目标、策略、决策和其他认知成分。有声思维通常有三种类型：即时性（任务操作过程中即时获得）、回顾性（任务完成后通过回忆或录像回顾而获得）和预期性的（给用户一些预设场景，让他们想象执行这些任务时出声思考）。即时性的有声思维数据有时难以获得，因为任务发生的很快或者使用者需要集中注意力，用户难以即时报告其想法；回顾性有声思维法产生的多是一些说明性问题，可以获得更多有用信息。

（3）任务操作时的询问：与有声思维法相比，这种方法的优点在于可以提示用户频繁地说出其潜在的目标和策略，缺点在于任务操作会被打断。因此，利用录像进行回顾性任务分析是一种有效的方法。

（4）结构性和非结构性访谈：进行用户访谈时，可用性专家要求用户对操作时的任务活动进行描述。通常，访谈多是先从非结构性访谈开始，这是因为非结构性访谈比较简单。访谈时不仅要询问用户如何进行操作，还需要询问用户的向好。分析者还应关注并指出什么地方用户没有完成任务、出现错误、缺少理解等问题。

（5）调查和问卷：调查和问卷通常是在设计者已获得初步的操作活动或任务描述后再进行撰写和散发。问卷可以用来确认信息的正确性，确定不同用户执行任务的次数，发现用户的喜好和偏爱。这些数据有助于设计人员对产品的功能或属性进行优化。

（二）启发式评估

启发式评估（heuristic evaluation）是让一小批评估人员评估用户界面，并将它们与一系列已知的可用性原则进行比较，判断这些界面与已经确立的可用性规则的符合程度，以发现界面设计中的可用性问题，并把它们作为界面再设计过程中所重视问题的可用性方法。这些原则包括用来描述界面通常具备的共同特点的通用原则和对某特定产品的特殊可用性原则。1990 年 Nielsen 和 Molich 提出了启发式评估方法的原型，之后 Nielsen 经过提炼，提出了启发式评估十项原则，见表 4-12。

表 4-12　Nielsen 启发式评估十项原则

编号	启发式评估准则启发式	描述
1	系统状态可见性 Visibility of system status	通过在合理时间内的合适的回馈，系统应该让用户了解正在发生的事情
2	系统与真实世界的关联性 Match between system and the real world	系统应该以使用者熟悉的语言、文字、词汇与概念来呈现，而不是使用系统导向
3	使用者的控制度和自由度 User control and freedom	使用者时常以尝试错误来选择系统功能，而且用户需要一个明显的"退出"来离开使用者不需要的状态。支持撤销与恢复
4	一致性和标准 Consistency and standards	使用者不应该猜测不同的词汇、状态或动作是否表达相同意义。还要考虑相容性
5	预防错误 Error prevention	这是比使用错误信息还要亲切的设计，预防是发生问题最先要考虑的事情
6	让使用者人事系统，而非回顾 Recognition rather than recall	尽量减少使用者需要记忆的事情、行动、可见的选项、步骤等。系统使用说明应该在合适的地方表现的显眼且可轻易使用

编号	启发式评估准则启发式	描述
7	灵活性与使用效率 Flexibility and efficiency of use	专家使用者通常可以使用加速器来提升它们的使用速度，像是满足没有经验与有经验的使用者。允许使用者设定常做的动作
8	美术与简化设计 Aesthetic and minimalist design	不应该包含无关紧要或很少用到的信息。每一个无用或多余的部分都会相对降低主要信息的显眼程度
9	帮助用户认识、改正、弥补错误 Help users recognize，diagnose，and recover from errors	错误信息应该以叙述文字呈现，而不是错误代码，并且精确地指出问题以及提出建设性的解决方案
10	帮助与说明文档 Help and documentation	即使是最好的系统也不能没有说明文件，系统也需要提供帮助与说明文件，这类型的信息应该很容易被找到

一般而言，启发式评估法是由多个评估人员对界面进行评估以提高效率，避免单个评估人员的局限性，建议是使用 3～5 名评估者，因为不能够通过使用更多的人数来获得更多额外的信息。启发式评估法过程中，每个评估者依据启发式原则独立进行检查评估。只有当所有的评估都结束之后，评估人员才可以交流并将他们的发现整合在一起，确保每个评估人员独立的无偏见地进行评估。

（三）可用性测试

可用性测试（usability test）需要代表性用户使用器械并执行具有代表性的任务，以此来揭示器械的交互优点和改进机会。可以将这项活动看作是对器械用户界面的压力测试或故障排除调试，目的是了解器械是否满足用户需求，特别是能否满足安全操作的需求。测试可以针对早期的设计概念模型，较为完善的样机，甚至是产品单元。测试会话通常需要两位专家合作完成，每次会话由单个参与者参加。良好的测试实践要求准备一份详细的可用性测试计划和报告，这些都可以加入到器械的设计存档中。

可用性测试是判断给定医疗器械是否满足预期用户需求和偏好的一种方法。广义上讲，这是一种判断医疗器械是否容易出现危险性使用失误的测试，而此类失误可能会导致用户或病人伤害或者死亡。

经典的可用性测试是在专用的可用性测试实验室进行的，测试管理者可以在此房间内指导测试活动，而从相邻的房间透过单镜面玻璃窗来观察感兴趣的内容。实际应用中，你可以在多种环境中进行可用性测试，如器械库房、护士休息室、会议室、宾馆套房、焦点小组设施、医学模拟室，以及像手术室这种实际临床环境。

任何一个可用性测试的目标都是让测试参与者使用给定医疗器械并执行任务，该器械可以是一个早期的样机，工作模型，产品级器械，或者是可上市的器械。如果这个医疗器械是一个病人监护仪，测试参与者可能要将模拟的病人感应器连接到监护仪上，跟踪心电图趋势，测量心输出量，调整收缩压和舒张压的警报阈值。如果这个医疗器械是一个内镜，测试参与者可能要将内镜放进模拟消化道内，穿过食管进入胃，到达幽门（瓣膜），然后将内镜反转观察更低位的幽门括约肌。如果这个医疗器械是一个胰岛素泵，测试参与者可能要设定基础率的配置程序，设置泵在一天中不同的时间输出不同的胰岛素给药速率，查阅烤土豆中碳水化合物的含量，在饭前给予 8 个单位的丸剂，并且将一个月的数据上传到计算机分析趋势。重要的是，胰岛素泵不可以连接到测试参与者身上（因为测试参与者可能是最终用户，他的工作也许就是使用该器械输注胰岛素）。正确的做法是，涉及输注胰岛素的任务都应该通过模拟完成。如果参与者需要给器械装入胰岛素，从技术上讲，应当用无药物活性的液体（诸如生理盐水或者纯水）替代。以上例子想要说明的是，医疗器械可用性测试通常不涉及接受治疗或服用药物的真正病人。

当测试参与者执行任务时，测试人员——通常是一个测试管理者和一个记录员——要密切观察使用此医疗器械是促进还是阻碍任务完成。除了记录观察到的使用失误，测试人员可能还需要记录任务时间，测试参与者的评论，以及各种设计属性的主观评级，例如易用性和使用速率。

如果在对一个相当简单的器械进行测试，测试会话可能会在短短 30 分钟内轻松完成。然而，大多数测试会话会持续 1～2 小时不等，以确保有充足的时间让测试参与者适应测试环境、理解测试意图和基本规则；能亲自执行完任务；并采访他们对器械优点和改进机会的看法，诸如此类。一个测试会话持续半天也是有可能的，特别是如果待测器械需要参与者执行大量的任务 [例如：拆封、组装、调试、操作（在多种模式下）和维护]。

可用性专家（或执行测试的相关专业人员）要起草详细的测试计划，以指导有效、稳定和客观的设计评估。在完成测试、分析数据、形成结果之后，测试管理员要按照报告要求的详细程度和格式上报结果。有时，医疗器械开发商将冗长的测试报告纳入到设计存档文件中并提交给监管者，报告包括测试的目的、方法、测试参与者，以及数据分析、结果和建议。

在器械开发期间，医疗器械开发商应该"尽早、经常"进行形成性可用性测试，以评估各种备选设计方案和发现器械改进的机会。在随后的设计进程中，开发者基本上都需要进行一项总结性可用性测试，从交互设计的观点来证明器械的使用安全性。不管是哪种类型的测试，只要用户与给定器械的交互进行得顺畅，就说明设计在朝着正确的方向发展，甚至已经可以引入市场了。相反的情况是，测试可能暴露了可用性方面的问题，在器械上市之前，这些问题可以、应该或者必须得到纠正。

相对于市场调研和临床试验，可用性测试通常所需要的参与者人数较少。仅有几个人参与的非正式测试也可以是富有成效的。但是，8～25 个人的测试样本量比较符合标准，通常选取 12～15 个参与者。然而不管样本量是大是小，关键是要找到合适的参与者。这意味着所招募的测试参与者样本，能够很好地代表在实际中会使用该器械的人群横断面。也就是说，可用性专家有时会进行偏移抽样，使样本中有缺陷个体（即损伤）的比例高于人群中的平均比例，这些缺陷会影响用户使用器械的能力。偏移抽样有助于可用性专家检测到那些无缺陷用户不一定会犯的潜在危险性使用失误。此外，采用这种方法能帮助我们测定一款医疗器械对有缺陷人员的无障碍性和可用性。

在可用性测试中可能会出现各种各样的可用性问题。举个例子，我们经常会看到，因为菜单选项表述不清，或者信息和兴趣点被胡乱的排列，测试参与者会在软件屏幕的层次结构中选错路线。有时，测试参与者会卡在某个任务上，因为屏幕上的或者打印出的说明是不完整、不正确或者含混不清的。此外，测试参与者也可能会按错按钮，因为他们误解了按钮图标，或者因为按钮过小，或太接近其他按钮。

当然，可用性测试中也可能会发生很多好的事情。比如说，测试参与者可能在没有接受过任何培训的情况下，第一次就设定好一台器械——这预示着在可能的用户任务范围内，该器械具有良好的可用性。他们很可能按照屏幕提示的顺序，就可以进行一项治疗程序。并且，测试参与者借助一个快速指南，可能就可以解释屏幕上的报警或声音报警，并紧接着对此问题进行故障排查。

因此，可用性测试就是为了发现一个用户界面的优点和缺点，从而达到设计改善和设计确认的目的。程序员也许会认为，可用性测试就是一种从用户交互的角度，对用户界面进行调试。机械工程师可能把可用性测试比作压力测试，或者形象的比作从一个可观的高度将用户界面跌落到水泥地面的测试。

四、可用性研究案例

体外除颤器是通过电极将电脉冲施加于病人的皮肤或暴露的心脏，对心脏实施电击治疗，消除病人心律失常，恢复心脏窦性心律的医用电气设备。其主要由除颤充／放电模块、心电信号／人体阻抗测量模块、充放电控制模块、心电图记录器、电源以及除颤电极板等组成，具有操作简便、疗效快以及作用效率高等诸多优点。然而，除颤器产品在国内的不良事件报告中时有发生，2010年1月至2015年3月，国家药品不良反应监测中心共收到体外除颤器可疑不良事件报告231份；在国外，有研究表明19%的除颤失误与其复杂的人机操作界面有关；引起了医疗器械监管部门对除颤仪可用性设计的极大重视。因此，对医用除颤器产品设计进行可用性测试，为其存在的可用性问题提供解决方法，加强关键界面的可用性设计，以减少使用失误的发生。

（一）研究目标

1. 发掘2种不同除颤器设计存在的可用性问题。
2. 识别存在可用性设计缺陷的人机界面可能引发的使用危害。
3. 为除颤器存在的可用性问题提供解决方案。

（二）研究方法

该研究为护理人员模拟除颤器真实使用环境下的前瞻性交叉研究。14名熟悉除颤器操作使用的护理人员分别使用两种不同型号的设备（A，B）完成 4 个特定任务（快速查看心电图、除颤、同步电复律及更换心电图纸），测试过程中使用有声思维法、专家观察法，对测试者遇到的可用性问题进行分类记录，同时利用测试者主观反馈评分以及专家对任务完成质量的客观评价，对除颤器的可用性设计做出综合评价，并探究其存在的可用性问题和给出解决方案。

（三）发现的可用性问题和挑战

1. 除颤和同步电复律　50% 的测试者在需要对病人进行同步除颤时却执行了非同步除颤，并且这些测试者强调他们在临床实际应用中也是按照同样的步骤进行除颤，他们在实验过程中并未意识到这个错误，而且这两种除颤器除颤完毕后会自动复位，不会提示使用者使用了哪种除颤模式。

在进行同步电复律任务时，专家观察到测试者在进行电复律操作时存在延时，并且测试者在设备显示窗口观看 R 波时十分费力，并且设备显示状态存在问题。设备上的"SYNC"状态按钮，一直亮时表明处于同步状态但并有准备好放电，当此按钮处于闪烁状态时，表明可以进行同步电复律，这种设备状态显示方式使测试者感到迷惑并且做出错误的操作。

2. 无纸状态打印心电图（更换纸张）　在更换除颤器心电图打印纸的任务中，设备 A执行打印操作，但是设备处于无纸状态，测试者重复按打印键，除颤器不提供任何视觉、听觉等反馈信息，测试者无法获知设备状态，误以为设备处于失效状态。此外，在执行更换纸张的过程中存在较大困难，因为测试者在进行测试时都戴有手套（模拟临床环境），因而无法方便的将纸取出并安放到设备，并且当测试者安放打印纸方向不对时，想要更正这个错误非常的困难，需要将手套取下才可以完成更正动作。此外，进行除颤手柄操作时，测试者戴上手套对除颤操作具有较大困难。

3. 按键　测试者在进行实验的过程中，发现找到正确的操作按钮非常的困难。因为大部分按钮的造型和外观极为相似，给测试者造成混淆。此外，测试者戴上手套进行按键操作时，由于按键表面摩擦力不够，手指容易滑落误按其他功能按钮，极易引发医疗事故。

4. 能量调节旋钮　在调节充电能量时，设备 A 可以直接调节到需要使用的电能水平，而设备 B 则需要通过旋钮一步一步调节到预期的能量水平，这对于病人抢救是不利的。

（四）可用性改进措施

1. 显示界面可视性　除颤波形的在除颤器上的显示对于进行除颤操作的医务人员来说十分重要，因此，波形显示应当具有良好的可视性，显示界面的安放位置、大小以及形状等特性应当考虑操作人员的操作习惯、身高、视力、阅读习惯、应用环境等特点，以方便操作人员的查看和阅读。

2. 按键及其显示含义　按键的设置在医疗设备上至关重要，按键所代表的功能与实际命名应当有显著地联系，以方便操作人员的使用。在该研究中，如"SYNC"按键，有着多个含义，因此应当简化按键所执行的功能，如将执行功能（放电）和状态表示（是否准备好）用两个单独模块来显示，简化对操作人员的认知压力与记忆能力。并且，按键应当依据其功能的不同引用不同的形状来表示，避免因按键的外观相似性导致的误操作。在按键设计时，也应当考虑到其应用环境，比如在该研究中，操作人员需要佩戴手套，如果按键表面摩擦度、外形过小等容易引发使用人员操作不便或误操作，因此，考虑按键的防滑、耐磨等可用性特性应当纳入到设计考虑中。

3. 可使用性和易操作性 急救设备可使用性和易操作性在临床应用过程中尤为重要，在该研究中，出产设备的易操作性存在着设计缺陷，如进行心电图打印纸更换操作过程，需要使用人员除去手套才能进行，并且当降低其操作难度，此外，如纸张方向错位不便修正的问题同样应当纳入到易操作性和可使用性的设计考虑中。

第四节　临床工程中的信息技术研究方法

一、临床工程中的信息相关问题

（一）临床环境下医疗器械和信息技术的融合

随着医疗器械技术与信息技术的不断进步，孤立的发展已经不能满足新形势下医疗卫生保健的需求，越来越多的医疗服务需要将医疗器械技术与信息技术相互融合起来，发挥更大的技术能量。医疗器械技术与信息技术的融合了促进医疗安全（图4-7）。

但是，作为两种工程技术的融合，其复杂度比单一一种技术在临床应用的复杂度要高得多。对研究者的知识领域的广泛以及对临床环境的熟悉程度要求都更高。目前，国内外对于融合领域的主要关注方向包括：

1. 标准开发 国外已经出台了一系列有关医疗器械和IT技术的标准，但是标准仍在不断开发和完善中，如IHE-PCD标准。此外，标准的实践、推广也是未来的方向之一。

2. 安全方面 医疗器械技术与信息技术融合的快速发展伴随着增加复杂性、大量的单点故障和大量的脆弱性风险等挑战，数据有效性、时效性、安全性、病人隐私安全等问题得到各部门高度关注。

3. 管理研究 医疗器械技术与信息技术融合带来医疗机构管理模式与工作方式的改变，如何优化管理模式、加强部门合作、改变工作方式是医疗机构在建立医疗IT网络后需要关注的重点问题。

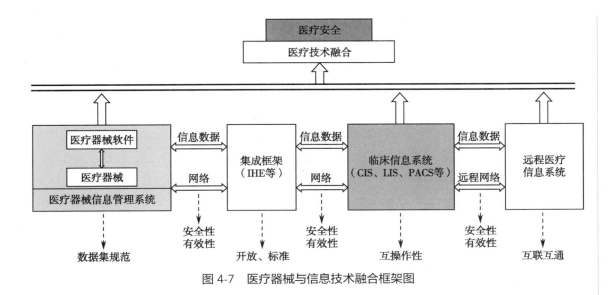

图 4-7　医疗器械与信息技术融合框架图

（二）信息系统自身的研究

医疗数据非常复杂，涉及众多系统和众多数据方向，且相互关联度高，如何能够从软硬件方面进行合理的业务数据整合，提升效率，提高性能，增加数据存储能力，提升数据查询的便利性一直都是关注的目标。同时，医疗文书缺乏规范的术语和标准做基础，如何从日常自然语言构成的业务文书中准确提取专业术语，进行后结构化，方便医生查询和后续科研，也一直是自然语言处理方面的重点研究方向。

此外，作为临床工程所涉及业务的信息系统，包括医疗设备维护信息系统、植入性耗材追溯系统、耗材物流管理系统等，对其的设计、开发及应用既需要对医疗器械管理法规和流程的熟悉，又需要良好的信息技术基础，也是临床工程专业进行信息系统相关研究的可选方向。

（三）信息系统产生的数据研究

当前在医疗行业的大数据分析涵盖的概念很广，既包含了既往的统计分析，又涵盖了互联网所引入的大数据分析的概念。大数据在医疗领域中的应用研究正在被逐渐铺开，其好处也将日益凸显，当前主要的意义在于：通过对临床数据的分析，对病人进行更有前瞻性的治疗和照护，提高疾病的治疗效果；通过对最新临床实例的分析提高对临床决策的支持；通过对统计工具和算法的使用来改善临床试验的设计；通过对大数据集的分析为个性化医疗提供支持；通过优化业务决策支持，以确保医疗资源的适当分配。

促进大数据技术在医疗行业大规模开展应用研究的因素，一方面当然是由于大数据相关的数据挖掘、机器学习、分布式存储及计算等计算机技术的飞速发展，另一方面也得益于计算机化的医疗信息系统在医院的应用程度越来越深，电子数据存储在各个医疗机构的信息系统中，而不是像 20 年前需要医生逐份地去查找纸质病历关键信息。同时，值得注意的是，医疗信息系统中的数据虽然被公认为是大数据挖掘的"金矿"，认为其中的信息是无价之宝，但是实际的数据应用价值还跟信息系统的具体情况有关，并不是信息系统中的数据都是可以直接用于数据挖掘并且产出理想结果的。医学信息的主要组成如下图 4-8 所示，可以看到大部分医疗机构的信息系统包括了这些信息，但是也可能有部分数据尚未纳入到信息系统中，或者即使已经纳入，但是数据质量不足以提供有效的大数据挖掘。

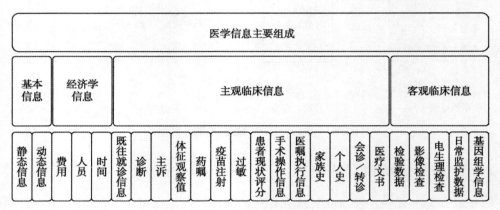

图 4-8　医学信息主要组成内容

二、临床工程中的信息技术研究基础

（一）相关概念

1. 医疗 IT 网络　是包含一个或多个医疗器械的 IT 网络；即此网络能够对病人诊断或者治疗过程中的设备产生的信息能够进行交互、控制或者接收。医疗 IT 网络中，集成的医疗器械与网络信息系统之间、不同网络信息系统之间、不同的集成医疗器械之间都可以相互操作、互联互通。医疗器械通过集成（接入）IT 网络，达到设备数据信息共享与深度应用。

2. 临床信息系统（clinical information system，CIS）　主要目标是支持医院医护人员的临床活动，收集和处理病人的临床医疗信息，丰富和积累临床医学知识，并提供临床咨询、辅助诊疗、辅助临床决策，提高医护人员的工作效率，为病人提供更多、更快、更好的服务。如医嘱处理系统、病人床边系统、医生工作站系统、实验室系统、药物咨询系统等就属于 CIS 范围。临床信息系统 CIS 相对于医院信息系统 HIS 而言，是两个不同的概念。HIS 是以处理人、财、物等信息为主的管理系统，CIS 是以处理临床信息为主的管理系统。

3. 计算机维护管理系统（computer maintenancemanagement system，CMMS）是指可以在设施层面提高整体医疗器械管理水平的一个工具，是包含有关组织维护操作信息的计算机数据的软件包。在卫生健康技术管理（HTM）中，CMMS被用于自动整理有关医疗器械的所有活动的文档，包括设备规划、库存管理、纠正和预防性维护程序、备件控制、服务合同和医疗设备的召回和报警。对采集到的数据进行分析并可用于技术管理、质量监控、工作指令控制和医疗设备的预算中。

4. 大数据（big data） 是指需要新处理模式才能具有更强的决策力、洞察发现力和流程优化能力来适应海量、高增长率和多样化的信息资产。

大数据具有五个主要的技术特点，人们将其总结为5V特征：

（1）volume（大体量）：即可从数百TB到数十数百PB、甚至EB的规模。

（2）variety（多样性）：即大数据包括各种格式和形态的数据。

（3）velocity（时效性）：即很多大数据需要在一定的时间限度下得到及时处理。

（4）veracity（准确性）：即处理的结果要保证一定的准确性。

（5）value（大价值）：即大数据包含很多深度的价值，大数据分析挖掘和利用将带来巨大的商业价值。

（二）常用的数据交换标准

1. DICOM标准 医学数字成像和通信标准（Digital Imaging and Communications in Medicine，DICOM），是美国放射学会（American College of Radiology，ACR）和国家电子制造商协会（National Electrical Manufacturers Association，NEMA）制定的用于数字化医学影像采集、传送、显示、归档与查询的标准。DICOM标准使得医学影像信息的交换得以实现，从而推动了PACS（Picture Archiving and Communication System，图像归档与通信系统）的研究与发展。DICOM的开放性与互联性使得系统间的集成成为可能。

DICOM标准由许多部分组成，每一部分的标题大致描述了此部分的主题，如信息对象的定义（IOD），服务类（service class）和DICOM通信规程等。其内容涵盖DICOM的数据结构、文件存储格式、网络信息交换等。DICOM标准具有良好的可扩充性，可单独对某部分进行扩充，在各部分中，又有存放增加和修改内容的附录，方便更新。可根据实际应用的要求，不断扩展和完善DICOM标准。

2. HL7标准 HL7（Health Level 7）是美国国家标准局（ANSI）授权的标准开发组织之一，是从事医疗服务信息传输协议及标准研究和开发的非营利组织，其宗旨是为交换、管理和数据整合提供标准。HL7作为信息交换标准。是该组织研究开发的用于医疗卫生机构及医用仪器、设备数据信息传输的，它是开放系统互联（OSI）七层协议第七层，即应用层的协议，主要定义了数据格式、数据交换时间和交换时出错的处理等数据协议，并不涉及底层的通信协议。

在HL7通信协议中，消息（message）是数据交换的基本单位，HL7采用消息传递方式来实现不同模块之间的互连。首先，应用程序的数据按照HL7标准的语法规则转换成各个系统都能识别的标准数据格式。然后按照一定的网络传输协议，通过符合FTP/TCP/IP等等协议的数据报格式传送到接收方，接收系统应用层接收到数据报后，再按

HL7 标准的规则进行解析，将消息转换为应用程序可识别的数据，这就完成了不同系统之间的数据交换。

3. IHE 集成规范　医疗企业集成（integrating the healthcare enterprise，IHE）计划是在 1997 年由医疗保健专家与产业界共同发起的一个项目，它以既有的医疗信息传输标准为基础，为不同成像设备和医疗信息系统之间的集成共享和互操作提供了可遵循的规范。IHE 基本方法是集成规范，不同成像设备在医疗环境中扮演的角色，以及相关系统间的互动关系，具体描述于 IHE 的技术框架（technical framework）文件中。在工作流程中，这些具体角色根据技术框架中定义的事物进行通信，完成不同系统间的信息交换。

4. 其他医学信息标准　CORBA Med 是对象管理组织（object management group，OMC）的医疗健康工作组，定义的基于通用对象请求中介体系结构（common object request broker architecture，CORBA）的有关数据交换的医疗信息对象服务接口规范。CORBA 是一种分布式通信软件，它本身并不定义各种应用实体，而是将各种存在的应用实体抽象为应用对象（object），利用对象组件技术将这些应用对象集成到系统应用中。在医学应用中使用 CORBA 结构可以实现多种医学系统间的互操作和集成。

IEEE 1157 即医学数据交换标准（MEDIX，medical data interchange standard），它基于一个框架模型，进行覆盖 ISO/OSI 参考模型七层协议的系列规范制订，目的是在医院的计算机系统之间交换数据。

IEEE 10731 即医疗信息总线（medical information bus，MIB）的通信模型。这些规范涵盖了从物理连接到数据表达的各个层次，用于在重症监护室、手术室和急救室中，进行床边设备和相应的医疗信息系统之间的数据交换。

（三）大数据处理流程

具体的大数据处理方法有很多，但有一个基本的大数据处理流程，基本概括为四步，分别是采集、导入和预处理、统计和分析，以及挖掘。

1. 采集　大数据的采集是指利用多个数据库来接收发自客户端的数据，并且用户可以通过这些数据库来进行简单的查询和处理工作。比如，电商会使用传统的关系型数据库 MySQL 和 Oracle 等来存储每一笔事务数据，除此之外，Redis 和 MongoDB 这样的 NoSQL 数据库也常用于数据的采集。

在大数据的采集过程中，其主要特点和挑战是并发数高，因为同时有可能会有成千上万的用户来进行访问和操作，比如火车票售票网站和淘宝，它们并发的访问量在峰值时达到上百万，所以需要在采集端部署大量数据库才能支撑。并且如何在这些数据库之间进行负载均衡和分片的确是需要深入的思考和设计。

2. 导入和预处理　虽然采集端的本身会有很多数据库，但是如果要对这些海量数据进行有效的分析，还是应该将这些来自前端的数据导入到一个集中的大型分布式数据库，或者分布式存储集群，并且可以在导入基础上做一些简单的清洗和预处理工作。也有一些用户会在导入时使用来自 Twitter 的 Storm 来对数据进行流式计算，来满足部分业务的实时计算需求。导入与预处理过程的特点和挑战主要是导入的数据量大，每秒钟的导入量经常会达到百兆，甚至千兆级别。

3. 统计和分析 统计与分析主要利用分布式数据库，或者分布式计算集群来对存储于其内的海量数据进行普通的分析和分类汇总等，以满足大多数常见的分析需求。

4. 挖掘 与传统统计和分析过程不同的是，数据挖掘一般没有什么预先设定好的主题，主要是在现有数据上面进行基于各种算法的计算，进行预测，从而实现一些高级别数据分析的需求。比较典型算法有用于聚类的 K-Means、用于统计学习的 SVM 和用于分类的 Naive Bayes，主要使用的工具有 Hadoop 的 Mahout 等。该过程的特点和挑战主要是用于挖掘的算法很复杂，并且计算涉及的数据量和计算量都很大。

（四）数据挖掘的常用方法

1. 相关性分析 相关性分析（correlation analysis）是指对两个或多个具备相关性的变量元素进行分析，从而衡量两个变量因素的相关密切程度。相关性的元素之间需要存在一定的联系或者概率才可以进行相关性分析。相关性分析可以用来验证两个变量间的线性关系，从相关系数 r 我们可以知道两个变量是否呈线性关系、线性关系的强弱，以及是正相关还是负相关。

对两个变量间的直线关系进行相关分析称为简单相关分析（也叫直线相关分析）；对多个变量进行相关分析时，研究一个变量与多个变量间的线性相关称为复相关分析；研究其余变量保持不变的情况下两个变量间的线性相关称为偏相关分析。

2. 回归分析 回归分析（regression analysis）是确定两种或两种以上变量间相互依赖的定量关系的一种统计分析方法。运用十分广泛，回归分析按照涉及的变量的多少，分为一元回归和多元回归分析；在线性回归中，按照因变量的多少，可分为简单回归分析和多重回归分析；按照自变量和因变量之间的关系类型，可分为线性回归分析和非线性回归分析。如果在回归分析中，只包括一个自变量和一个因变量，且二者的关系可用一条直线近似表示，这种回归分析称为一元线性回归分析。如果回归分析中包括两个或两个以上的自变量，且自变量之间存在线性相关，则称为多元线性回归分析。

3. 决策树（分类树）

（1）定义及要素：决策树（decision tree）是在已知各种情况发生概率的基础上，通过构成决策树来求取净现值的期望值大于等于零的概率，评价项目风险，判断其可行性的决策分析方法，是直观运用概率分析的一种图解法。由于这种决策分支画成图形很像一棵树的枝干，故称决策树。在机器学习中，决策树是一个预测模型，他代表的是对象属性与对象值之间的一种映射关系。Entropy ＝ 系统的凌乱程度，使用算法 ID3，C4.5 和 C5.0 生成树算法使用熵。这一度量是基于信息学理论中熵的概念。

决策树是一种树形结构，其中每个内部节点表示一个属性上的测试，每个分支代表一个测试输出，每个叶节点代表一种类别。

分类树（决策树）是一种十分常用的分类方法。他是一种监管学习，所谓监管学习就是给定一堆样本，每个样本都有一组属性和一个类别，这些类别是事先确定的，那么通过学习得到一个分类器，这个分类器能够对新出现的对象给出正确的分类。这样的机器学习就被称之为监督学习。

决策树的构成有四个要素：①决策结点；②方案枝；③状态结点；④概率枝。如图4-9所示：

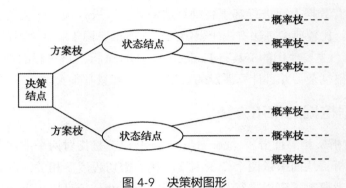

图 4-9　决策树图形

决策树一般由方块结点、圆形结点、方案枝、概率枝等组成，方块结点称为决策结点，由结点引出若干条细支，每条细支代表一个方案，称为方案枝；圆形结点称为状态结点，由状态结点引出若干条细支，表示不同的自然状态，称为概率枝。每条概率枝代表一种自然状态。在每条细枝上标明客观状态的内容和其出现概率。在概率枝的最末梢标明该方案在该自然状态下所达到的结果（收益值或损失值）。这样树形图由左向右，由简到繁展开，组成一个树状网络图。

（2）应用步骤：决策树法的决策程序如下：

1）绘制树状图，根据已知条件排列出各个方案和每一方案的各种自然状态。

2）将各状态概率及损益值标于概率枝上。

3）计算各个方案期望值并将其标于该方案对应的状态结点上。

4）进行剪枝，比较各个方案的期望值，并标于方案枝上，将期望值小的（即劣等方案剪掉）所剩的最后方案为最佳方案。

（3）算法：最常用的决策树模型算法是 CART（classification and regression trees），代表分类树和回归树，是一种广泛应用于树结构产生分类和回归模型的过程。其他算法有 CHAID（Chi-square automatic interaction detector），还有 Quinlan 提出的 ID3（iterative dichotomizer 3），以及后续的版本 C4.5 和 C5.0，其中 C4.5 和 C5.0 在计算机领域中广泛应用。大多数的决策树模型算法是由核心算法改变而来，利用由上向下的贪心算法（greedy algorithm）搜索所有可能的决策树空间，这种算法是 ID3 算法和 C4.5 算法的基础。决策树在处理分类问题时，数据型态可以是类别数据和连续性数据，除了 CART 算法可以处理离散型数据和连续性数据之外，ID3、C4.5、C5.0 和 CHAID 都只能处理离散型数据。

4. 支持向量机　支持向量机（support vector machine，SVM）是 Corinna Cortes 和

Vapnik 等于 1995 年首先提出的，它在解决小样本、非线性及高维模式识别中表现出许多特有的优势，并能够推广应用到函数拟合等其他机器学习问题中。

在机器学习中，支持向量机（SVM，还支持矢量网络）是与相关的学习算法有关的监督学习模型，可以分析数据，识别模式，用于分类和回归分析。

SVM 的主要思想可以概括为两点：它是针对线性可分情况进行分析，对于线性不可分的情况，通过使用非线性映射算法将低维输入空间线性不可分的样本转化为高维特征空间使其线性可分，从而使得高维特征空间采用线性算法对样本的非线性特征进行线性分析成为可能。

（1）基本特征

1）SVM 学习问题可以表示为凸优化问题，因此可以利用已知的有效算法发现目标函数的全局最小值。而其他分类方法（如基于规则的分类器和人工神经网络）都采用一种基于贪心学习的策略来搜索假设空间，这种方法一般只能获得局部最优解。

2）SVM 通过最大化决策边界的边缘来控制模型的能力。尽管如此，用户必须提供其他参数，如使用核函数类型和引入松弛变量等。

3）通过对数据中每个分类属性引入一个哑变量，SVM 可以应用于分类数据。

4）SVM 一般只能用在二类问题，对于多类问题效果不好。

（2）基本原理：SVM 方法是通过一个非线性映射 p，把样本空间映射到一个高维乃至无穷维的特征空间中（Hilbert 空间），使得在原来的样本空间中非线性可分的问题转化为在特征空间中的线性可分的问题。简单地说，就是升维和线性化。升维，就是把样本向高维空间做映射，一般情况下这会增加计算的复杂性，甚至会引起"维数灾难"，因而人们很少问津。但是作为分类、回归等问题来说，很可能在低维样本空间无法线性处理的样本集，在高维特征空间中却可以通过一个线性超平面实现线性划分（或回归）。一般的升维都会带来计算的复杂化，SVM 方法巧妙地解决了这个难题：应用核函数的展开定理，就不需要知道非线性映射的显式表达式；由于是在高维特征空间中建立线性学习机，所以与线性模型相比，不但几乎不增加计算的复杂性，而且在某种程度上避免了"维数灾难"。这一切要归功于核函数的展开和计算理论。

选择不同的核函数，可以生成不同的 SVM，常用的核函数有以下 4 种：

1）线性核函数 $K(x, y) = x \cdot y$；

2）多项式核函数 $K(x, y) = [(x \cdot y) + 1]^d$；

3）径向基函数 $K(x, y) = \exp(-|x - y|^2/d^2)$；

4）二层神经网络核函数 $K(x, y) = \tanh(a(x \cdot y) + b)$。

5. 深度信念网络 深度信念网络（deep belief network，DBN）由 Geoffrey Hinton 在 2006 年提出。它是一种生成模型，通过训练其神经元间的权重，我们可以让整个神经网络按照最大概率来生成训练数据。我们不仅可以使用 DBN 识别特征、分类数据，还可以用它来生成数据。

DBN 由多层神经元构成，这些神经元又分为显性神经元和隐性神经元（以下简称显元和隐元）。显元用于接受输入，隐元用于提取特征。因此隐元也有个别名，叫特征检测器（feature detectors）。最顶上的两层间的连接是无向的，组成联合内存（associative memory）。较低的其他层之间有连接上下的有向连接。最底层代表了数据向量（data vectors），每一个神经元代表数据向量的一维。

DBN 的组成元件是受限玻尔兹曼机（restricted boltzmann machines，RBM）。训练 DBN 的过程是一层一层地进行的。在每一层中，用数据向量来推断隐层，再把这一隐层当作下一层（高一层）的数据向量。

机器学习（machine learning）是指能够帮你从数据中寻找到感兴趣的部分而不需要编写特定的问题解决方案的通用算法的集合。通用的算法可以根据你不同的输入数据来自动地构建面向数据集合最优的处理逻辑。举例而言，算法中一个大的分类即分类算法，它可以将数据分类到不同的组合中。而可以用来识别手写数字的算法自然也能用来识别垃圾邮件，只不过对于数据特征的提取方法不同。相同的算法输入不同的数据就能够用来处理不同的分类逻辑。换一个形象点的阐述方式，对于某给定的任务 T，在合理的性能度量方案 P 的前提下，某计算机程序可以自主学习任务 T 的经验 E；随着提供合适、优质、大量的经验 E，该程序对于任务 T 的性能逐步提高。即随着任务的不断执行，经验的累积会带来计算机性能的提升。

三、信息技术应用案例

（一）"病人自控式镇痛泵"治疗技术融合案例

手术后，通常会通过病人自控式镇痛泵来给予镇痛药物，考虑到因某些止痛药可能会引起病人呼吸抑制的因素，同时应该使用脉搏血氧监测仪监护病人的血氧饱和度。一台病人自控式镇痛泵使用标准通信协议（ICE 标准）将药物剂量和给药速率信息无线传输到一个可连接多台设备的 ICE 网络控制器，再由其连接到 ICE 服务器。同样，脉搏血氧仪将血氧饱和度和心率值通过串行 RS-232 接口（ICE 设备接口）发送到同一台 ICE 网络控制器和 ICE 服务器。此外，ICE 服务器上还有来自医院信息系统的一些数据，例如：病人年龄、体重、睡眠呼吸暂停的风险，以及来自计算机处方录入系统的药物处方明细。然后，ICE 服务器就可以利用特定的算法来分析所有病人及设备的信息，判断病人是否有药物过量的潜在可能性。如果计算表明病人可能发生危险，可能会触发两个动作：一是是阻止输液泵继续给药，第二个动作则是启动警报，通知临床医生进行干预。

（二）支持全生命周期的医疗设备管理系统的设计与实现

基于对医疗设备管理现状的分析，对其管理流程进行优化，运用 Web 技术，实现医疗设备的信息化管理，动态掌握医疗设备全生命周期的使用状态。通过事前论证、事中监控、事后评估，提升医疗设备精细化管理水平，优化资产配置，促进医疗设备良性运行。基于全生命周期的医疗设备管理系统，可以实时掌握所属医疗设备的信息，动态了解所属医疗设备的运营成本和所产生的绩效情况，对合理配置医疗设备资源、提升医院精细化管理、决策水平以及降低医院运行成本至关重要。

该案例基于生命周期理论对医疗设备管理流程进行优化，同时把固定资产管理与财务系统、HIS 系统、临床信息系统（clinical information system，CIS）系统等 HRP 其他子系统的数据共享，实现对固定资产的全生命周期管理。医疗设备管理系统的流程由以下主要步骤组成：计划管理、合同管理、固资管理、日常管理、账务管理，如图 4-10 中的业务逻辑层所示。

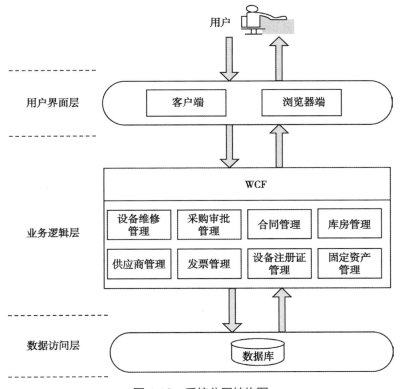

图 4-10　系统分层结构图

系统对医疗设备进行较为合理、全面的绩效综合评估与规范化流程管理，实现医疗设备效益的最大化，与 HIS、PACS 系统的对接，实现资源共享，提升医疗设备管理的精细化水平。

（三）应用 DynaCT 技术进行植入支架的个体影像追溯管理

该案例介绍了基于医学信息系统，应用 DynaCT 血管介入三维成像技术及条形码自动识别技术，开发出的一套适用于高值耗材（支架）不良事件管理的图文报告系统（图 4-11）。该系统将较大地提高血管介入的治疗效果，同时能够为有关部门制定与支架不良事件相关的政策法规提供临床工程技术上的支持，有效地减少不良事件的发生。

研究对象：收集 2006 年 1～4 月期间进行胸腹部及颈动脉血管内支架植入术后行 DynacT 成像的 15 例病例资料，其中男 9 例，女 6 例，年龄 25～62 岁，平均 48 岁。数据采集：利用 Siemens Axl0M ArtisdTA 通用数字平板血管造影系统进行旋转血管造影成像。执行旋转血管造影成像所用的商业软件为最新版本的 syngoDynaCT。图像后处理操作在 LEONARDO 工作站上进行。

与血管内支架的知名生产商合作，获取各种类型支架的技术参数，利用标准体模嵌入支架执行 DynacT 成像，对支架重建图像进行几何量测量，探索出具有特异性的支架图像后处理算法。对不同种类和规格的支架分别进行 DynacT 成像，探索出有针对性的支架图像分割、重建和测量算法，为临床应用做好技术准备。在血管内支架植入术完成后，分别执行 ACT（angiographic CT）、3D-DSA（three-dimensional digital subtraction angiography）和 DR（digital radiography）三种方式的成像。

与 PACS 提供商共同合作，基于已有的 DICOM 图像传输显示软件，整合了医院流程管理与质量控制的理念，对每一个植入人体的支架在影像工作站上对其编号进行标注并保存。这样的植入生物材料产品管理系统，并不是仅仅将器械作为一项产品进行管理，而是要追踪其植入人体后的状态，评价其安全性和可用性。

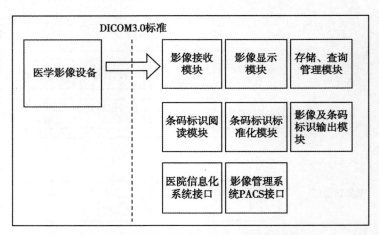

图 4-11 植入生物材料管理系统框架图

结果显示：15 例病人共植入 21 个血管内支架（胸腹部血管内支架 8 个，颈动脉支架 13 个），其中 19 个经处理后满足影像学评价。不能满足评估的原因为：运动伪影、金属伪影、支架尺寸太小及严重钙化等因素。

该技术能够有效地解决植入人体的个体材料与影像的匹配和追溯问题，积累病人长期的影像进行对比，一方面可以提高血管介入的治疗效果，同时也能够为有关部门制定与支架不良事件相关的政策法规提供真实有效直观的影像数据，有效地减少不良事件的发生。

（四）基于关联规则算法构建急性上呼吸道感染用药提示系统

急性上呼吸道感染（简称上感），广义上是一系列疾病的总称，具有常见多发的特点，所以选择一种有效的治疗方法对提高诊疗质量将起到关键性作用。利用数据挖掘的手段，应用关联规则算法对患有急性上呼吸道感染的病人进行分析，找到病人相关特征信息与用药之间的关联规则；并基于该关联规则构建急性上呼吸道感染用药的提示系统，对一声为病人用药进行评估，提高病人安全和整体医疗质量。

通过利用数据挖掘的方法对患有上呼吸道感染病人的各项体征、具体用药进行分析，找到其中的关联性。基于关联规则算法构建一个急性上呼吸道感染用药的提示系统，判断具体的体征应该使用何种药物，从而为医生给病人用药提供评估建议，提高病人安全性。

该研究以关联规则算法进行规则挖掘之前需要先进行数据预处理，使关系型的表转化为事务型，以达到关联规则算法的使用要求。基于 Apriori 算法，分别对诊断、主体征、医嘱、细胞相关记录进行处理，设置最小支持度为 2%，最小置信度为 80%，前项最大数为 4，其结果得到 65 条规则。总共用药记录有 1898 条，其中 949 条为训练集，949 条为测试集。数据存于 Cache 数据库中，使用 SQL 计算 65 条规则每条在测试集中的置信度。最后训练集中得到的规则在测试集中同样适用，其置信度均大于 80%，验证了此模型的合理性。

该系统的创新之处在于，使用病人体征产生体征 - 用药的规则，而非已有的用药 - 用药规则，实现对用药的提示功能，减少用药错误的概率，有效提高病人的安全性。该系统实现了对急性上呼吸道感染病人用药的提示功能，并能查看到相关的运行结果。该功能是急性上呼吸道感染用药提示系统中的基础功能也是关键功能，其为用药提示系统的研究提供了有益的尝试。

本章小结

本章主要介绍临床工程研究中常用的工程学研究方法，包括可靠性研究方法、风险评估研究方法、可用性研究方法以及信息技术研究方法。其中可靠性研究方法介绍了可靠性相关的基本概念和基础知识，最后以加速器为例介绍如何在日常的工作中做好现场数据的收集、整理和分析，为可靠性分析提供基础数据。风险评估研究方法中首先介绍了医疗领域中存在的风险问题，然后介绍了风险评估的相关基础概念以及风险评估的步骤和常用方法，最后用两个案例来具体说明如何将风险评估方法应用到医疗器械中。可用性研究方法首先介绍了医疗器械相关的可用性问题由来，然后介绍了可用性相关的基本概念和研究方法，最后以除颤器可用性研究案例为依据，展现了医疗器械可用性研究方法、过程及结果，由此阐明了可用性研究在医疗器械设计、生产和使用中的重要作用。临床工程中的信息技术研究方法首先介绍临床工程相关的信息问题，在基础知识方面介绍了重要的若干个概念以及信息标准，以及数据处理流程和数据挖掘的方法，最后列举了四个信息技术应用案例，通过本节，希望同学们能够对信息技术在医疗领域方面有一个初步的认识和了解。

（魏建新　杨绍洲　刘胜林　费晓璐　林　强　朱永丽）

思考题

1. 医疗设备可靠性研究的内容有哪些？
2. 如何理解医疗器械和信息技术融合后带来的新风险？
3. 医疗器械风险评估的大致步骤是什么？
4. 如何发现医疗器械的可用性问题？
5. 大数据的基本处理流程是什么？

第五章
文献检索与系统综述

　　文献记载了一代又一代人所积累起来的知识，它的合理使用能够推进社会不断发展前进。随着"互联网＋"及"大数据时代"的到来，信息越来越多，文献量越来越大，在浩瀚的文献海洋之中，如何高效检索出所需要的文献、如何对检出的相关文献进行整合等内容，是生物医学工程专业人员在学习和工作中经常遇到的问题。本章通过对文献检索和系统综述的介绍来回答上述问题。

1. **掌握**　文献的级别、文献检索的途径、文献检索的技术，尤其是布尔逻辑检索、中国知网和万方数据知识服务平台的检索方法和系统综述流程等。

2. **了解**　文献的分类，尤其是期刊的分类、PubMed 的检索方法、系统综述中的偏倚风险评估和 meta 分析的流程等。

3. **熟悉**　系统综述中的结果报告、meta 分析中的异质性检验方法、合并效应量估计及其假设检验等。

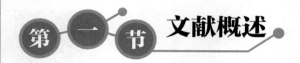

第一节　文献概述

一、文献的概念和特征

2009 年国家标准局颁布了《文献著录总则》（GB/T 3792.1—2009），对文献（literature）进行了定义："文献是记录有知识的一切载体"。该定义中"记录"、"知识"、"载体"这几个词语描述了文献的几个要素：首先是用什么记录，即记录知识的工具，如符号、文字、表格、图像、音频和视频等。其次是记录什么，即记录知识的内容，如临床工程导论等，再次，记录在哪里，即记录知识的载体，如竹简、纸张、U 盘、硬盘、光盘等。最后是怎样展现出来的，即表现形态，如报纸、书籍、期刊、网络等。与文献的主题内容无关或关系不大的信息称为文献的外表特征，如文献题目、作者信息、出版社、出版期、卷、页码等。与文献主题内容密切相关的信息称为文献的内容特征。文献具有记录知识、传播知识的功能，对文献的合理使用能够帮助人们提高知识。

二、文献的类型

根据文献的要素可以对文献进行分类。如按照记录知识的载体不同进行分类，可以分为手写型、印刷型、影音型、电子型等。如按照记录知识的表现形态不同，即出版类型不同进行分类，可以分为图书、期刊、学位论文、会议文献、科技报告、专利文献、技术标准等。

（一）按照记录知识的载体分类

1. 手写型文献（written literature）　通常是以书写的方式记录在载体上，如写在纸张或竹简、石碑等载体上的书法作品、实验记录、书信、手稿等。随着年代的久远，此类文献一般具有保存和收藏价值。

2. 印刷型文献（printed literature） 自活字印刷发明以来，印刷型文献一直是重要文献类型之一，应用范围广。主要以纸张为载体，形成出版物，包括图书、期刊等。其优点为便于阅读，符合传统阅读习惯等，但缺点为体积较大、容易损坏，不便于长期保存等。随着电子型文献的出现，绝大多数印刷型文献都会提供相应的电子版本，以方便检索及阅读。

3. 电子型文献（electronic literature） 我国原新闻出版总署于 2008 年颁发了《电子出版物管理规定》，其中对电子出版物进行了定义：是指以数字代码方式，将有知识性、思想性内容的信息编辑加工后存储在固定物理形态的磁、光、电等介质上，通过电子阅读、显示、播放设备读取使用的大众传播媒体。以电子出版物为载体的文献，即电子型文献。电子型文献是目前应用范围最广、使用量最大的文献。

随着计算机技术的进步和互联网通信的普及，电子型文献得到了飞速发展。目前几乎所有高等院校及科研院所都建设了网络图书馆，并订阅了大量的电子数据库，供学生、教师及科研人员检索和下载相关文献。如吉林大学订阅了包括中国知网、万方知识服务平台等 61 种中文数据库，此外订阅了包括 PubMed、Web of Science、Wiley Online Library Wiley、ProQuest 国外高校博硕士论文学位论文全文数据库、IEEE 数据库、Springer-Link Springer 等 102 种外文数据库。通过校园网访问相关数据库进行文献检索，并能够对订阅的电子期刊、电子图书进行全文下载。

4. 影音型文献（audio-visual literature） 又称声像型文献或视听型文献，是指通过影音记录工具对声音或图像进行录制，然后通过多媒体工具进行播放的一类文献，包括磁带、唱片、录像带等。可分为录音型文献、录像型文献和音像型文献三种类型。随着数字时代的发展，影音型文献的使用越来越少。

（二）按照记录知识的表现形态分类

1. 图书（books） 联合国教科文组织将图书定义为：不包括封面和封底在内的 49 页以上非期刊类出版物。如同每个人都有自己的身份证号码一样，每本正式出版的图书都有其特定编号，即国际标准书号（international standard book number，ISBN）。ISBN 是专门用来识别图书而制定的国际编号。2007 年以前，ISBN 由 10 位数字组成，2007 年以后，实行新版 ISBN，包括 13 位数字，如 ISBN 978-7-117-19863-9。ISBN 分为 5 部分，前三位数字表示图书，其后为组号、出版社号以及书序号，最后的数字是校验码。可以通过 ISBN 快速查找到图书的具体信息，如书名、作者、出版社、出版时间等信息。

图书按照用途的不同大致分为教科书、专著、工具书等。教科书又称教材、课本，是按照教学大纲进行编写，阐述某一学科基本知识、面向特定专业的教学用书。按照教学程度可分为小学教科书、中学教科书和高等学校教科书。高等学校教科书按照专业不同可以进一步深入划分类别，如供生物医学工程专业（临床工程方向）使用的本科教材《临床工程科研导论》等。专著是指对某一专门问题进行系统、深入阐述的著作。专著的内容通常比教科书更为深入，常面向毕业后参加工作的人员。

2. 期刊（journal） 是有固定名称，每年至少一期以上，且具有编号、日期的定期或不定期连续出版发行的文献。与图书的 ISBN 相同，每本正式出版的期刊都有其特定编号，即国际标准连续出版物号（international standard serial number，ISSN）。ISSN 是专门用来识别期刊而制定的国际编号，它可以用来进行文献检索，也可以用来区分该期刊是否为正式出版物。

按照期刊的主管单位不同，可以分为国家级期刊，其主管单位是国家机构、或一级协会和学会。省级期刊，其主管单位是省一级机构。

按照期刊的评估及出版单位不同，可以分为：中文核心期刊，是经北京大学图书馆联合学术界权威专家鉴定并发布的《中文核心期刊要目总览》，每 4 年发行一次，最新版本（第 7 版，即 2014 年版）于 2015 年发布，受到了学术界的广泛认同，被多数高校采用。中国科技核心期刊，是指中国科学技术信息研究所出版的《中国科技论文统计源期刊》，是目前国内比较公认的科技统计源期刊目录。

按照期刊被检索的数据库不同，可以分为 EI 检索期刊和 SCI 检索期刊。工程索引（engineering index，EI）是由美国工程师学会联合会创办的综合性检索工具，在全球范围内具有较高的权威性。科学引文索引（science citation index，SCI）是由美国科学信息研究所创办的引文数据库，目前是全世界公认的最权威的检索数据库，被 SCI 收录的期刊质量通常采用影响因子（impact factor，IF）来进行评估，其收录的每本期刊都有自己的影响因子，每年更新一次。IF 是国际通用的期刊评估指标，是指某一期刊前两年所发表的论文被引用总次数除以期刊于两年内所发表的论文总数。

3. 会议文献（proceedings） 学术会议是以增加学术交流、促进科学发展等目的为主题的会议。包括省级学术会议、国家级学术会议、国际学术会议等。会议论文是指参加学术会议所提交的论文，可以在会议召开之前出版，也可以于会议召开之后出版。会议文献通常以摘要的形式统编为会议论文集。科技会议录索引（index to scientific & technical proceedings，ISTP）由美国科学情报研究所出版。ISTP 收录多种学科的会议文献，通常被录入的文献都具有较高的质量。

4. 学位论文（dissertation） 在国家标准（GB 7713—87）中，学位论文是表明作者从事科学研究取得创造性的结果或有了新的见解，并以此为内容撰写而成、作为提出申请授予相应的学位时评审用的学术论文，包括博士论文、硕士论文、学士论文。目前国内的绝大多数学位论文可以通过"中国知网"等数据库检索和下载。国外学术论文一般需要通过"ProQuest 国外高校博硕士学位论文全文数据库"来进行检索和下载。

5. 科技报告（sciencic and technical report） 在国家标准（GB 7713—87）中，科学技术报告是描述一项科学技术研究的结果或进展或一项技术研制试验和评价的结果；或是论述某项科学技术问题的现状和发展的文件。通常由政府的科研部门完成，如科技部、国家自然科学基金委等。

6. 专利文献（patent document） 是指记载与发明创造有关信息的文献。包括专利检索工具、专利申请书、专利说明书、专利法律文件、专利公报等与专利相关的资料。专利根据类型不同分为发明专利、实用新型专利和外观设计专利。专利可以通过以下系统来进行检索：国家知识产权局专利检索系统、中国专利信息中心专利检索系统、万方专利技术数据库、世界专利数据库、美国专利商标局专利检索系统等。

三、文献的级别

根据文献中信息的含量、研究的内容及文献的功能不同，常将其划分为以下四个级别：

（一）零次文献

零次文献（zero literature）是指未经整理、加工而记录在载体上的信息。零次文献是工作中的第一手资料，包括对客观指标的记录以及在研究过程中出现的新想法，比如实验记录、观测指标、会议记录等。零次文献是零散的、没有整合的信息，具有原始性等特征。零次文献是一次文献、二次文献产生的源泉，因此一些重大突破性进展往往来源于对零次文献的思考及信息整合。

（二）一次文献

一次文献（primacy literature）是在零次文献的基础上，通过收集、提取、统计分析等方法对信息加以整合而形成的文献。如期刊论文、学位论文、会议论文、专著、专利、科技报告等。一次文献往往代表了研究者的新理论、新技术或新方法，在科技文献中占有重要的比例，是推进科技发展的重要动力之一。但一次文献也存在一些不足，比如文献量大，不方便查找等。

（三）二次文献

二次文献（secondary literature）又被称为检索工具或检索系统，是在计算机的帮助下，将大量一次文献根据其特征进行整理，按照顺序组织编排而形成的数据库。整理内容包括题目、摘要、关键词等内容。二次文献可以分为文摘型数据库检索系统、全文型数据库检索系统和引文检索系统。文摘型数据库检索系统收录一次文献的摘要，同时提供全文链接，如 PubMed 等。全文型数据库检索系统收录多种期刊的全文，如 SpringerLink 数据库、ScienceDirect 数据库等。引文检索系统收录了文献的被引用情况，如 Web of Science（SCIE/SSCI/AHCI）引文数据检索系统等。

（四）三次文献

三次文献（tertiary literature）是通过使用二次文献，在全面、深入检索一次文献的基础上，进行文献选择、数据提取、质量评估、材料分析，对其整合从而形成新的文献。三次文献不同于一次文献，不需要进行具体试验，是对现有文献的整合。三次文献具有检索范围广、数据分析方法科学等特点，因此其可靠性较其他级别的文献高，包括系统综述、文献指南等。

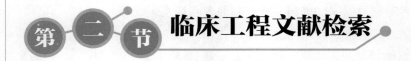

第二节 临床工程文献检索

临床工程文献检索主要是使用中文检索工具或英文检索工具，通过不同的检索途径，采用特定的检索技术查找到所需要的相关文献。不同检索工具、检索途径、检索技术的选择，决定了检索的效率和质量。

一、检索方法和步骤

在不同的检索工具中，检索途径和检索技术在编排上会有所不同，但其包含的主要内容大致相同。

（一）检索途径

检索工具所提供的检索入口即为检索途径，通常是对所需要的相关字段进行检索。根据内容不同，相关字段常包括主题词、关键词、分类号、著者、题名、机构名称、序号等。

1. **主题词检索途径** 检索字段为主题词，对其进行检索从而查找相关文献。主题词通常为规范化的词语，相关主题词的选取可以参考《医学主题词表》。很多检索工具都提供主题词检索途径，如 PubMed 等。主题词用语规范，通过合适的检索技术能够提高检索效率。

2. **关键词检索途径** 检索字段为关键词，对其进行检索从而查找相关文献。关键词通常位于文献中摘要的下方，一般是文献作者在投稿前从正文中提取的词汇，该词汇能够最贴切的反映出文献的研究内容。由于关键词用语简洁、与文献主题密切相关，从而能够提高检索效率，是目前检索工具中广为使用的检索途径之一，多数检索工具均提供关键词检索途径。但与主题词不同的是，并非所有的关键词都是规范化的词语，因而检索结果容易漏检部分文献，影响检索范围。如检索"甲流病毒"时应该考虑检索"甲型H1N1 流感病毒"等。

3. **分类号检索途径** 检索字段为分类号，对其进行检索从而查找相关文献。根据《中国图书馆分类法》，文献按照其内容的学科属性和特征进行分类，从而形成分类号。此类检索途径能够实现按照学科及专业的角度进行文献检索。很多检索工具都提供分类号检索途径，如中国知网等。

4. **著者检索途径** 检索字段为文献署名的著者，对其进行检索从而查找相关文献。通过该途径，可以检索到著者的多篇文献。但由于著者的中文或英文姓名相同，其检索结果范围往往增大。如在中国知网中通过著者检索途径，查找作者"刘建华"可检索到

10 683 篇文献，若增加机构检索途径，"吉林大学第二医院"则可缩小检索结果范围，检索出 23 篇文献，提高检索效率。对于英文检索工具而言，著者通常为名在前姓氏在后，如"Jianhua Liu"，其著者检索途径往往是采用姓氏的全称加上名的缩写，即检索词为"Liu J"。通过著者检索途径可以追踪某一课题组的研究进展。

5. 题名检索途径　检索字段为文献的题名，对其进行检索从而查找相关文献。文献题名能准确反映其研究内容，因而被广泛使用。但较长的题名往往会降低检索结果的范围，此外题名也属于非规范化词汇，因此检索时需要考虑题名用词的不同表达形式，从而提高检索效率。

6. 序号检索途径　检索字段为文献的特有序号，对其进行检索从而查找相关文献。特有序号包括 ISSN、ISBN 或 PMID 号等。此种检索途径能够快速找到相关文献，如在 PubMed 中检索"PMID：24736832"可检索到相应文献。

7. 机构检索途径　检索字段为文献的著者所在机构，对其进行检索从而查找相关文献。此种检索途径常与著者检索途径联合使用，用以提高检索效率。通过该检索途径可以追踪某一机构的研究进展。

（二）检索技术

为了提高检索效率，除通过联合使用几种检索途径外，也可以在某种检索途径中采用不同的检索技术。检索技术类似于计算机语言编程，不同的检索技术能够根据检索需求来缩小或扩大检索结果。常用的几种检索技术包括布尔逻辑检索、截词检索、限定检索等。

1. 布尔逻辑检索　布尔逻辑检索也称为布尔逻辑搜索，其检索技术是采用布尔逻辑运算符连接每个检索词，由计算机对其进行相应的逻辑运算，用于查找所需文献的方法。布尔逻辑检索技术是应用范围最广、使用频率最高的一种技术。该技术在文献检索中的应用步骤为：首先选择一种检索途径，如主词题检索途径；然后设置几个检索词，如"脑胶质瘤""脑积水""术中导航"；在此基础上通过布尔逻辑运算来表达特定的含义。在布尔逻辑运算过程中，逻辑运算符能够将检索词连接起来，用以表达不同的含义。布尔逻辑运算符包括：逻辑"与"（AND）、逻辑"或"（OR）、逻辑"非"（NOT）。每种运算符表达不同的逻辑思维，用以把检索要求转换为计算机所识别的语言。如对脑胶质瘤没有合并脑积水的病人通过术中导航的方法进行治疗用布尔逻辑检索技术表达为："脑胶质瘤"NOT"脑积水"AND"术中导航"。

（1）逻辑"与"：运算符为"AND"，表示检索词之间的交集部分。如当检索式为"L AND X"时，检索结果中的文献是指既包括检索词"L"又包括检索词"X"。该运算符的使用能够缩小检索结果的范围，提高检索准确率。例如检索"脑胶质瘤合并脑积水"的文献时，检索式为"脑胶质瘤"AND"脑积水"。

（2）逻辑"或"：运算符为"OR"。检索表达式为"L OR X"，表示检索词之间的并列部分。如当检索式为"L OR X"时，检索结果中的文献是指可以包括检索词"L"，也可以包括检索词"X"，或者既包括检索词"L"又包括检索词"X"。该运算符的使用能够扩大检索结果的范围。例如检索"脑胶质瘤的病人或者脑积水的病人"的文献时，检索式为"脑胶质瘤"OR"脑积水"。

（3）逻辑"非"：运算符为"NOT"。检索表达式为"L NOT X，表示检索词之间的排斥部分。比如当检索式为"L NOT X"时，检索结果中的文献是指可以包括检索词"L"，但不能包括检索词"X"。该运算符的使用能够缩小检索结果的范围。例如检索"有脑胶质瘤但没有合并脑积水的病人"的文献时，检索式为"脑胶质瘤"NOT"脑积水"。

当检索式中出现三个以上的布尔逻辑运算符时，检索过程优先运算 NOT，其次运算 AND，最后运算 OR。如果想改变运算顺序，则需要使用括号，如同数学运算法。

2. 截词检索　截词检索是在检索词的适当位置进行截断，然后在相应的位置添加截词符号，在截断的检索词基础上进行检索。

截词检索能够扩大检索结果的范围，避免单词相近而产生的漏检，能够提高查全率。截词检索在英文检索工具中具有较大的优势，绝大多数英文检索工具都提供截词检索技术，并且提供自动截词功能。如在 PubMed 检索工具中，在快速检索输入框中输入检索词"Liu J"，则系统能够自动查找姓氏为"Liu"，名首字母为"J"的作者所发表的相关文献，作者可以是"Liu Jianhua"也可以是"Liu Jiannan"等。但大多数截词检索需要使用截词符号，不同检索工具的截词符号可能不同，常用的截词符号包括"*"、"?"和"#"等。其中截词符"*"表示可以代替任意长度的字符串。截词符"?"表示可以代替一个字符。截词符"#"表示强制存在的字符，如空格。截词符号根据截断字符的数量分为有限截词和无限截词，根据检索词截断的位置分为右截词、左截词和中间截词。

（1）根据截断字符的数量不同，截词符分为以下两种类型：

1）无限截词：截断字符的数量不受限制。通常使用的截词符为"*"。如 *itis 可以检索出含有炎症（itis）的疾病，如 pancreatitis（胰腺炎）、cholecystitis（胆囊炎）等。

2）有限截词：截断字符的数量限制为一个或多个字符。通常使用的截词符为"?"，表示一个字符。如 m?n 可以为 man 或 men 等，但不能是 moon，moon 的表示方法为 m??n。

（2）根据截断字符的位置不同，截词符分为以下三种类型：

1）右截词：最常用的截词方法，即截词符位于检索词的末端，如 cardio*，gastro? 等。

2）左截词：截词符位于检索词的前端，如 *ology，?ove 等。

3）中间截词：截词符位于检索词的中间，如 hea?t，ultras*nd 等。

3. 精确检索和模糊检索　精确检索是指检索结果中包含与检索词完全匹配的检索方法。在部分中文检索工具中，高级检索选项中通常提供精确检索与模糊检索的选项，如中国知网数据库。对于英文检索工具，一般采用引号来表示，如检索"acute hematoma"，其检索结果只包含与 acute hematoma 完全匹配的文献。而模糊检索的结果则可以显示包含 acute 和 hematoma 的文献，中间可以插入其他单词，如 acute subdural hematoma。

4. 限定检索　限定检索是指限制检索词在检索工具中所查找的区域，如限定检索词出现在文献的题目中。其本质为限制检索范围，优化检索结果，提高检索效率。几乎所有检索工具都可以使用限定检索技术。如文摘简写为 AB，题目简写为 TI，地址简写为 AD。检索词与查找区域通常用限定符号链接，常用的限定符号有 in、= 和 [] 等。如想要查找"摘要中出现 molecular imaging"的文献，则限定检索式为："molecular imaging in AB"。

5. 跨库检索　跨库检索是通过一次检索，对多个数据库的相关文献进行提取的技术。绝大多数检索工具都具有该项检索功能。如中国知网中，快速检索或高级检索的右侧显示了跨库检索链接，点开该链接，可出现"期刊""特色期刊""博士""硕士""国内会议""国际会议""报纸""年鉴""专利"等，可以选择相应的数据库名称，然后进行检索，检索结果包含所选择数据库中的符合检索途径和检索方法的文献。

二、中文检索工具

（一）中国知网（CNKI）

中国知网是中国学术期刊电子杂志社编辑出版的以《中国学术期刊（光盘版）》全文数据库为核心的数据库，目前已经发展成为"CNKI 数字图书馆"。收录资源包括期刊、博硕士论文、会议论文、报纸等学术与专业资料；覆盖理工、社会科学、电子信息技术、农业、医学等广泛学科范围，数据每日更新，支持跨库检索。访问地址为：http://www.cnki.net/。

1. 检索方法与技巧　包括快速检索和高级检索。

（1）快速检索：在 CNKI 首页中间的位置可以看到类似搜索引擎的对话框，在对话框中输入检索词，点击右侧的"检索"按钮就可以查找到与检索词相关的文献。输入的检索词可以是主题词、关键词、作者等（图 5-1）。

（2）高级检索：点击 CNKI 首页检索框右侧的"高级检索"，可进入高级检索页面（图 5-2）。包括高级检索、专业检索、作者发文检索、科研基金检索、句子检索和文献来源检索。

高级检索页面中，包括内容检索条件和检索控制条件。内容检索条件里，系统所提供的检索途径包括主题词、篇名、关键词、摘要、全文、参考文献和中图分类号 7 个常用选择。检索途径右侧为两个检索词的输入框，中间通过布尔逻辑运算符相连，内有 3 个选项，"并含""或含""不含"分别表示逻辑"与""或""非"。第一个检索词输入框后方有"词频"选项，是指检索词在检索结果中出现的频次。如果词频未选，则表示该检索词在检索结果中至少出现一次。第二个词频的右侧提供了精确检索和模糊检索选项。精确选项是指检索结果与检索字段完全匹配，或检索结果包含检索字段，模糊选项是检索结果包含检索字段中的单词。检索控制条件中，包含文献发表时间的限定、文献来源的限定、支持基金的限定、作者以及作者单位的限定等。如在作者选项中输入"刘建华"，单位中输入"吉林大学第二医院"，则可以查到作者的文章信息（图 5-2）。

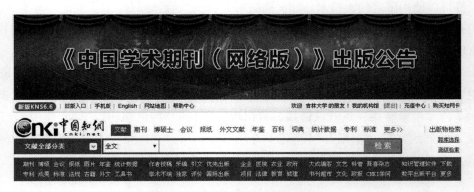

图 5-1　中国知网快速检索界面

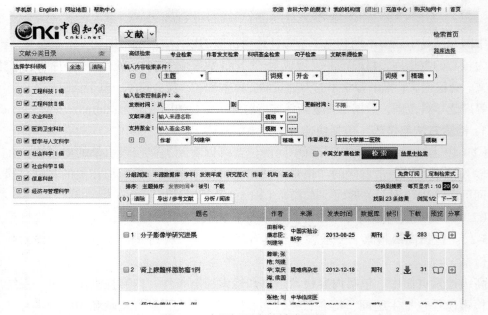

图 5-2　中国知网高级检索界面

2. 检索结果的处理　包括检索结果显示和检索结果输出等。

（1）检索结果显示：在检索结果的页面上点击文献的题名链接，可进入到单篇文献结果显示界面。其中包括：作者排序、机构名称、摘要、所属期刊栏目、分类号、被引频次以及下载频次等。下方为该文献链接的网络图示。参考文献为反映本文研究工作的背景和依据。相似文献为与本文内容上较为接近的文献。同行关注文献为与本文同时被多数读者关注的文献。同行关注较多的一批文献具有科学研究上的较强关联性（图5-3）。

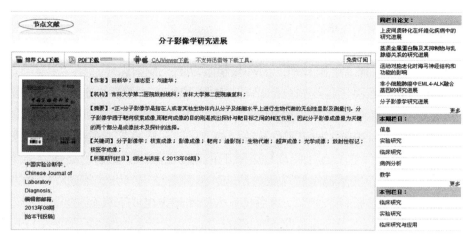

图 5-3　中国知网检索论文显示界面

（2）检索结果输出：在检索结果列表中选择需要保存的文献，点击上方的"导出／参考文献"按钮，在新打开的页面中，再次选择所需要的文献，点击上方的"导出／参考文献"按钮，在页面左侧有多种选择保存格式，包括 CAJ-CD 格式引文、查新（引文格式）、CNKI E-study 格式、Refworks、EndNote、NoteExpress、NoteFirst 等格式（图 5-4）。

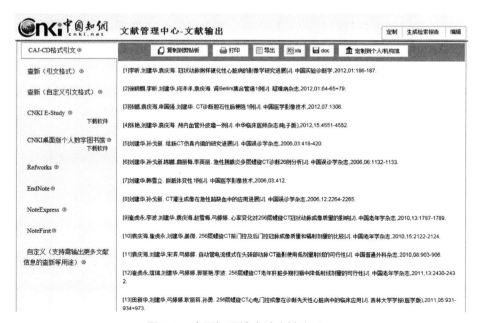

图 5-4　中国知网检索论文输出界面

（3）全文下载：在检索结果单篇文献显示界面中，在作者的左上方，系统提供了 CAJ 格式和 PDF 格式两种下载方法。选择一种格式点击后，根据系统提示选择保存。中国知网推荐使用 CAJ 格式。

举例说明：近年来（截止到 2016 年）国内大型三甲医院先后引进了 8 台 MR guided

Focused Ultrasound（MRgFUS）治疗系统，用于子宫肌瘤的无创治疗。对于这样一种最新的技术，如何检索相关文献？

首先，查阅相关网站，将"MRgFUS治疗系统"翻译成汉语，即"磁共振引导超声聚焦治疗"。然后进入到"中国知网"的高级检索界面，检索途径选择"主题"，在右侧输入框内输入"磁共振引导超声聚焦治疗"，选择"精确"，然后点击"检索"按钮。通过上述检索，发现检索结果为零，分析原因，是由于技术刚刚引入到国内，其命名还没有形成规范，所以重新按照上述流程进行高级检索，将"精确"选项改为"模糊"选项，可以检索到55篇文献，然后逐一阅读，去除不相关的文献，如关于"高强度聚焦超声肿瘤治疗系统"的文献，虽然都是超声聚焦治疗，但两者的引导方式不同，一种为超声引导治疗，另一种为磁共振引导治疗。最后将选入的文献导出或下载全文。

（二）万方数据知识服务平台

万方数据知识服务平台是国内一流的品质信息资源出版、增值服务平台。海纳中外期刊论文、学位论文、中外学术会议论文、标准、专利、科技成果等各类信息资源，资源种类全、品质高、更新快，具有广泛的应用价值。网址：http://www.wanfangdata.com.cn/。

1. 检索方法与技巧 包括快速检索和高级检索。

（1）快速检索：系统在首页中间的位置可以看到快速检索对话框，点击对话框，可以对检索途径进行选择，包括题名、关键词、摘要、作者、作者单位。选择检索途径后输入检索词，点击右侧的"检索"按钮就可以查找到与检索词相关的文献（图5-5）。

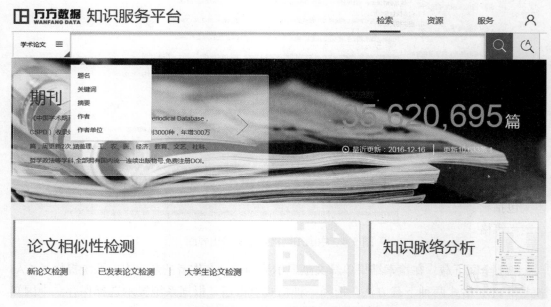

图5-5 万方数据知识服务平台快速检索界面

（2）高级检索：将鼠标放在系统首页检索框最右侧的按钮上，可以出现"跨库检索"，点击后可进入高级检索页面（图 5-6）。包括高级检索、专业检索。

高级检索的左侧为选择文献类型，包括期刊论文、学位论文、会议论文、外文期刊、外文会议、中外专利、中外标准等。高级检索框内默认为"全部"的下拉菜单中列出了检索途径，包括主题、关键词、题名、创作者、作者单位、摘要、日期、DOI 等 21个常用选择。右侧为"模糊"或"精确"选项。然后是检索词输入框，最右侧为布尔逻辑运算符，内有三个选项："与""或""非"。

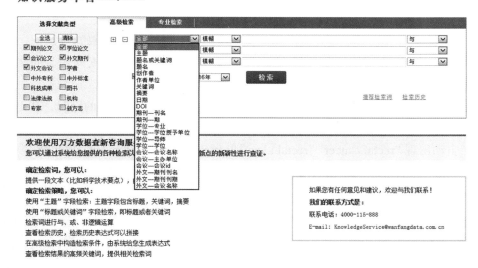

图 5-6　万方数据知识服务平台高级检索界面

2. 检索结果的处理　包括检索结果显示和检索结果输出等。

（1）检索结果显示：检索结果页面上以文献列表方式显示。其中包括：题名、引用次数、期刊名称、作者、摘要、关键词等。点击题名，可进入到单篇文献结果显示界面。其中包括：题名、DOI、摘要、作者、作者单位、刊名、分类号、出版日期等信息。

（2）检索结果输出：在检索结果列表中选择需要保存的文献，点击上方的"导出"按钮，在新打开的页面中，点击上方的"导出"按钮，在页面左侧有多种选择保存格式，包括导出文献列表、参考文献格式、NoteExpress、Refworks、NoteFirst、EndNote、自定义等格式。

（3）全文下载：在检索结果单篇文献显示界面中，在作者的左上方，系统提供了 CAJ格式和 PDF 格式两种下载方法。选择一种格式点击后，根据系统提示选择保存。

三、外文检索工具

PubMed 是由美国国立医学图书馆国家生物技术信息中心开发研制的基于 Web 的网上医学文献检索系统。该系统具有强大的检索和链接功能，是目前世界上查找医学文献利用率最高的网上免费数据库。它收录了世界上 70 多个国家和地区的 4600 多种重要生物医学期刊的摘要和部分全文，其中 80% 以上的文献有英文文摘或全文链接，5% 左右可以免费查看全文。数据库每日更新。PubMed 收录的文献包括 MEDLINE、PREMEDLINE 和出版商直接提供的文献数据库。网址为 https://www.ncbi.nlm.nih.gov/pubmed/。

（一）检索方法与技巧

1. 快速检索 在 PubMed 首页中间的位置可以看到类似搜索引擎的对话框，在对话框中输入英文检索词，点击右侧的"检索"按钮就可以查找到与检索词相关的文献。输入的检索词可以是关键词、作者、期刊名称等。

（1）关键词检索：在快速检索框中输入关键词，输入关键词字母的同时，会出现自动提示及拼写检查功能，能够帮助快速准确选取关键词。如在检索框中输入"rectal"词语时，则会自动出现"rectal cancer""rectal ulcer""rectal cancer neoadjuvant"等词语（图 5-7）。

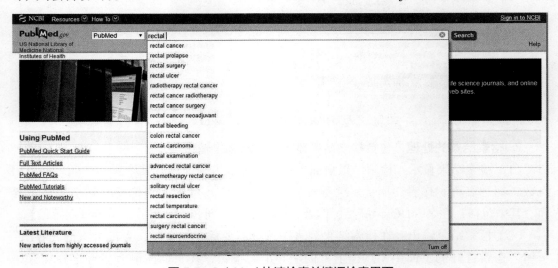

图 5-7　PubMed 快速检索关键词检索界面

（2）著者检索：如选择著者检索途径，可以在检索框中输入作者的姓名，一般采用姓氏在前名在后的书写方法，其中姓氏使用全拼，名用首字母。例如输入"Jianhua Liu"可检索出姓为"Liu"，名为"Jianhua"的著者的文献。需要注意的是，中国作者的名在写法上会有一些变化，如"刘建华"的英文名可以是"Jianhua Liu"，也可以是"Jian-hua Liu"，单一使用某种写法可能会漏检部分文献。此外姓名相同的著者可能很多，为提高查准率，可提供著者单位、地址等信息。例如输入"Jianhua Liu changchun"，可以检索出地址在"长春"的"刘建华"发表的文献，共 29 篇（图 5-8）。

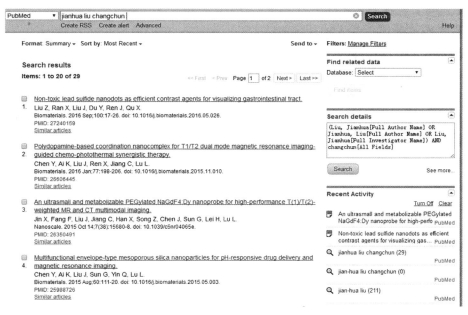

图 5-8　PubMed 快速检索著者检索界面

（3）期刊检索：如选择期刊检索途径，可以在检索框中输入期刊名的全称（如 american journal of roentgenology）、刊名缩写（如 AJR Am J Roentgenol.）或者期刊的 ISSN 号（如 0361-803X），然后点击"Search"按钮，则可以检索出相关的文献（图 5-9）。

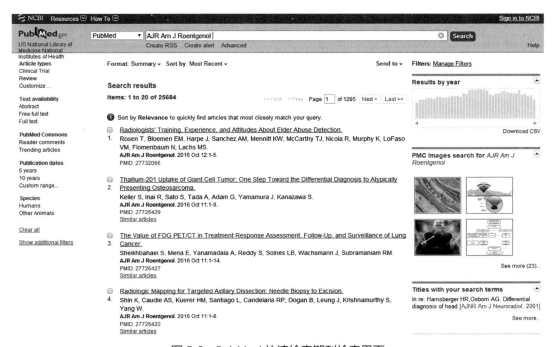

图 5-9　PubMed 快速检索期刊检索界面

2. 高级检索　PubMed 首页的对话框下方有高级检索链接 "Advanced"，点击后进入高级检索界面。页面中主要有两部分内容：检索构建器 "Builder" 和检索历史 "History"。

（1）检索构建器：检索构建器能够帮助不熟悉布尔逻辑检索技术的科研人员方便地进行复杂检索，从而提高检索效率。

首先，在默认为 "All fields" 的下拉菜单中选取检索途径，检索途径包括作者、期刊、题目等；其次在右侧的对话框中输入检索词，点击检索词右侧 "Show index list" 链接可以选择与检索词相关的研究内容；然后选择第二行的布尔逻辑运算符，包括 AND、OR 和 NOT；继续重复上述步骤，直到完成检索公式的构建。检索器构建后，最上方对话框中出现完整的检式式，如果想进行修改，可以点击下方的 "Edit"，最后点击 "Search" 按钮完成检索。

例如检索 "2013 年以来吉林大学第二医院的刘建华医生在 biomaterials 期刊上发表了多少篇论文"。

检索构建器如下：首先在 "All fields" 的下拉菜单中选取检索途径 "Affiliation"，输入 "the second hospital of Jilin university"；然后选择布尔逻辑运算符 "AND"，在右侧的 "All fields" 下拉菜单中选取检索途径 "Author"，输入 "Liu, Jianhua"；然后选择布尔逻辑运算符 "AND"，在右侧的 "All fields" 下拉菜单中选取检索途径 "Journal"，输入 "Biomaterials"；然后选择布尔逻辑运算符 "AND"，在右侧的 "All fields" 下拉菜单中选取检索途径 "Date - Completion"，输入 "2014/1/1"。可以看到第一行对话框中出现整理好的检索式：(((the second hospital of Jilin university[Affiliation]) AND Liu, Jianhua[Author]) AND "Biomaterials" [Journal]) AND ("2014/1/1" [Date - Completion] : "3000" [Date - Completion])。最后点击 "Search" 按钮完成检索，检索结果为 5 篇文献（图 5-10）。

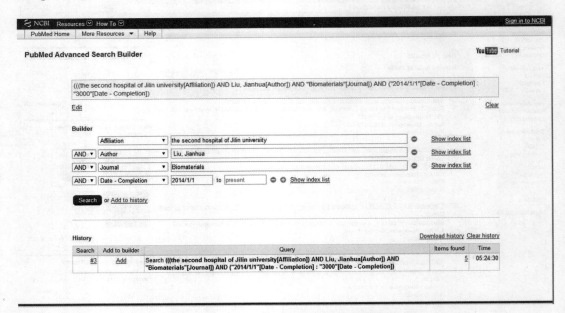

图 5-10　PubMed 高级检索界面检索构建器

（2）检索史：检索构建器下方是检索史，记录了本次高级检索各个检索式的内容及结果等信息。第一栏信息是检索序号，点击链接，则直接进入检索式产生的检索结果界面。第二栏信息是增加选项，将其加入到检索构建器。第三栏信息是检索式的代码。第四栏信息是搜索到的结果数量。第五栏信息是检索发生的时间。复杂的高级检索通常需要分步来完成，将每一步检索式送入到检索史，最后将其分别添加入检索构建器，一次完成高级检索。

（二）检索结果的处理

检索结果的显示　如果检索出的结果较多，则检索结果以列表的形式显示，"Items"表示检索到文献的数量。下方显示了每篇文献的精练信息，包括文献的题目、作者、期刊名称、发表时间、卷、期、页码等。图 5-11 显示的结果为高级检索"吉林大学第二医院刘建华"发表的文章信息。

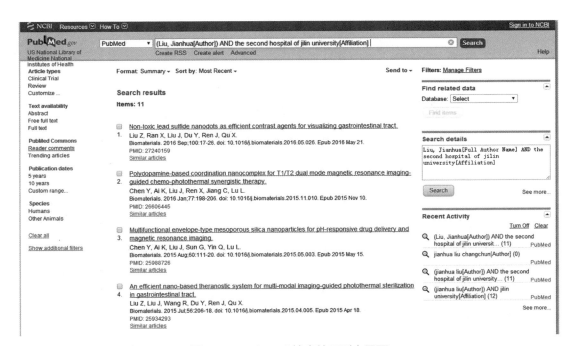

图 5-11　PubMed 检索结果列表界面

检索列表中每篇文献的题目均有超级链接，点击后进入摘要格式界面。第一行显示的信息是期刊名称、发表时间、卷、期、页码等。第二行显示了作者以及排序方式，下方有作者信息，点击后可以看到作者的所在单位等信息。下方是文章的摘要信息。右上角为该文章的全文链接，如果该篇文献可以免费获取全文，则有"Free Article"链接。图 5-12 为上述高级检索列表中，其中一篇文献的详细信息。

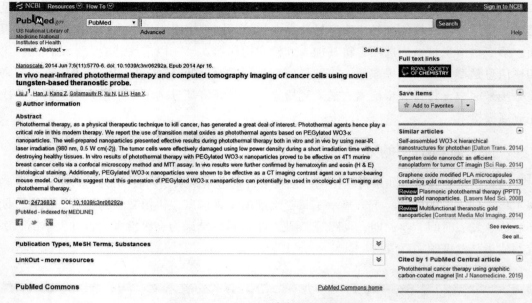

图 5-12　PubMed 检索结果摘要界面

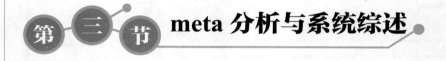

meta 分析与系统综述

系统综述（systematic review）与 meta 分析（meta analysis）属于循证医学（evidence-based medicine）范畴，循证医学不同于传统意义上的临床医学模式，其诊断及治疗决策建立在大量的证据基础之上。在循证医学中，证据质量对于决策的形成会产生很大影响。证据级别由低到高分别为项目评估意见进展报告、成本效益分析或队列研究、随机对照研究、系统评价和指南。由此可以看出，系统评价对临床决策起到至关重要的作用。

一、meta 分析与系统综述概述

（一）基本概念

系统综述是循证医学中证据级别较高的文献，是指为解决特定的临床问题，通过二次文献（检索工具）而全面、深入的检索和收集现有的一次文献、零次文献，在此基础上应用临床流行病学的方法对文献质量或偏倚风险进行评估，然后对筛选出来符合标准的文献进行分析、整合，最终得出可信的结论。

系统综述中，有一部分综述是通过采用 Cochrane 协作网的统一工作手册，在专业评估组的编辑指导下来完成的，称之为 Cochrane 系统综述。与非 Cochrane 系统综述相比较，Cochrane 系统综述在检索、分析和整合的过程中有非常严格的控制措施，如格式固定、系统评价软件统一等，目前被认为是最佳的证据资源之一。

系统综述在文献分析、整合的过程中，通过定量分析，用统计学方法将不同的文献研究结果整合为一个量化指标的过程，称为 meta 分析。由于系统综述在文献分析、整合过程中除采用定量分析外，还可以采用定性分析，所以 meta 分析是系统综述范畴之内的文献。系统综述具有系统性、客观性和可重复性等特点，使其成为证据级别较高的文献，能够提供可靠的临床诊疗决策支持。随着循证医学的普及与深入发展，系统综述已广泛应用于临床医学工程、临床医学等各个学科之中。

（二）系统综述的分类

根据需要解决的问题不同，如在临床医学工程领域，可以针对某种器械对特定疾病的诊断能力、治疗水平、预后效果和该器械经济效益分析等方面，分为诊断试验研究系统综述、疾病治疗研究系统综述、疾病预后研究系统综述、病因与危险因素研究系统综述、决策分析系统综述等。

在解决具体问题的过程中，根据临床研究设计方案不同，可以分为观察性研究系统综述，实验性研究系统综述，前者又可以分为分析性研究系统综述和描述性研究系统综述，后者可以分为临床试验研究系统综述和类实验研究系统综述。根据系统综述在文献分析、整合的过程中，是否采用定量分析方法又分为 meta 分析和定性分析系统综述。此外，还可以分为前瞻性系统综述和回顾性系统综述等。

（三）系统综述与叙述性文献综述的区别和联系

系统综述与叙述性文献综述具有相关性，两者在文献信息级别中均属于三次文献，是借助于二次文献对大量一次文献或零次文献等进行收集、整理、分析、归纳，根据作者需求进而撰写成新的文献。两者相同之处是为了解决某一问题，根据相关内容检索大量文献，在阅读文献的基础上，对其内容如研究目的、材料和方法、结果、讨论、结论等进行评价。此外，两者所包含的信息量均较其他文献多，并具有很强的综合性，参考价值较大。系统综述或叙述性文献综述可以减少检索、阅读大量一次文献所花费的时间，能够全面或深入的了解某一研究方向的最新进展。

但系统综述与叙述性文献综述又有所区别。首先，就解决的问题而言，叙述性文献综述更趋向于解决某一问题的多个方面，其特点为研究范围广。如低剂量技术在冠状动脉 CT 造影中的研究进展，会涉及降低管球电压、管球电流、前瞻性心电门控技术等多个方面。系统综述更趋向于解决某一问题的具体细节，其特点为研究内容深入，如低剂量 CT 造影诊断冠状动脉狭窄价值的 meta 分析，要解决的问题是：低剂量 CT 造影诊断冠状动脉狭窄有很高的敏感度、特异度及准确性，对筛查及排除冠心病具有很高的临床应用价值。因此，叙述性文献综述侧重于广度，而系统综述则侧重于深度。其次，就解决问题的具体方法而言，叙述性文献综述更趋向于通过分析、归纳和总结，按照作者的观点和经验进行撰写文献。系统综述则更趋向于通过采用临床流行病学方法，进行定性或定量分析从而得出可靠的结论。其本质区别为是否应用科学的统计方法降低了偏倚等因素的影响。因此，系统综述的可靠性要比叙述性文献综述高。

二、系统综述的流程

系统综述的基本流程为：选择题目和设计研究方案、检索文献、筛选文献、文献质量评估、数据提取、资料分析、结果的阐释和撰写、系统综述更新。与叙述性文献综述相比较，系统综述具有较高的证据及级别，首先体现在文献选择要求严格，通常按照研究对象、干预措施、主要结果和设计方案来制定。其次，系统综述对文献质量进行了统计学偏倚评估，通常包括外部真实性、内部真实性和干扰阐释结果的因素。再次，系统综述对文献研究结果进行了定量或定性的统计学分析。最后，系统综述在发表以后，需要及时接受反馈信息并进行定期更新。不同的系统综述可能有不同的流程，但其步骤和方法基本相似。

（一）选择题目和设计研究方案

在临床医疗实践中，经常会遇到某种器械或药物对特定疾病的诊断能力、治疗效果存在远期效果不确切或有争论等问题，此时该问题如果没有相关指南来进行参考，临床医生或医疗决策者仅仅依靠现有的零散的临床研究难以形成正确诊疗方案，如某种化疗药在早期具有一定的疗效，但并不能提高总生存期，若仅仅参考单一临床研究结果则可能干扰诊疗决策。因此，题目的选择往往来源于临床诊疗过程中遇到的具体问题。

确定具体问题以后，应该针对该问题进行系统的文献检索，查阅目前的文献是否已经存在解决该问题的系统综述，如果存在，则进一步查看已有系统综述的更新和质量情况。如果没有相关的系统综述或已有的系统综述已经过时、质量较差，则需要考虑撰写或更新相关系统综述。

确定选题以后，需要根据所要解决的问题确定研究内容。研究内容一般包含以下几个方面：

1. 研究对象类型　疾病类型、诊断标准等。如冠状动脉粥样硬化、肝癌、脑胶质瘤等等。

2. 研究中的干预措施　冠状动脉粥样硬化进行药物治疗、支架治疗或搭桥手术治疗等。

3. 研究结果的类型　包括主要结果和次要结果等。如冠状动脉粥样硬化支架治疗后1年内出现了支架内再狭窄。

4. 研究的设计方案　包含了研究对象、研究中的干预措施以及研究结果。

确立研究内容，对于后期的检索文献、筛选文献、文献质量评估、数据提取、资料分析、结果的阐释和撰写具有重要影响。

系统综述的选题及研究内容确立后，需要设计研究方案，内容包括题目、背景资料、检索文献策略、筛选文献标准、评估文献质量、收集和分析数据的方法等。

（二）检索文献

根据所选择的题目，按照设计好的研究方案制定检索策略，通过二次文献检索工具，选择适当的检索途径，使用最佳的检索技术来查找文献。检索文献需要范围广，应尽可能全面覆盖所需要的相关文献，这其中包括一次文献和零次文献。此外还应注意尽量查找多语种相关文献。

二次文献检索工具通常包括原始研究证据类数据库和循证医学研究证据类数据库。

1. 原始研究证据类数据库   主要包括对照试验、队列研究等。常用的数据库包括：

（1）中国知网：http://www.cnki.net/。

（2）万方数据知识服务平台：http://www.wanfangdata.com.cn/。

（3）维普期刊资源整合服务平台：http://lib.cqvip.com/。

（4）中国生物医学文献服务系统：http://www.sinomed.ac.cn/。

（5）PubMed：https://www.ncbi.nlm.nih.gov/pubmed/。

（6）Embase：https://www.embase.com/。

（7）Clinical Trials：https://clinicaltrials.gov/。

（8）SciFinder：http://scifinder.cas.org。

（9）HighWire Press：http://www.highwire.org/。

2. 循证医学研究证据类数据库   主要包括系统综述、临床实践指南等。常用的数据库包括：

（1）Cochrane library：http://www.cochranelibrary.com/。

（2）National guideline clearinghouse：https://www.guideline.gov/。

（3）SUMSearch：http://sumsearch.org/。

（4）Trip database：https://www.tripdatabase.com/。

（三）选择文献

根据所确定的题目和所设计的评价方案进行了详尽检索，能够查找到大量相关文献。但并非所检索出的文献都适合进行系统综述，需要按照评价方案中设计好的纳入标准和排除标准来进行筛选已检出文献，使筛出文献能够解决所选题目中提出的问题。筛选标准需符合研究内容，即研究对象、干预措施、主要研究结果和研究设计方案。例如：拟研究磁共振引导超声聚焦刀治疗子宫肌瘤能否增加年轻病人的受孕几率？此项系统综述的研究对象为患有子宫肌瘤的年轻病人，不考虑子宫肌瘤大小以及是否多发等情况。干预措施为通过磁共振引导超声聚焦刀进行治疗，与常规微创治疗进行比较。主要研究结果为术后3～6个月病人受孕情况，设计方案为随机对照试验。所筛选出的文献需要符合上述条件，如海扶刀（超声聚焦刀）治疗子宫肌瘤的文献因干预措施不同而不能入选，此外如磁共振引导超声聚焦刀治疗后病人半年以上怀孕因主要研究结果不同也不能入选。

对检出文献的筛选一般要评估文献是否能解决题目中所提出的问题，如果文献能够解决问题，则继续评估文献的干预措施、主要结果、设计方案是否符合要求，如果其中存在疑问，需要进一步确认。具体流程如下：首先，对检出文献进行快速初筛，根据文献题目或摘要将不能解决问题的文献进行筛除，侧重点为题目或摘要中的目的。其次，阅读未被筛除文献全文，侧重点为材料和方法中的纳入和排除标准、干预措施以及结果，进一步排除不相关文献。最后，在阅读全文的过程中，如有疑问或分歧，需要单独标出，然后与作者联系，确认后决定是否筛除。对于筛除的文献，应记录其原因。

（四）评价纳入研究的偏倚风险

筛选出与题目相关的文献后，需要对每篇文献进行质量评价。高质量文献需具备研究设计合理，实施过程严格，研究结果真实可靠等优点。每一篇文献的研究设计方案和实施过程中遵守标准的程度最终会影响研究结果的真实性。通常对文献进行偏倚风险评估来阐述不同文献结果出现差异的原因。文献评价一般包含内部真实性和外部真实性。内部真实性受选择偏倚、退出偏倚、实施偏倚、测量偏倚等因素影响。

1. 偏倚分类　偏倚能够导致结论系统地偏离真实结果，可以出现在临床试验中的各个环节，比如从开始的研究对象入组及分配、干预措施的实施、实验结果的记录和报告以及实施后研究对象的随访等。根据试验的不同阶段，偏倚主要分为以下几种类型：

（1）选择性偏倚：通常出现在研究对象的选择过程中，因为入选方法不恰当，为入组研究对象和未入组研究对象存在某种差异而产生的误差。一般是因为未严格按照随机原则进行入选。解决办法是严格遵守真正的随机分配方案。

（2）实施偏倚：通常出现在入组后，对每组实施干预措施的过程中，在干预措施之外又出现其他干预措施，解决办法是严格遵守盲法干预以及采用标准化的治疗方案。

（3）测量偏倚：是指结果测量时试验组和对照组组间差异引起的偏差。一般研究结果测量都包含主观评价和客观评价。在主观评价过程中，容易出现测量偏倚。解决办法是采用标准化的测量方法以及不同测量者采用盲法评估。

（4）退出性偏倚：是指研究过程中，试验组和对照组中研究对象退出试验而产生的差异。

2. 偏倚风险的评估　对偏倚风险的评估有很多种方法和工具。如 Jadad 量表、ROBIS 工具、SYRCLE 工具、Cochrane 偏倚风险评估工具等。Cochrane 手册 5.1 中使用"基于过程的评价表"方法进行评估。该评价表中评估了 6 种偏倚，分别为选择偏倚、实施偏倚、测量偏倚、退出偏倚、报告偏倚和其他偏倚。除选择性偏倚是通过两种评价方法外，其余 5 种偏倚都只有一种方法评估。

（1）选择偏倚：评估内容为随机序列法和分配隐藏法。前者描述了随机序列法的详尽细节，用以评估是否可以产生组间可比性。后者描述了分配隐藏法的详尽细节，用以评估干预分配是否能够预知。

（2）实施偏倚：评估内容为参与者是否采用盲法。描述了参与者实施盲法的细节，主要关于参与者是否知晓干预措施，并提供对参与者实施盲法是否有效等信息。

（3）测量偏倚：评估内容为评估者是否采用盲法。描述了评估者实施盲法的细节，主要关于评估者是否知晓干预措施，并提供对评估者实施盲法是否有效等信息。

（4）退出偏倚：评估内容为结果数据的不完整性。描述了主要结果的数据完整性，包括研究过程中退出与失访的分析，明确是否对退出与失访进行报告以及人数，退出与失访的原因及再入组情况分析等。

（5）报告偏倚：明确选择性报告结果的可能性及情况。

（6）其他偏倚：明确除上述情况外是否存在关于偏倚的其他重要影响因素。如果在作者计划方案中提到特殊问题或因素，应该对每个问题或因素给予回答。

系统文献偏倚除包含纳入研究的偏倚外，还包括文献检索过程中产生的偏倚、文献选择过程产生的偏倚、数据提取过程中产生的偏倚。检索过程中产生的偏倚包括发表性偏倚、定位性偏倚、语种性偏倚、索引性偏倚、查找性偏倚、引用性偏倚和多重发表偏倚。选择过程产生的偏倚包括选择者偏倚和纳入标准偏倚。数据提取过程中产生的偏倚包括提取者偏倚和质量评分偏倚。对上述偏倚，系统评价可以采取相应措施予以控制。

（五）收集数据

根据选定的题目，检索相关文献，进行筛选和质量评价，从而得到了用于资料提取和分析的相关文献。对这部分文献进行数据提取的过程分为：

1. 提取研究文献的基本信息　基本信息包括文献题目、文献来源、文献作者、文献发表时间等。

2. 提取研究内容的主要信息　主要信息包括文献研究的方法及研究对象的特征等。此外，还应包括偏倚的风险评估以及解决方案。

3. 提取研究结果的测量信息　测量信息包括研究对象的随访、失访以及退出情况。其结果按分类变量和连续变量方法收集。

RevMan（review manager）是国际 Cochrane 系统评价管理软件。主要用途为制作和保存系统评价，可以对录入的数据进行定量分析并将其结果以图表的形式展示。将提取的数据资料输入 RevMan，从而进行下一步资料分析和结果报告。

（六）资料分析

对入选文献进行数据收集，将其获得的资料进行分析。根据分析方法不同，将其分为定性分析和定量分析。定量分析主要用于差异小、同质性好的文献，定性分析主要用于不同类型的文献。

1. 定性分析　是指对研究方案类型不同的原始数据进行整合，将研究内容进行归纳，如研究对象、研究结果、偏倚风险等，然后以表格的形式列出，在此基础上描述其差异性。定性分析属于描述性工作，并未用到统计分析方法。

2. 定量分析 也称为 meta 分析，即把多个同类研究进行汇总，将不同的研究结果用统计学方法合并为一个量化指标。定量分析首先需要进行异质性检验，然后对符合条件的材料进行 meta 分析。

（1）异质性检验：是指不同研究结果之间存在的差异。异质性包含临床异质性、方法学异质性和统计学异质性。在异质性检验后，如果结果有统计学意义，应考虑是否继续结果合并。具体方法见本章后面 meta 分析中的异质性检验。

（2）meta 分析：能够进行分析的材料需要具有同质性。根据资料特征选择相应的效应量进行分析。连续性变量通常选择均数差值，分类变量一般选用相对危险度、优势比或危险度差值。详见后面 meta 分析中合并效应量估计及其假设检验。

（七）结果报告

作为循证医学级别较高的研究证据，系统综述结果影响了临床医生诊疗方案的决策以及卫生政策的制定，因此其结果报告需要规范化。系统性综述研究主要包括试验性系统综述和观察性系统综述，其报告规范有所不同。

1. 试验性系统综述报告 一般采用 QUOROM（quality of reporting of meta-analyses of randomized controlled trails）报告规范。其中包括题目、摘要、引言、方法、结果和讨论 6 个部分。

（1）题目：报告对题目的要求是能评估出是否属于系统综述。

（2）摘要：包括目的、资料来源、综述方法、结果、结论。其中目的要能明确描述临床问题。资料来源应列出文献的信息出处。综述方法要明确研究选择标准、描述真实性评价、数据合成方法等。结果应该能描述纳入与排除试验的特征、给出分析结果。结论要对主要结果加以论述。

（3）引言：引言要明确描述临床问题和系统综述的理由。

（4）方法：包括文献检索、选择、真实性评价、资料提取、研究特征、数据定量合成。文献检索需详细阐述信息来源。选择要阐明纳入和排除标准。真实性评价要解释评价标准和过程。资料提取是指提取的过程和方法。研究特征需要阐述研究方案类型、干预措施、异质性评估。数据定量合成描述主要效应测量指标以及合并结果的方法等。

（5）结果：包括试验流程图、研究特征、数据定量合成。试验流程图需提供分析过程的概括图。研究特征需明确每个试验的特征。数据定量合成报告符合入选标准以及有效性评价的研究情况。

（6）讨论：总结关键发现，解释分析结果。

2. 观察性系统综述报告 一般采用 MOOSE 声明（meta-analysis of observational studiesin epidemiology）。其中包括研究背景、文献检索策略、研究方法、研究结果、讨论、研究结论 6 个部分。

（1）研究背景：包括定义研究问题、陈述研究问题假设、确定研究结果、暴露／干预措施、研究设计类型、研究人群。

（2）文献检索策略：包括检索资格、检索策略、检索软件、手工检索、纳入和排除的文献、非英语文献的处理方法、只有摘要或未发表的文献处理方法、个人通信情况介绍。

（3）研究方法：包括阐明检索文献能否与研究问题符合、数据编码和整理原则、数据编码和分类记录、混杂评估、评估研究质量、评估研究异质性、阐述统计分析模型、应用合适的统计图表。

（4）研究结果：包括汇总研究结果、阐述入选的研究结果、结果敏感度分析、结果的统计学稳健性指标。

（5）讨论：包括对偏倚的定量评估、阐明排除标准的合理性、评估入选研究的质量。

（6）研究结论：包括解释结果出现的其他可能原因、对结论进行适当地外推、提供指导意见、公布资助来源。

（八）更新系统综述

系统综述发表后，需要不断接收反馈意见和进行更新，更新过程如上所述。

三、meta 分析

（一）meta 分析概述

meta 分析又称为荟萃分析，是系统综述的一种，即通过定量方法合并多个研究结果的系统综述。meta 分析本身具有双重属性，广义上讲 meta 分析是系统综述，包括选择题目和设计研究方案、检索文献、筛选文献、文献质量评估、数据提取、资料分析、结果的阐释和撰写、系统综述更新，狭义上讲 meta 分析是一种具体的统计学方法。

（二）meta 分析的基本流程

在 meta 分析过程中，首先要对所纳入的文献进行数据提取，其次对提取的数据进行异质性检验，如果异质性检验无统计学意义，则对提取的数据进行分类，在此基础上进行合并效应量估计及其假设检验，最后得出结果。

1. 数据提取　数据提取需要尽量规范化，Cochrane 手册推荐了一个数据收集项目清单列表，数据提取过程中参照清单内容，如研究方法中需要提取研究设计、研究持续时间、盲法等。研究对象中需要提取样本量、诊断标准、年龄、性别、国籍等。研究干预措施中需要提取干预组的数目、干预措施细节等。研究结果中需要提取样本量、亚组分析、失访人数等。除按照规范化提取数据外，为了防止发生选择性偏倚，可以通过多人进行数据提取。

2. 异质性检验　在 meta 分析中，不同研究之间的研究内容出现差异和多样性称之为异质性，研究内容可以包括研究对象、研究方案、干预措施和测量结果等。Cochrane 手册将 meta 分析异质性分为三种类型：临床异质性、方法学异质性和统计学异质性。临床异质性是指参与者不同、干预措施差异及终点指标不同所导致的偏倚。方法学异质性是指试验设计及质量方面不同所导致的偏倚，如在试验过程中由于测量方法不同而产生的偏倚。统计学异质性是指研究过程中临床异质性和方法学异质性共同导致的偏倚。

meta 分析是定量分析的系统综述，只有同质材料才能进行统计学分析，所以异质性检验是 meta 分析的基础，异质性检验方法主要包括目测图形法和统计学检验方法。

（1）目测图形法：其优点是直观易懂，缺点为评估者主观性较强。常用的方法为森林图、L'Abbe 图和 Galbrain 星状图等。每种图侧重点不同，如 L'Abbe 图常用于二分类变量数据的异质性检验。

（2）统计学检验方法：主要包括 Q 统计量、I^2 统计量和 H 统计量等方法。每种统计学检验方法可以通过相应软件进行计算，如 Stata 软件和 RevMan 软件。在 Q 统计量的结果中，当 $P > 0.10$ 时，认为异质性检验无统计学意义，可认为多个研究结果之间具有同质性；当 $P \leq 0.10$ 时，认为异质性检验有统计学意义，可认为多个研究结果之间存在异质性。在 I^2 统计量的结果中，当 $I^2 = 0$ 时，表示无异质性，可认为各项研究同质；当 $I^2 = 25\%$ 时，表示低度异质性，当 $I^2 = 50\%$ 时，表示中度异质性；当 $I^2 = 75\%$ 时，表示高度异质性；当 $I^2 > 50\%$ 时，说明存在比较明显的异质性。在 H 统计量结果中，当 $H < 1.2$ 时，表示无异质性，可认为各项研究同质；当 $H > 1.5$ 时，表示研究间存在异质性。

3. 合并效应量估计及其假设检验　数据提取的过程中，可以将其进行分类，不同的效应量表达不同类型的数据，meta 分析是将多种同质性研究结果进行合并，从而得到一个效应量，然后采用合并后的统计量来评估其综合效应。

（1）数据类型及合并效应量：每种数据类型都可以用相应的效应量来表达。数据类型及效应量分类如下：

1）数据类型：包括二分类变量资料，如治疗有效或治疗无效。连续性变量资料，如体重、血压值等。等级资料，如临床疗效控制：显效、无效、好转等。计数数据，如血型分布：A 型、B 型、O 型等。

2）效应量：效应量（effect size）是指临床上具有意义的改变量。二分类变量资料对应的效应量表达包括相对危险度（relative risk，RR）、绝对危险度（absolute risk，AR）和比值比（odds radio，OR）等。连续变量资料对应的效应量表达包括均数差值或者标准化均数差值等。生存资料对应的效应量表达包括风险比等。等级资料或计数数据可以根据情况转化为其他类型资料，然后对照相应的效应量。

（2）合并效应量估计：不同类型数据在合并过程中需要通过不同的效应模型，采用不同的统计学方法。效应模型分为固定效应模型和随机效应模型。合并效应量的统计学方法主要包括 Mantel-Haenszel（M-H）法、Peto 法、方差倒置法（inverse variance，IV）、Dersimonian-Laird（D-L）法等。如果提取的资料具有同质性，则选择固定效应模型。当数据类型是分类资料时，可选择 M-H 法、方差倒置法或者 Peto 法。当数据类型是数值变量资料时，可选择 IV 法。如果提取的资料具有异质性，则选择随机效应模型，可选择 D-L 法。

本章小结

　　本章介绍了文献信息的概念和特征、文献的类型、文献的级别，阐述了文献检索的方法和步骤，简要介绍了中文检索工具和外文检索工具，阐述了meta分析与系统综述的基本概念、分类以及系统综述与叙述性文献综述的区别和联系。对系统综述的流程以及meta分析进行了讨论。

（刘建华）

思考题

　　1. 文献检索途径有哪几种？
　　2. 简述系统综述与叙述性文献综述的区别和联系。
　　3. 简述系统综述的流程。
　　4. 简述meta分析的基本流程。

第六章

论文撰写与投稿

　　学术论文是科研工作者发表科学研究成果、进行学术交流、存储科技档案信息的有效载体。学术论文有多种类型，对生物医学工程专业学生而言，如何撰写规范的科技论文，如何完成一篇高质量的优秀毕业论文（设计）是其在学习和工作中最常面临的问题。因此，本章在介绍学术论文分类及特点、期刊投稿等基本知识基础上，重点介绍科技论文撰写的基本要求与规范、写作步骤及常见问题，重点介绍毕业论文选题知识及撰写方法、要求规范与注意事项，尤其是生物医学工程专业毕业论文（设计）撰写方法及要求规范。

1. 掌握 科技论文的基本要求、基本结构与撰写规范、写作步骤、论文撰写中常见的问题；掌握毕业论文（设计）选题的原则与要求、选题的步骤与方法、毕业论文基本结构、毕业论文撰写规范与要求及注意事项；掌握生物医学工程专业论文撰写一般方法与基本规范。

2. 熟悉 学术论文的分类及特点、临床工程专业论文特点，熟悉投稿期刊学术质量、编辑出版及合法性考察评价内容及投稿的相关工作。

3. 了解 学术论文的基本作用、论文评阅的方式与标准、生物医学工程专业国内相关期刊杂志、毕业论文的特点及意义等。

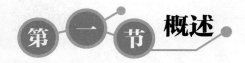

第一节 概述

一、学术论文的基本概念与作用

论文常用来指进行各个学术领域研究和描述学术研究成果的文章。国家标准 GB 7713—87 所指的学术论文是："某一学术课题在实验性、理论性或观测性上具有新的科学研究成果或创新见解和知识的科学记录；或是某种已知原理应用于实际中取得新进展的科学总结"。

学术论文是学术活动的文字记载。这种文字记录不同于一般的工作报告或工作总结，而是对科研或实际工作中得到的材料进行科学的归纳、分析、推理，形成能够反映客观规律的论点，这样的文字记录才是学术论文。其基本作用大致可归纳为以下几个方面：

（一）传播科研成果

任何科研成果都需要得到传播才能发挥其社会功能。按照公认惯例，科学成果的首创权，必须以学术论文的形式刊载在学术期刊或书籍上才能得到承认，仅由新闻媒介传播得不到正式承认。

（二）交流实践经验

从事实际临床医疗工作及工程技术的人员，在实践中不断积累的成功经验和失败教训是非常宝贵的，将它们进行科学的分析和总结，写成论文，进行交流，能发挥很好的指导和借鉴作用。

（三）启迪学术思想

各种学术思想，都是在大量科研成果和实践经验的基础上形成和发展起来的，并且通过学术论文的形式不断进行探讨、论证、交流和互相启迪。

（四）贮存科技信息

及时对研究成果加以归纳总结，并以论文或报告的形式阐明其发现及发明，贮存有效科技信息，不断地丰富人类科技宝库，使之成为以后新的发明、发现的基础，以利于科学技术事业的延续和发展，同时避免后人因科技档案缺乏而盲目重复前人所做的工作，发生不必要的人力与物力的浪费。

（五）提高专业知识与研究水平

学术论文写作是一种创造性的脑力劳动，通过对科研或实际工作中得到的材料进行科学的归纳、分析、推理、总结，专业知识与研究水平得以不断提高。

（六）业务考核与评价

在职称晋升、学位评定、课题评审、奖励评选时，学术论文的质量和数量甚至研究单位排名作为重要指标用来评价个人和单位的科研实力和水平。

二、学术论文的分类及特点

学术论文根据其内容不同可分为多种类型：

（一）按写作目的和作用分类

1. 科技论文（也称科学论文或一般性学术论文） 科技论文是论述创新研究成果、理论性突破、科学实验或技术开发中取得新成就的文字总结，作为信息进行交流。科技论文具有两个特点：①工具性，即可以依据它进行科学研究；②成果性，即它本身就是科研成果的载体。它的基本特点是必须具有普遍性意义，具有科学性、创造性和实践性。学术论文与实验报告、阶段报告和工作总结等不同，是对实验工作素材的整理和提高，有自己的论点。1968年国际生物学编辑委员会（Council of Biology Editors，CBE）对原始科学论文下了一个较为完善的定义即"一篇公认的原始科学论文，必须是首次公布的，它应该提供足够的资料以使同行们能够进行：①评价观察到的结果；②重复进行试验；③评价推理过程。而且原始的学术论文还必须为人们所接受，基本上可供科学界永久地、不受限制地利用，同时它还应提供一种或几种公认的二次文献，以便进行定期审查使用。"

2. 学位论文（学士、硕士、博士学位论文） 学位论文是学位申请者为获得学位而提交的学术论文，又被称为"规范性学术论文"，是学术论文的基本形式之一。国家标准 GB 7713-87 对学位论文的定义是："学位论文是表明作者从事科学研究取得创造性的结果或有了新的见解，并以此为内容撰写而成、作为提出申请授予相应的学位时评审用的学术论文"。学位论文可分为 3 种：学士学位论文、硕士学位论文和博士学位论文。

3. 调研报告　调研报告是"科研报告"中的一类，其重点不是总结实验过程及结果，而是将调查研究问题时所取得的材料，提炼出规律性认识。

调查报告没有固定的写作模式，但一般要求具备以下内容：①前言：交代调研目的、调查的对象和方法；②主体：归纳调研状况，分析出结论性认识；③结语：解决问题的意见、建议。调研报告可分为四种类型：经验调研报告、课题调研报告、情况调研报告、科技调研报告。

4. 实验报告　实验报告是在科学研究活动中人们为了检验某一科学理论或假设，通过实验中的观察、分析、综合、判断，如实地描述、记录实验的全过程和实验结果的一种科技应用文体。实验报告具有客观性、确证性和可读性特点，一般包含实验名称、实验者与合作者、实验时间和地点、实验目的、实验原理、实验内容、实验方法／步骤、实验结果、讨论与结论等内容。

实验报告与科技论文一样都以文字形式阐明了科学研究的成果，但二者在内容和表达方式上仍有所差别。科技论文一般是把成功的实验结果作为论证科学观点的根据。实验报告则客观地记录实验的过程和结果，着重告知一项科学事实，不掺杂实验者的主观看法。

（二）按论文资料来源分类

1. 原著论文　又称为原始论文，即著作的原本，是作者的第一手资料（即直接资料）。包括论著、著述、短篇报道（如病例病理、技术革新成果、经验介绍）等。其内容是实验研究、临床观察、调查报告、病理报告、病例讨论或在医学理论上有新的创新见解、新的科技成果，或是某种新理论、新技术应用于实际取得新进展的科学总结。原著论文应有作者自己的见解及新的观点、理论及新的方法，是医学期刊杂志文章的主要部分。

2. 编著论文　编著性论文的内容主要来自已经发表的资料，即以间接资料为主，属于第三次文献。结合作者个人的部分研究资料和经验，把来自多种渠道、分散的、无系统的、重复甚至矛盾的资料，按照个人的观点和体系编排起来，使读者能在较短时间内了解某一学科领域或某一专题的发展水平及进展情况。在医学图书中编著所占的比例较大（如教科书、参考书、专著等），而医学期刊杂志中的综述、讲座、专题笔谈、专题讨论等多属于编著之列，其中以综述为代表。编著性论文虽不完全是作者亲身所做的研究，但充满着新观点、新见解、新设想、新资料。它为原著性论文提供大量的最新信息，使某一领域或某一专题更加系统化、条理化、完整化和理论化，是医学论文的重要组成部分之一。

（三）按论文的论述体裁分类

1. **论著** 多为科研论文。基础医学多系通过科学实验的直接观察、发现和收集新的材料，并有新的创见。科学上许多突破性成果就是通过这类研究取得的。临床医学多系专题研究总结，也属于实验研究论文，按设计项目做记录，对结果进行归纳、总结。

2. **经验交流** 其内容可包括科研方法、科研经验、临床病例分析、病例报告（个案报告）以及临床病理（病例）讨论等。经验交流可为深入研究某些问题提供资料，如疾病的首次发现、首次报道，虽例数不多，只要资料翔实，便可进行交流。对某种疾病发病因素、诊疗所做的回顾性总结，经过分析找出其规律性，并从理论上加以阐述，从而进一步指导临床实践，无论经验或教训均可交流。本文主要介绍以下几种：

（1）病例报告（个案报告）：报告几个或个别病例，多为少见病例或对某些病例在诊治中的特殊情况或经验教训。其内容包括病例摘要和讨论两部分，引言可有可无。

（2）病例分析：对一组（几例、百例或千例）相同疾病的临床观察资料进行分析和讨论，可包括疾病发病机制的阐述、诊断或治疗方法的研究、药物或手术治疗方法的疗效观察等。

（3）临床病例（病理）讨论：对疑难病例的发病机制、诊断、治疗等进行讨论后整理成文。包括病例摘要、临床讨论、病例报告、病例讨论四部分。一般按发言先后如实反映各人的发言内容并分析问题的实质，也可将全部发言内容归纳成几个问题来阐述。

3. **技术方法、技术革新** 在技术方法上有创造性突破或重大改进、新技术的应用及操作步骤等方面的文章。

4. **专题研究论文** 专题研究是指对某专项课题的研究。专题研究论文是对其创造性的科学研究成果所作的理论分析和总结。专题研究论文与科技报告及学术论文有所不同，科技报告侧重过程记录，学术论文主要体现创造性成果和理论性、学术性。通俗地说，专题研究论文介于二者之间。

5. **简报** 由于版面字数等的限制，有些专题研究论文常以研究简报（研究快报和研究通讯）的形式发表。研究简报主要展现作者的观点和独到的研究方法，其篇幅以2500～3000字为限。可以写成研究简报的情况有：①重要科研项目的阶段性总结或小结（有新发现）；②某些方面有突破的成果；③重要技术革新成果，包括技术或工艺上取得的突破或创造了较高的经济效益。快报类科技期刊只收研究简报类文章。

6. **综述** 综述是以当代某领域科学技术成果为对象，通过对广泛的国内外资料的鉴别、整理、重新汇编组合，并反映自己见解、观点的文章，属于三次文献的性质。其目的是使读者在短期内了解某问题的历史、现状、存在问题、最新成果以及发展方向等。它是科学研究与信息研究在研究过程中融为一体的一种论文体裁。

7. **评论** 评论是在综述基础上进行分析、推断、评论、预测未来和提出建议的文章。一般来说综述和评论合为一体写作，只"综"不"评"的文章多不受欢迎。综述和评论可以节约科技工作者查阅专业文献的时间，了解动态信息，提供文献线索，从而帮助选择科研方向，寻找科研课题等。

8. 述评 述评是在综述的基础上，全面系统地总结某一专题的科学、技术和技术经济的各种数据、情况和观点，并予以分析评价，提出明确建议的一种文体。述评也属于三次文献范畴，但实质上具有一次文献的性质。其特点首先在于"评"，通常是评论某一理论的意义或某一成果技术的价值，指出其优缺点等。述评的"述"是为其"评"服务的，因此不同于综述中的"述"。第二个特点是通俗性（相对于综述而言），这是因为述评的读者面广，可包括领导者、非本专业科技人员甚至一般读者，而不仅限于本专业的科技人员，文内不宜不加注释地使用过多、过深的专业词汇。

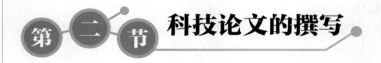

第二节 科技论文的撰写

一、科技论文的基本要求

科技论文是科学研究工作的书面分析总结，论文水平的高低、价值的大小，首先取决于研究内容的创新性、科学性、实用性与前瞻性，其次是论文表达方式和规范化程度。因此，对论文的要求，首先是对科研工作本身的要求，其次才是对论文写作技巧的要求。

（一）创新性

创新性是指论文作者能用新的视角和方法进行研究，提出新的看法，做出新的结论。一篇科技论文如果没有创新性，论文的特色、质量就无从体现。创新性是论文的生命力与灵魂所在，是衡量科技论文学术价值与水平的重要依据和根本标准。国际上采用"DICA"（discovering，inventing，creating，advancing）作为判断科技论文创新性的标准，即"有所发现、有所发明、有所创造、有所前进"。具体而言，论文的创新性体现在：①解决了前人没有解决或者是没有完全解决的问题；②对某一问题有新的发现或新的见解；③创建了新的方法、新的技术；④对现有的概念、观点、方法等的补充、完善和改良；前三种为原始性创新，后者属于跟踪性创新。

（二）科学性与先进性

科学性就是指作者（研究者）尊重事实和原始材料，恰如其分地总结自己的经验和研究成果，说明和解决医学问题。科学性又称为真理性，是论文学术质量的基本要求，只有具备科学性的论文才具有学术价值。科学性要求论文资料翔实、主要体现在真实、准确、可靠的材料、数据、结果和结论中；对每一个概念、数据等准确无误的理解和运用，实事求是，立论客观，论据充分，论证严谨，不主观臆断，更不能为达到"预期目的"而歪曲事实，伪造数据。内容先进，要求论文理论和实践水平能够代表当今国内外医学发展水平。

（三）实用性

学术上有理论意义或在实际中有现实意义：尽可能选择本学科的重大问题，即大家普遍关心，正在思考，有所争议，迫切需要解决的问题。指能够满足人们某种实践技能性、操作性要求的选题，看得懂与用得上。医学论文更应面向临床、面向教学、面向广大的医务工作者。其内容一旦为医学科技人员掌握，并与他们的工作相结合，就能很好地为人类健康服务，推动医学科学不断发展。特别是各种临床实践性选题、工具性选题都应有实用价值。

（四）前瞻性

要选择有研究价值及发展前途的主题，应积极开发研究新领域、新学科和新理论。

二、科技论文的基本结构与撰写规范

科技论文的内容和格式通常有文题（title）、署名（signature）、摘要（abstract）、关键词（key words）、引言（introduction）、材料和方法（materials and methods）、结果（results）、讨论（discussion）、结论（conclusions）、致谢（acknowledgements）及参考文献（references）等部分，其中引言、材料和方法、结果、讨论等四个部分的第一个英文字母加上连词 and 的第一个字母合在一起，便是所谓的 IMRAD 程式（IMRAD format），以上四个部分为论文的正文部分。这就使得在撰写论文时有固定的格式可依，有一定的规律可循。1978 年 1 月，欧美 19 家用英文出版的临床医学期刊的编辑于加拿大的温哥华研究确定向他们期刊投稿的统一要求，这就是后来的国际医学期刊编辑委员会（International Committee of Medical Journal Editors，ICMJE）公布的国际标准《生物医学期刊对原稿的统一要求》，又称"温哥华（Vancouver）格式"。我国于 1987 年正式颁布了国家标准《科学技术报告、学位论文和学术论文的编写格式》（GB 7713—87），其目的也是为了统一论文的撰写和编辑格式，便于信息传递，对我国文献工作标准化、规范化及我国科技期刊与国际接轨，起到了推动作用。国、内外医学期刊大同小异，其基本格式相同，仅在是否有关键词、文前是否要内容提要以及参考文献书写格式等细节方面略有不同。论文中的文题、署名、摘要、关键词为论文的前置部分，而引言、材料和方法、结果、讨论、结论、致谢、参考文献为论文的主体部分。

（一）文题

文题是论文的特定思想内容、研究范围和深度的最鲜明、最精练的高度概括，要做到准确、简明、醒目，起着画龙点睛、一语突破的作用。论文立题时要求抓住研究的中心，运用正确的术语，简要地表达中心内容，尽量用最少的文字，提供最多的信息内容。论文文题是读者认识全文的窗口，读者根据所阅读的文题，即可决定是否需要阅读全文。文题一定要确切扼要，要尽量选小题目，题目太大，往往不易写得深刻，流于空泛，或难以驾驭。选题范围缩小和具体化则论述容易集中、深刻，小中见大，可以写出比较好的论文。一般中文文题不超过 20 个字，英文文题不超过 10 个词或 100 个书写符号（包括间隔在内）。

（二）署名

个人署名是论文署名的基本形式，要求写真名，不用笔名。同时要求注明所在单位（通讯地址），写明邮政编码、电子邮件地址以利联系。目前多数期刊均采用脚注的方式，位于首页的下方，以小字列出脚注，主要用于注明研究基金来源、作者工作单位，所在城市、邮政编码、电子邮件地址等。署名表示作者对论文拥有著作权并对论文负责，便于读者与作者进行联系交流，也是对作者的尊重和应有的荣誉，此外也可以便于进行文献检索、查阅。

（三）摘要

摘要又称内容提要，是论文的浓缩或缩影，它是对文献内容的准确提要而不加注释或评论的简略陈述。摘要一般应说明研究工作的目的、实验方法、结果和最终结论等，摘要的内容要求高度浓缩，要准确、简练、完整地介绍论文研究的"目的、方法、结果和结论"（结构式摘要的四要素）。摘要一般是排列在正文开始之前，而且具有相对独立性，可单独引用。摘要的目的是为了编审人员初步决定该文的基本评价与取舍，方便读者大体了解论文的内容，便于医学情报人员作文摘式索引，也供文摘刊物利用。随着医学事业的发展，为满足对外交流的需要，国家统一规定，公开发表的学术论文除中文摘要外还应附有英文摘要。

（四）关键词

关键词又称主题词，是具有实质意义的检索语言，在论文中起关键作用的、最能说明问题的、代表论文特征的名词或词组，具有代表性、专指性、可检索性和规范性。关键词不能随意编造和任意选择，它通常来自于题目，也可以从论文中挑选。应选用《医学主题词表》（Medical Subject Headings，MeSH）、《医学主题词注释字顺表》或《汉语主题词表》中记载的规范性词语。非主题词表的关键词为自由词，只有必要时，才可排列于最后。有些新词也可选用几个直接相关的主题词进行搭配。

（五）引言

引言是文章的开场白，应简洁明快，开门见山。其内容包括点题，简介目的和总纲，具体包括：①研究目的、性质、范围；②课题研究的背景及起点，写明立题的根据，是引言的核心。可引用相关文献交代研究课题的来龙去脉，指出知识的空白点或争论的焦点，帮助读者了解课题意义和评价本文的结果；③国内外研究的简况及最新进展；④采用何种方法去研究解决所提出的问题，但无须阐述方法细节，仅是交代解决问题的基本途径。在撰写引言时，"引言"二字一般不以小标题单独写出，不要与摘要雷同，作者不加自我评价。

（六）材料与方法

"材料与方法"是医学论文的重要内容，要求详细具体、真实可信，是论文科学性、先进性、可信性和可重复性的重要体现。在实验研究论文中，通常直接采用"材料与方法"作为小标题；在临床研究论文中，这一部分小标题常改为"临床资料""对象和方法""病例和方法""一般资料""病例报告""手术方法"等；在临床工程类科技论文（设计）中，则常改为计算方法、原理、工艺路线、实施步骤。目的是交代被考察的对象与特征，以及实验及测定的方法和过程。

"材料与方法"的内容应包括：

1. 研究对象　指病人、人群、实验动物、其他材料。临床病例应说明例数、年龄、性别、诊断标准、分期或分型的标准、疗效标准、抽样或分组方法等。实验动物应说明名称、种类、分级、性别、体重、健康状况、分组方法等。病理组织材料则应说明来源、诊断标准、分期、分级等有关内容。

2. 实验因素、原理和效应　实验研究包括各种仪器、设备、特殊的实验方法，仪器应注明生产单位、型号、性能。临床研究包括治疗措施、给药手段与方法、安慰剂与对照剂的使用等；临床工程类科技论文（设计）则常常包含计算方法、编程原理、技术路线、工艺流程、方案论证、过程实施等。

3. 检测数据的统计学处理方法。

（七）结果

结果是公布通过实验所取得的数据和所观察到的现象，是摆事实的过程，是论文的主体部分。其内容应专写实验结果或调查结果，自己的新发现必须是第一手材料，要用文字、统计数据、统计图表描述结果。结果应设有对照，并进行统计学处理。对实验中出现的问题，应实事求是地加以说明。

（八）讨论

讨论是论文的核心部分，是对研究结果的综合分析和理论的说明。该部分的主要任务是探讨"研究结果"的意义，把研究结果从感性认识提高到理性认识阶段，以供进一步实践的参考。讨论中要以结果为依据，合理分析，持之有据，言之有理，找出内在的联系，肯定结果。若涉及对自身研究的评价，宜取谦虚谨慎和实事求是的态度。此外，还应避免离题发挥或重复他人的见解。

撰写讨论内容应注意以下几点：①对实验结果进行分析、判断、评价，从感性认识上升到理性认识。应揭示各种观察结果之间的内在联系，强调本研究的新发现、新事实、论述其规律性、而不要重复结论中的内容。②与前人的工作联系起来，回答引言中提出的拟解决的问题。明确说明是否已达到了预期目的，是否证明原来提出的假说。这里常需围绕本文主题，以自己工作为基础，援引必要的文献资料来证明自己的观点；或与别人的工作进行比较，分析其异同；或据理反驳某些相反的见解，但要留有余地；千万不要旁征博引，罗列过多文献而无自己的观点。③对于一些出乎意料的特殊现象或新线索可在讨论中作必要的说明。对于本研究尚存在的缺陷或尚待解决的问题以及今后的设想也可扼要阐述。④对于本工作的理论意义或实际应用的可能性，可实事求是地加以讨论切忌夸张。讨论中，不要用尚未成熟的和未经证明的理论作论据，避免仅以本文资料为据，作出不当的结论或文过饰非，自圆其说。应避免文献结果与自己的结果混为一谈。讨论中所引用文献应注明出处。无论与前人报道一致或不一致，应解释其因果关系，探讨可能的原因。

（九）结论

结论是对整篇文章的总判断或总评价，要求概括研究的主要内容和研究结果。如论文已有摘要，结论可以省略。结论一般只用一个完整的自然段撰写，但也可用序号归纳，分条列出。注意要与引言的研究目的保持一致，前后呼应。

（十）致谢

致谢是对论文写作或课题研究中确有帮助或实际贡献的合作者、指导者表示尊重或谢意。一般自成一段，常见表达句式有"本研究曾得到某某的帮助，谨此致谢"。

（十一）参考文献

参考文献是指为撰写论文而引用的文献资料。列出参考文献的目的是：①为了说明本文所借鉴内容的科学依据的出处，以供读者查阅参考；②反映出作者对本课题的历史与现状的知晓程度，从中评价结论的可信程度；③对前人研究成果及文献资料的认同与尊重，减少对前人文献的复述，以缩减篇幅。引用参考文献应注意以下几方面：①论文引用的参考文献必须是著作直接阅读过的近期（3年）的重要一次文献，切忌从他人引用的文献中，不经阅析地转引，避免人云亦云的差错；②要有针对性的引用设计科学严谨、方法可靠、论证水平高、结论正确的文献，力求少而精；③参考文献在正文中按引用先后排序在引用处采用右上角码标注序号，然后在文末按规定格式逐条列出；而且序号应该一致；④参考文献的著录格式应做到规范化。目前国内应采用《参考文献著录规则》（GB/T 7714—2015）中的规范著录。

三、科技论文的写作步骤

（一）资料准备

在进行写作前，需对相关领域的学术动态和有关的实验资料进行搜集、整理、分析，包括文献检索资料、实验过程中记录的数据、研究所得的各种结果等。搜集资料的目的在于为撰写论文开拓思路，提供理论依据。在查阅参考文献时，可及时注明文献出处、作者、题名、杂志（图书）名、年、卷、期、页码等，以免重复查找，浪费时间。在整理资料时，需进行取舍，保留与本文有关的有用信息，舍去与课题无关的内容。

（二）列提纲

根据整理的资料列出提纲，一般包括研究目的、研究方法、研究结果、讨论、结论等部分。提纲是论文写作的设计图，是全文的骨架，起到疏通思路、形成结构的作用。依据提纲作文，随灵感、思路的深入会有新的想法、新的发现，可使原先的设想得以修改和补充。值得注意的是，拟定的提纲一定要项目齐全，代表论文的大体轮廓。

提纲的书写一般采用标题式和提要式两种。标题式提纲是以标题的形式把文章的内容概括出来，是医学论文写作的常用方法。研究型论文的提纲通常是标题式提纲：题目、前言、材料与方法、结果、讨论、结论、参考文献。提要式提纲是把标题式提纲中的每一要点展开，对论文全部内容作粗线条式的描述。

（三）初稿写作

1. 初稿的写作方法　论文写作是将论文构思变成正式论文的过程。初稿写作时，需尽量把想写的内容全部罗列出来，对检索的文献资料、实验结果进行详细的分析和归类。初稿的写作有以下几种方法：

（1）顺序写作法：按照科技论文的规范体例或作者拟定的提纲顺序分析实验数据、得出实验结果，并阐述自己的观点。

（2）一气呵成法：作者经过深思熟虑后，对拟撰写的内容、结构、格式等胸有成竹，此时可以根据自己的思路，一次完成稿件的写作。这种初稿一般主线清晰、层次清楚、论点鲜明，但语言修辞或许会存在问题，论述不一定十分有力。

（3）分段写作法：若作者对论文主体结构已构思成熟，但对每个层次或段落内容的写作并没有把握。此时，可采取分段写作法来完成初稿。即对某一部分的内容考虑成熟后，便可动笔先完成此部分。例如，在实验研究之后，可先将实验对象、仪器与材料、实验方法等部分完成，然后待实验完成后再分析实验结果、结论等。全文完成之后，需前后对照检查一遍，使每个部分的写作风格尽量保持一致。合作撰写论文时，可由几个人分别承担部分内容，最后由一个人审阅全稿，使前后贯通、口径一致。

（4）重点写作法：作者对论文的论点和论据已经明确，但尚未能做到一气呵成。此时可先给出结论，再写出主要的论据。也可围绕一个问题进行深入分析，展开讨论。这种写法不是按论文的自然顺序，而是根据自己的构思，分解主次。

2. 初稿写作时需要注意的事项　在论文写作时，草拟初稿是一项最重要的工作，也是最需要花费时间和精力的一项工作。虽然初稿只是论文的一个坯子，但却是下步进行加工的基础。因此，写作时需要认真谨慎。在起草初稿的时候，应该注意以下几点：

（1）打腹稿：所谓腹稿，即是在起草初稿时，在总体轮廓的基础上，在每一部分动笔前，将要写的内容在头脑里思考清楚，理出头绪。

（2）一气呵成：每一部分的写作尽可能一气呵成，不要写写停停，这样会打断思路，重新写作时可能会无法连贯。若必须停下来，也最好选择在某一个恰当的地方。

（3）遵循提纲：在一般情况下，应尽可能遵循提纲，按提纲的编排完成初稿。若违背了提纲，可能会造成跑题。

（4）初稿长于定稿：初稿的内容要尽量充实，这样在定稿的时候才能有修改、压缩的余地。

（5）写好论文开头：论文的开头主要是介绍本研究的背景、目的、研究的理论依据及方法等。需要查阅相关的参考文献，但内容不宜过长。

（6）写好结尾：结尾是论文的结语或结论，是对整篇文章的概括和总结，点明研究的结果，启迪读者思考，引起科研工作者继续进行深入探索的兴趣。结尾的方式虽然有多种，但总体来说，一是要简短，用简明扼要的话语进行概括；二是要清楚明白，结尾不能含糊其辞、模棱两可；三是要严谨，尽量不使用太过绝对的语言；四是要紧凑，不能拖泥带水。

（7）文体规范：行文需合乎文体规范，保证论点、论据、论证齐全，逻辑清楚。量的符号、单位要规范，图、表及公式的书写要标准。

（四）论文的修改

论文修改是论文写作中不可缺少的一部分，其目的是使论文更准确、更鲜明。论文的修改不仅要注意其表达形式、语言修饰，更重要的是对内容进行反复斟酌、修改。修改的过程中要注意以下几个方面的内容：

1. 文题是否相符　即论文的题目和内容是否符合。

2. 论点是否鲜明　论点体现了论文的价值和水平，鲜明的论点可直观地反映论文的中心思想。同时，需要反复斟酌推敲其是否具有片面性，是否有表达不准确的地方。修改时，需要注意论点是否缺乏新意，若论文所表达的观点已被阐述过，则需对论点进行深化，做重大改动。

3. 论据是否充分、论证是否严密　初稿中的材料并不一定都是合适的，为了使材料更有力地支持论点，需对材料进行增、删、改、换等操作，以使论据充分证明论点。

4. 结构是否合理　要看全篇结构是否层次清晰、条理明确，论点、论据、论证三要素是否齐全。然后再查看开头、结尾、段落、层次是否恰当。

5. 用词是否符合专业术语　修改初稿时，需纠正错误或不规范的专业名词表达，避免产生歧义。

6. 文稿是否符合专业论文撰写规范或稿约要求

四、科技论文撰写中常见的问题

（一）题目

论文题目主要存在以下问题：

1. 题目大而空　如"医疗设备的预防性维护保养"，该题目中并未体现是哪种医疗设备，也并未说明采用什么方法进行维护保养，属于典型的大而空的题目。

2. 字数过多　有的甚至超过了 30 个字，造成读者的阅读困难。字数过少，遗漏了重要信息，不能完整地表达意思。

3. 出现一些非公知公认的缩略语　如"腱鞘巨细胞瘤的诊断要点分析"，其中，腱鞘巨细胞瘤（giant cell tumor of the tendon sheath，GCTTS）在题目中尽量不要用其英文缩写，以免读者无法理解。

4. 文题与内容不符合　即文题不符。

（二）摘要

论文摘要主要存在以下问题：

1. 要素不全　一般的摘要包括目的、方法、结果、结论 4 个部分，方法中需要有具体的方法和干预措施，结果中不仅要有定性的词汇，而且应该有定量的数据。有的作者在写作时，上述要素不全，造成表达不清楚。

2. 采用第一人称书写，主观意识过于强烈　部分摘要的结论中对研究结果给了主观评价。在修改的时候，应该注意：目的体现的应是本研究的意图，方法应说明研究对象、研究设计及具体的干预措施，结果应依据数据和图表来反映本研究的主要事实，结论要反映本研究的观点。

3. 摘要内容与文章内容不符，造成了歧义。

（三）关键词

论文关键词主要存在以下问题：

1. 关键词表达不准确到位　有的关键词仅仅是对文题的分解，而有的是表达过于宽泛，词组未进行组配或未充分表达主题内容。如某杂志中"颈内静脉血透导管置管术中不同超声引导方式的优缺点比较"一文，作者将"超声引导方式"纳入到关键词中，但文中比较的是 3 种超声引导方式：传统盲穿法、超声定位法、超声引导法。因此，可将这 3 个词纳入关键词中，使读者更方便检索。

2. 选取的词或词组并不涉及论文的主要内容

（四）正文

正文主要存在以下问题：

1. 前言 未将本研究的意图讲述明白，有的论文前言很短，未讲述国内外的研究现状，只是说一些常识性的介绍；而有的论文前言过长，引用的参考文献过多，显得空泛冗长。

2. 研究对象 未说明研究对象的纳入及排除标准，或缺少对照组，或是实验组与对照组之间没有可比性。

3. 方法 方法未描述清楚。例如采用的什么型号的仪器，设置的参数是什么，进行什么样的研究，所采取的措施是什么，跟前人的研究相比是否有创新性等，这些都需要交代清楚。另外统计学方法是否运用恰当也值得注意，是采用 t 检验，还是 χ^2 检验，或是单因素方差分析，如果方法错误了，那得到的结果也必然是错误的。

4. 图和表 图、表及正文内容不应重复，但有些文章，表格中列出了一些数据，正文又将这些数据简单地重复了一遍，这就造成了累赘。凡是能用文字简单说明的，尽量不用表格，文中的图和表不宜过多。表格及图片的位置同样非常重要，有的作者只是单纯把表格或图片列在了文末，这样会造成阅读不便。正确的做法，是先见文字，后见图和表。图和表需紧跟着文字内容，便于读者理解。

5. 数据 医学论文中通常会产生大量的数据，此时需保证数据的准确性及前后一致性。很多作者在写论文的时候不注意这一点，可能会犯下比较低级的错误，比如"研究对象 98 例，其中男 55 例，女 33 例"，但 55 + 33 = 88，因此需要仔细核实。再比如，"52 例病人中，超声正确诊断 45 例，诊断准确性为 78.6%"，而通过实际计算诊断准确性为 86.5%（45/52）。数据是反映研究结果的主要事实依据，若数据错误，则所得的结论也可能会有偏差。因此作者在进行论文写作的时候，应当仔细核查数据，确保准确无误。

6. 讨论部分 这部分存在的主要问题是：过多地阐述结果中的具体数据；过多地引用他人的观点而没有自己的看法；得出的结论过于绝对化，但论据又不够充分让人难以信服。

7. 计量单位和数字 某些作者使用了非法定计量单位，或者用中文符号代替了单位符号，都是不规范的。而有些是计量单位的词头大小写不分，例：10^6 以上的词头符号（例如 M、G、T 等）应是大写，如 MHz；其余小写，如 kHz。表示量值时，单位符号应置于整个数值之后，并在其间留一个空隙。

（五）参考文献

参考文献的著录格式有误是普遍存在的现象，而作者在撰写论文时需要参考国家规定及不同期刊稿约中的具体要求来执行，并参照投稿模板中具体实例的格式来撰写。

五、临床工程专业科技论文的特点

临床工程学科定义为：运用现代工程学和现代管理科学的方法、技术手段，研究和解决医院诊疗实施过程中所面临的一系列工程和技术问题，研究改善临床医学的技术与条件，提高诊疗的技术水平、质量以及保障病人和医护人员的生命安全。其学科特性决定了临床工程专业的论文具有以下几个显著特点：

（一）实用性更为突出

临床工程主要岗位任务为设备的管理和维修、设备的安全性及质量控制、设备性能的评价、设备的设计和改进等，其研究选题多来自临床工程实践过程，实用性尤为突出。如设备的管理和维修涉及临床设备的购入、管理、保养、维修到报废的全过程；仪器设备在购入前需进行市场调查，对设备购置的必要性、实用性及经济条件等进行全面评价，然后向医院主管部门提出申购报告；设备购入后，临床工程部门负责验收，然后交付临床医疗部门使用，对医护人员进行培训并提供技术支持和咨询指导。

（二）论文的宽泛性、多样性及交叉融合性

临床工程专业论文涉及临床医疗诊疗过程的各个方面，研究内容来源宽泛，方法和技术手段多样，学科领域交叉融合度大。内容选题上涉及医疗各项工程和技术上的基础与应用研究、仪器设备及临床诊疗各个环节的管理研究、临床工程各项标准及前沿问题学术研究等；临床工程研究方法和技术上涉及工程技术、数理科学、信息技术、医学基础与临床、管理科学、材料科学等多学科交叉领域，论文选题涉及的学科侧重不同，论文的研究方法、工作进程、结果表达方式等有很大差异，即论文内容题材、技术方法及主体体例形式上呈现多样性及高度交叉融合性。

（三）先进性和前瞻性显著

随着科技进步与社会发展，大量的新技术和新设备应用到了临床领域，在促进医疗水平飞速提高的同时，带来了一系列新的工程技术、管理评价、质量监控等问题，同时国际上医院临床工程学科普遍建制不全，体系不完善，尚有很多空白领域，需要深层次探索和系统研究，因而临床工程专业的研究论文应有很好的先进性和前瞻性。

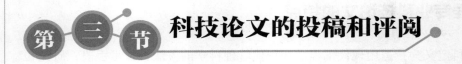

一、期刊的选择与投稿

论文写作完毕后，选择合适的期刊投稿，是作者要面对的一个重要问题。每种期刊都有自己的办刊宗旨和刊登范畴，如医学理论研究性期刊不会发表工业应用类文章。即使是同一学科的期刊，侧重点也常常不同。作者在选择期刊投稿时，除了要对欲投稿期刊在编辑、出版、内容、投稿方式等诸多方面进行考察以外，也要在期刊出版的合法性和学术影响力等方面进行评价，使论文能尽快地在正规合法高水平的学术期刊上发表。

（一）对投稿期刊在编辑出版方面的考察

1. 根据论文内容选择相关专业的期刊　投稿前要了解期刊的栏目设置、刊载论文的学科侧重以及发表论文的类型情况。了解投稿期刊近期刊登的论文和主题出版计划，以保证稿件与期刊设置的栏目、发表文献的类型和主题内容相一致，提高投稿的录用率。

2. 了解投稿期刊的出版频率、论文容量及论文发表时滞　投稿前应该对投稿期刊的出版频率以及每期中刊载论文的篇数有所了解。期刊的出版频率和论文容量对论文的发表速度和稿件的录用率有一定的影响。投稿前可通过期刊官方网站或者致电期刊编辑部了解投稿期刊从文稿收到、修回到发表所需要的时间，尽可能将文稿投向发表时滞较短、论文容量较大的期刊。

3. 了解投稿期刊对文稿格式和费用的要求　不同的期刊对其所刊载论文的格式、字数、图表、参考文献及附加信息等有特殊的要求。投稿时要严格按照投稿期刊的"投稿须知"或"稿约"要求准备稿件，以免投稿后因为论文格式不符合要求等类似的问题而被弃用或要求重新大规模修改，影响论文的及时发表。此外，也有必要了解投稿期刊对录用稿件收取的版面费或发表费等费用情况，根据经费的承受能力选择投稿期刊。

（二）对投稿期刊在学术质量方面的考察

作者在投稿时也应根据论文实际水平和所在单位专业技术职称评定要求或学位申请要求选择合适的期刊投稿。

1. 期刊级别　在期刊级别方面，国家新闻出版总署从出版管理的角度，按照期刊主管单位的不同将期刊分成国家级期刊和地方级期刊，以便对期刊实施有效的行政管理。"国家级"指党中央、国务院及所属各部门，或中国科学院、中国社会科学院、各民主党派和全国性人民团体主办的期刊及国家一级专业学会主办的会刊。"省级"期刊指各省、自治区、直辖市及其所属部委、厅、局主办的期刊及由各本、专科院校主办的学报（刊）。

需要提出的是新闻出版总署从未就学术水平的高低为期刊划分过级别，有的期刊在封面上刊载"国家一级期刊"等字样，不是新闻出版总署组织评选出来的，并非政府行为。

2. 核心期刊与非核心期刊　在期刊评价中经常有核心期刊的提法。所谓核心期刊是指在特定专业范围的特定发展时期，相关信息密度大、学术价值高并且被利用率较高、学术影响较大的一组期刊。核心期刊的确定往往是基于一定的文献计量学方法和指标基础上的，其目的是为期刊选订、文献阅读、学术地位评价、学位申请、职称评审等作为参考。目前评价中国（不含港、澳、台）出版的常见医学核心期刊，有以下几种：①《中文核心期刊目录总览》由北京大学图书馆和北京高校图书馆期刊工作研究会共同主持研究推出。研究自 1990 年开始，1992 年推出《中文核心期刊目录总览》，每隔 4 年推出新的版本，至 2015 年共推出了 7 版。该目录总览历史悠久、学科覆盖全、影响力大、应用广泛，在科研管理、学术评价、职称评聘、期刊出版等工作实践中被广泛采用。②中国科技信息研究所受国家科技部的委托，从 1987 年开始对中国科技人员在国内外发表的论文数量和被引用情况进行统计分析，利用统计数据建立了中国科技论文与引文数据库并编辑出版了《中国科技期刊引证报告》。每年选取各个学科约 2000 种中国公开出版的中英文科技期刊作为"中国科技论文统计源期刊"。其中生物医学相关期刊约占 1/3。"统计源期刊"又称为"中国科技核心期刊"，其载文数量、引文数据、影响因子等可作为评价科研产出的参考依据。在"统计源期刊"上发表的论文数量关系到科研机构及高等院校在国内相关机构中的学术地位排名。而入选"统计源期刊"也是期刊学术水平的一种体现。③中国科学院文献情报中心从 1994 年开始出版了《中国科学引文索引》，并建立了《中国科学引文数据库》（CSCD），通过"中国科学文献数据库服务系统"提供一站式服务。CSCD 在基本结构和选刊原则等诸方面与美国的 SCI 接轨，是研究国内科学技术活动整体状况的引文分析工具。目前，在许多国家级奖励和项目申请过程中将 CSCD 数据库的期刊载文和引文数据作为重要的评估指标之一。CSCD 核心库和扩展库 2014 年合计收录期刊 1141 种，其中英文刊 125 种，中文刊 1016 种。

值得提出的是，多数情况下，作者都倾向于在高级别的期刊上发表论文，但是，盲目地追求高级别并不可取，应该在理性分析所撰写论文的质量和实际需求的基础上选择合适的期刊。

（三）对投稿期刊在出版合法性方面的考察

无论是向国外还是向国内出版的刊物投稿，选择期刊的最基本原则是投稿期刊必须是正式公开出版的连续出版物。

1. 正式公开连续出版物的标志　国外公开出版的正式连续出版物的标志是具备国际标准连续出版物号（international standards serial number，ISSN）；国内公开出版的正式连续出版物是获得国家新闻出版管理部门审批，具有完整、准确的中国标准连续出版物号（China standard serial number，CSSN）。CSSN 是由 ISSN 和国内统一连续出版物号（CN 号）两部分构成。近年来，国内出现了大量的非法出版物。所谓的非法出版物是指那些既没有经过国家新闻出版部门批准，不具备规范的 CSSN 号，也没有注册为"内部刊物"的连续出版物。因为在非法出版物和内部刊物上发表的论文在职称评审时一般不作为评价学术水平的依据，在科研绩效评价中也不作为有效的成果。

2. 主管部门和主办单位是否明确　正式出版的学术期刊一般由国家各部委、各省市相关厅局等行政机构主管，由高等院校、学术团体、出版社或实体研究机构等主办。而非法出版物通常没有主管单位或编造全国 ×× 学会、中国 ×× 研究会等貌似学术组织的机构主管。其主办单位通常也不是实体性机构，大多是编造的各类型（全国性）学会、协会、研究会等。

3. 是否有可信的编辑部联系方式　公开出版的期刊都有较明确的编辑部地址、邮政编码、联系电话、传真等通讯信息，多数还有官方网站和在线投稿系统。而非法出版物往往没有明确的编辑部和投稿地址，有些地址只是"×× 市 ×× 信箱"，其投稿方式也多要求通过电子邮件投稿。

4. 是否一号多刊　原新闻出版总署规定："一号一刊，每期期刊只准许出版一种版本。不得使用一个期刊刊号出版两种或两种以上的期刊，也不得使用一个期刊刊号出版期刊的不同版本"。而有些期刊为了达到某些目的而盗用其他期刊的刊号或盗用自己的刊号出版不同版本。如：科普类期刊，又出版学术版、临床版等。因此，在出版的几个版本中，只有一个版本是正式的、合法的、对外公开发行的，其他版本则是收费的、非法的、非公开的，有的只给作者收藏或用于评职等特殊用途而无法在数据库或图书馆中找到。

（四）按选定期刊的具体要求及投稿方式准备稿件及相关证明材料投稿

生物医学工程专业临床工程领域国内相关期刊杂志参见表 6-1。

表 6-1　国内临床工程领域相关杂志

杂志名称	主管单位	主办单位	期刊分级	出版周期
中国生物医学工程学报	中国科学技术协会	中国生物医学工程学会	中文核心	双月刊
生物医学工程学杂志	四川省科学技术协会	四川大学华西医院和四川省生物医学工程学会	中文核心	双月刊
生物医学工程研究	山东省科学技术协会	山东生物医学工程学会、山东省医疗器械研究所	中文核心	季刊
航天医学与医学工程	中国人民解放军总装备部司令部办公室主管	中国航天员科研训练中心	中文核心	双月刊
生物物理学报	中国科学技术协会	中国生物物理学会，中国科学院生物物理研究所	中文核心	月刊

续表

杂志名称	主管单位	主办单位	期刊分级	出版周期
医用生物力学	中华人民共和国教育部主管	上海交通大学主办	EI，中文核心	双月刊
数据采集与处理	中国科学技术协会	中国电子学会、中国仪器仪表学会、南京航空航天大学联合主办	中文核心	双月刊
中国医疗设备	国家卫生和计划生育委员会	中国整形美容协会	中国科技核心	月刊
医疗卫生装备	中国人民解放军总后勤部军事医学科学院	军事医学科学院卫生装备研究所	中国科技核心	月刊
中国医疗器械杂志	上海食品药品监督管理局	上海市医疗器械检测所	中国科技核心	双月刊
中国数字医学	国家卫生和计划生育委员会	卫生部医院管理研究所	中国科技核心	月刊
医疗装备	国家食品药品监督管理局	北京市医疗器械研究所	一般期刊	月刊
北京生物医学工程	北京市卫生局	北京市生物医学工程学会	中国科技核心	双月刊
中国医学工程	国家卫生和计划生育委员会	中国医药生物技术协会和中南大学肝胆肠外科研究中心	中国科技核心	月刊
临床医学工程	广东省科技厅	国家医疗保健器具工程技术研究中心	一般期刊	月刊
国际生物医学工程	国家卫生和计划生育委员会	中华医学会、中国医学科学院生物医学工程研究所	一般期刊	双月刊
中华生物医学工程杂志	中国科学技术协会	中华医学会	中国科技核心	双月刊
中国医学装备	国家卫生和计划生育委员会	中国医学装备协会	中国科技核心	月刊
生物医学工程与临床	天津市卫生局	天津市生物医学工程学会；天津医科大学第三中心医院	中国科技核心	双月刊
中华医院管理杂志	中国科学技术协会	中华医学会	中国科技核心	月刊

续表

杂志名称	主管单位	主办单位	期刊分级	出版周期
中国医院管理	黑龙江省卫生和计划生育委员会	中国医院管理杂志社	中国科技核心	月刊
中国医疗管理科学	国家卫生和计划生育委员会	卫生部医院管理研究所和中国协和医科大学出版社	一般期刊	双月刊

（五）修稿、校稿及其他论文投稿工作

根据期刊编辑部编辑及审稿专家的意见对稿件进行从内容到形式上的修改。录用后校稿，邮寄版面费，提供诚信书、授权书、相关基金项目批文等书面佐证材料。

二、科技论文的评阅

科技期刊尤其是学术期刊的出版质量，主要取决于所发表论文的学术水平，稿件的评阅，即我们常说的"审稿"，对保证所发表论文的质量水平至关重要。科技期刊所发表的论文都必须经过期刊编辑部及同行专家的审核。审稿不仅是对稿件质量和发表价值进行鉴别和评判，而且还包括对稿件内容进行修改、补充、完善，提出指导性、建设性意见。两者的目的是统一的，即保证刊出的论文有较高的学术水平，提高刊物的学术质量。

（一）论文评阅的方式

目前，我国科技期刊审稿方式普遍采用"三级审稿制"，即责任编辑初审，同行专家复审，主编终审。稿件的审查是由编辑部的责任编辑、主编与编辑部以外的专家共同进行的。编辑和专家在审稿方面各有优势。尤其是同行专家由于具有较深入扎实的专业基础理论知识和科研能力，并取得了一定的科研成果，有较丰富的科研经验，同时掌握大量专业信息，对论文所涉及的学科发展和前沿动态以及专业技术较为精通，对论文的科学性、创新性和实用价值等有较深入的认识，能够对其学术质量作出较准确的评价和判断，并能发现文稿中的专业学术或技术问题，提出具体的修改意见和建议，并提请作者修改、补充和完善，从而为稿件终审定稿提供重要的参考依据。专家的审稿意见经过编辑的综合分析，连同编辑本人的审稿意见传达给作者，在得到认可、接受的前提下，对论文原稿进行修改、补充和完善，从而使所发表的论文在创新性、科学性等方面有质的提高或改进。值得强调的是，虽然同行专家在对稿件学术性内容提出具体修改意见和建议方面有专业优势，但稿件最终的取舍及加工完善更取决于专职编辑。他们在综合分析多位专家意见（包括分歧性意见）的基础上，通过与专家、作者的耐心沟通、交流，审慎地决定稿件的取舍，尤其是善于发现稿件中的"闪光点"，帮助作者进行修改、补充和完善，有时甚至达到重新撰写的地步，结果会挽救一篇险些被封杀的有价值的论文。可见，编辑与同行专家以其各自的优势，都可以在稿件鉴审中以创造性的智力劳动对作者

的文稿做出完善、提高的创造性贡献，最终形成富有创造内涵和完美形式具有传播价值的规范文本。

（二）论文评阅的标准

期刊编辑部和同行专家在进行稿件评阅时，主要通过综合评定论文的创新性、科学性、先进性、实用性及规范性来决定是否具有发表价值。创新性指有无新思想、新方法，新发现及成果新颖性；先进性指学术或技术水平在国内外同领域内的地位；科学性指立论科学性、论据充分性、数据可靠性；实用性指研究问题是否具有理论、实践上的意义；规范性主要指语言表达及格式是否专业、规范。具体从以下几个角度考量：

1. **选题是否恰当** 目标是否明确，研究内容是否具有较好的理论意义和实用价值，是否具有创新意识和发展前景。

2. **专业知识背景及文献运用、综合分析能力** 是否熟悉本领域学术动态，能否科学引用既有文献，结合论文中的结果、技术和方法，合理分析、解释，并提出自己的观点与见解。

3. **设计与实施** 设计是否正确、科学合理、技术方法是否先进，实施手段是否新颖，结果是否合理可靠。

4. **数据处理与结果分析** 数据处理是否规范科学、统计分析方法运用是否恰当熟练，数据是否可靠。

5. **写作能力与水平** 中英文表述水平、条理是否清晰、层次分明与否、文字简洁性、逻辑严密性、观点是否明确、论证是否清晰透彻、文笔是否流畅等。

6. **论文学术水平** 是否有新见解、有创新和突破、有较好的理论前景和实用价值。

7. **格式是否符合一般规范及期刊要求** 论文撰写和语言表达有其基本的写作规范和要求，具体参见本章第二节。基本格式、图表、数字、单位等应符合刊物投稿须知或稿约上的具体要求。

第四节 毕业论文（设计）的撰写与规范

毕业论文是高等院校本科学生按学术论文的要求撰写的一种学术性论文。毕业论文的撰写及答辩考核是全日制普通高校本科学生在各专业课程考试成绩合格后，完成本科阶段学业的最后一个重要环节。毕业论文质量是衡量毕业生是否达到全日制普通高校相同层次相同专业的学力水平及能否取得高等教育考试本科毕业文凭与学士学位的重要依据之一，同时也是教学质量检查与评估的重要指标。与一般学术论文相比，毕业论文具有自己的特点：①指导性，毕业论文是在导师指导下独立完成的科学研究成果；②习作性，撰写毕业论文，是毕业生运用在校学习期间掌握的基础理论、实验方法，独立进行科学研究活动，分析和解决一个理论问题或实际问题，把知识转化为能力的实际训练；③层次性，毕业论文研究水平和层次相对比较低。其意义有：①对专业知识的进一步学习、梳理、消化和巩固。②培养和检验毕业生发现问题并系统综合运用专业知识分析和解决实际问题的能力，促进知识向能力的转化。③培养学生的科研兴趣、创新思维、科研素养与能力，学会研究问题、文献检索、论文写作的基本方法和技能，为以后从事相关工作和学术研究打下必要的基础。④培育小发明与创造、发表科研成果、促进学术交流。⑤反馈教学过程中存在的问题和不足。

一、毕业论文的选题

（一）选题的重要性

撰写毕业论文对于大学生来说是一次难忘的挑战。选题是研究工作实施的第一步，也是从事科学研究的第一步，一份好的毕业论文选题，可以让业内专家、同行研究人员、指导老师以及同学产生浓厚的兴趣，愿意进一步深入了解论文的研究内容，即论文选择的内容和论文题目具有吸引力。因此，毕业论文的选题对于论文的撰写十分重要，是毕业论文最先考虑的内容。

1. 选题能够确定论文研究的意义　论文研究的意义包含理论意义和实用价值。理论意义是指对相关学科或专业有先导和开拓作用，具有理论性的选题是指该选题能够在事实的基础上，通过严谨的推理和论证过程，得出令人信服的结论；实用价值是指选的题目与社会生活和工作密切相关的、为人们所关心和关注的焦点问题。选题决定整篇论文是否具有现实性、适用性和学术价值。

2. 选题能够决定论文研究内容的范围和方向　毕业论文的性质决定了毕业论文的内容不能天马行空和漫无边际。毕业论文所研究的范围比一般的学术论文要大一些，但比一般的课题要小一些，因此，先要对研究的内容有个初步的估计，而选题可以对这种估计进行最恰当也是最简洁的表述。毕业论文研究内容的筛选和确定的过程也是各种思想和各种观点及看法碰撞和融合的过程，通过对各种观点进行进一步的提炼之后，作者会初步形成一种自己的观点并有了一个大致的论文轮廓。选题就是对这种轮廓最好的文字描述，因此，选题能够决定论文研究内容的方向，使论文的撰写内容做到有的放矢。

3. 选题与毕业论文完成的可行性密切相关　毕业论文的选题是在充分考虑自己现有能力的基础上通过不断筛选和磨合得到的。一个无论多么好的选题，如果无法实现，都是毫无意义的，因此，在选题之前，要根据现有条件来确定论文的难易程度、范围与内容。现有的条件一般分为主观条件和客观条件。主观条件是指学生的知识储备、学习能力、研究能力、动手能力、写作能力、兴趣爱好、精力和从事研究工作的毅力等。客观条件是指实际能够供作者使用的资料平台、实验平台、实地调查研究选址和相应的社会关系等。毕业论文从开始选题到答辩一般不超过 16 周，因此学生一定要在毕业论文开始撰写之前确定一个合适的选题，确保以自己的学力和现有条件，在规定的时间内按计划、高质量地完成论文写作。

（二）选题的原则与要求

1. 选题不要过大　选题通常宜小不宜大，宜窄不宜宽，不要大题小做，提倡小题大做。题目太大驾驭不住，容易泛泛而论，且难以深入细致，准确的、具体的去论证阐述，应该结合自己实际，从小处着手，仔细研究，把选题做精，做透彻，做具体。

2. 选题不要过难、过生、过偏　要选与自己的知识、能力结构、业务专长、科研平台与条件相吻合的题目。尽可能在比较熟悉了解的领域中，选择有所追踪，有所积累和思考，有一定研究基础的选题，尽量不要在完全不了解不熟悉的领域中选择自己完全不懂、或者很难弄懂又无技术和平台条件支撑的新颖论题，避免选择过偏、过窄、过于生僻的研究方向。

3. 专业性和学术性要求　毕业论文是符合自己所学专业的学术性理论文章，具有很强的专业性和学术性。应选择本学科领域里某一专业性问题作为研究对象，运用系统的专业知识，去论证或解决。切忌写成工作总结或调研报告，也不能写成纯专业性的说明文，更不能写与专业无关的文章，与本专业无关的论文选题，原则上不能通过审查。

4. 选题要有理论意义和实用价值

5. 选题要有新意　可以是新问题、新材料、新方法、新视角；或提出新观点，给老问题以新的回答；或者引入新方法，给老问题乃至旧结论以新的论证。毕业论文成功与否，质量高低，价值大小，很大程度上取决于文章是否有新意。

（三）选题的一般步骤

1. 问题发现　生活中的发现、学习交流、阅读文献、灵感、意外事件等都有可能触发或找到自己感兴趣的专业研究问题。

2. 文献调研　查阅文献资料，考证研究论题是否已经得到有效解答，有无深入研究的必要。

3. 分析论证　对研究可行性进行分析论证，包括论题的大小、难易程度、研究团队（或个人）情况、技术平台和条件等。

4. 确定论题

（四）选题的具体方法

1. 跟踪法　跟踪法就是通过对最新的学术会议文章和期刊进行跟踪阅读，了解最新的研究动向，然后找到自己感兴趣的领域进行专门阅读调研，在此过程中提出问题，找到自己所要研究的具体课题。

2. 对比法　对比法就是通过对某一个领域已有的文献资料进行快速地、大量地阅读，在反复的比较中确定毕业论文的题目。

3. 验证法 验证法就是先确定一个研究方向，通过将现有的方法进行实验，达到原作者的实验效果，然后在此基础上，结合自己的一些基础知识对该方法增加自己的一些"猜测"改进方法，看这些"猜测"的方法能否对别人的观点有补充作用。通过不断的"猜测"和验证来寻找自己的观点，从而确定毕业论文的选题。

二、毕业论文的撰写

（一）毕业论文正文的基本结构

毕业论文属于学术论文的一种，其正文基本结构大致相同，包括绪论、本论、结论。

1. 绪论 也叫前言、引言、导论或序论，一般应包括以下几个内容：①为什么要写这篇论文，要解决什么问题，主要观点是什么；②对本论文研究主题范围内已有文献的评述（包括与课题相关的历史的回顾，资料来源、性质及运用情况等）；③说明本论文所要解决的问题，所采用的研究手段、方式、方法，明确研究工作的界限和规模；④概括本课题研究所取得的成果及意义。

2. 本论 是作者对自己的研究工作详细的表述，应包括以下内容：①理论分析部分详细说明所使用的分析方法和计算方法等基本情况；指出所使用的分析方法、计算方法、实验方法等哪些是已有的，哪些是经过自己改进的，哪些是自己创造的，以便指导教师审查和纠正，篇幅不宜过多，应以简练、明了的文字概略表述；②研究目的、材料、方法与原理、调查对象、范围、时间、地点以及调研的过程等，一定要简述，对调查所提的样本、数据、新的发现等则应详细说明；③结果与讨论应恰当运用表和图作结果与分析。

3. 结论 即对整个研究工作进行归纳、综合和展望。结论集中反映作者的研究成果，表达作者对所研究课题的见解和主张，是全文的思想精髓，一般写的概括、篇幅较短。撰写时应注意以下几点：①结论要简单、明确。在措辞上应严密，容易理解；②结论应反映个人的研究工作，属于前人和他人已有过的结论可少提；③要实事求是地介绍自己研究的成果，切忌言过其实。

（二）常用的毕业论文结构形式

毕业论文不同于一般的期刊类学术论文，其研究的内容比期刊论文要多，研究的深度也要比期刊论文要深，因此，文章篇幅也要比这些期刊论文要大得多，这就注定毕业论文的结构不会局限于上述的基本形式。但无论结构如何变化，论文内容各分论点之间必然存在很强的逻辑联系，根据这种逻辑关系，可以将毕业论文分为三种形式：纵式结构、横式结构和混合式结构。

1. 纵式结构 又称递进式结构或推进式结构。纵式结构就是先总提后分述，即一篇论文先提出总论点，然后列出几个分论点，每个分论点扩展为一个部分，各个分论点之间，各个部分之间，应有内在联系。每个分论点又分为几个小论点，每个小论点又扩展为一段，各个小论点之间，各个段之间，也应有内在联系。这样，全篇论文的纵向逻辑联系便体现出来了，并且相应地形成了论文的完整体系和严谨结构。

2. 横式结构　又称并列式结构或平列式结构。横式结构就是先总再分最后再总论，即在一篇论文中只有总论点才单纯地作为论点或观点存在，而分论点和小论点却有双重"身份"，或者作为论点或观点存在，或者作为论据和材料存在。

3. 混合式结构　也称并列递进式结构或纵横交叉式结构。混合式结构就是一种综合的结构，即论文内容之间的逻辑联系是纵向、横向穿插进行，交织在一起的。具体表现为论文的纵、横式结构，简称混合式结构。这种结构的论文，有的以纵向展开为主，有的以横向展开为主。

（三）毕业论文的正文撰写

正文写作是毕业论文撰写的重要的环节。在查阅大量的参考资料之后，针对研究问题，梳理研究思路，确定论文的撰写内容（论文的研究内容是什么、研究的目的是什么、研究的意义是什么、如何进行研究）。确定撰写内容后，应拟定好论文的主要框架，即论文采用什么结构阐述研究的问题、研究的方法，以及研究的实验结果和结论。必要时可先拟定好各个章节的题目及章节的目次，自上而下思考论文的结构，论文的内容，论文各个章节之间的逻辑关系。修改章节的目次，可以达到快速地修改论文的结构的目的。论文的章节目次是论文的结构视图，一般通过论文的摘要可以使读者了解论文的研究内容，而通过章节目次可以使读者清楚的了解论文作者是如何阐述研究内容。

拟定好论文框架后，接下来的任务就是针对各个章节进行文字性的描述，将每个章节所针对的具体问题阐述清楚。在论文的撰写过程中需要做到以下几点：

1. 文字简明、言语表达清楚　能够使读者看懂论文的内容，明白论文所要表达的思想，是论文撰写的最基本要求。因此，论文语言要简明扼要，对于研究的问题和解决方法要能做到深入浅出，即全文要讲的明白、说的清楚。

2. 聚焦研究问题、方法独特　研究内容应聚焦代表性的问题，该问题在专业学科领域要一定的前瞻性，要具有一定的理论意义和实际意义。解决问题所提出的技术方案，是作者在开展独立研究的基础上提出的具有效果的解决方案。

3. 论证材料正确、数据翔实　论文要想将研究问题说明清楚，研究方法阐述清晰、研究结论科学合理，需要引用大量的参考材料和实验数据，其中实验数据包括有其他研究者的研究数据，也包括作者实验过程中所产生的数据；论文中所引用的材料必须做到真实、有据、准确、可靠。

4. 观点正确、逻辑严密　毕业论文是作者阐述的研究内容成果，因此论文中从问题的提出、问题的分析，到问题的解决，必须要做到观点明确，逻辑严密，论文的各个章节逐次递进，构成一个严谨的整体。

5. 图表清晰、公式符号正确　对于工科毕业生来说，很多实验方法和解决方案，很难通过文字表达清楚、说明正确，往往需要采用图表以及公式符号帮助读者更好更快地理解作者的想法和思路。图、表、公式符号往往直观、简单、说明性强，但必须绘制清晰、公式符号使用正确，利于读者正确理解。

6. 格式正确，标注规范 不同院校的毕业论文，以及不同类型的研究论文，在论文的正文的撰写上有不同的格式要求和标注规范。论文在最终成稿后要做到论文格式正确，标注规范。

三、撰写毕业论文的注意事项

（一）论文格式规范要求

在开始进行论文正文撰写之前，认真阅读学校提供的毕业设计（论文）规范，该规范规定了论文的文字格式、需要撰写的论文内容，以及参考文献的格式等撰写规范。毕业生在撰写毕业论文的过程中要严格按照毕业设计（论文）规范中的要求，进行论文的撰写，使最终的论文符合提交要求。

（二）论文章节的注意事项

1. 论文题目 应直接反映研究内容，简洁、明确、有概括性，字数不宜超过20个字。

2. 标题 各个章节的标题及子标题也应该简明扼要的表达本章节的内容，标题及子标题字数不宜过长，子标题级别最好不要超过三级。

3. 摘要 要有高度的概括力，语言精练、明确。要突出研究的问题，突出论文所做出的贡献，英文摘要内容要和中文摘要一致，英文用词要准确。关键词应从论文标题或正文中挑选 3～8 个最能表达主要内容的词作为关键词。

4. 正文 各章节的撰写文字要流畅、层次要清晰。作为学术性的文章正文用词要准确，客观、专业、规范。章节内容应与本章节的标题相对应，突出本章节所做的工作。正文各章节应详略得当，应将论文中提出的问题、技术方案、实验过程、结果和讨论，尽可能的写详细、写深刻。对本研究的相关工作介绍，如：目前的研究结果、技术方案等不应介绍太多。认真撰写结论部分，结论是论文的最后部分，应对全文做一个总结，包括：研究的问题和所改进的研究方案。结论也是论文的结束语和未来工作的展望。

5. 参考文献 应列出在论文中参考过的专著、论文及其他资料，所列参考文献应按文中参考或引证的先后顺序排列。

6. 致谢 应简述自己做毕业论文的体会，并应对指导教师和协助完成论文的有关人员表示谢意。

四、生物医学工程专业毕业论文（设计）撰写方法与要求规范

（一）生物医学工程专业毕业论文（设计）撰写方法

生物医学工程专业的学生论文撰写的一般方法如下：①指导老师的指导下，讨论本专业或医院临床存在的实际问题或未解决的前沿问题。结合所学的专业领域知识，发现自己最感兴趣的研究方向。②查阅大量国内外相关资料，归纳、比较国内外在该研究方向上已有的研究成果，分析已有研究成果是否已解决现有问题，存在哪些不足。③分析问题，总结存在问题的原因，提出新的观点和改进的方法，对新的技术方案进行可行性分析，并设计实验方法和实验步骤。④通过对实验数据的分析，证明新的理论、思想、模型的合理性，证明所提出的方法比现有方法或技术方案更加的有效。⑤分析并总结所提出新方法的不足，仍需改进什么，以及对该问题的下一步工作。

（二）生物医学工程专业毕业论文（设计）要求规范参考范例

×××大学生物医学工程学院毕业设计（论文）规范

一、毕业设计（论文）格式的规范化

一份完整的毕业设计（论文）应包括下列内容：题目、目录、中英文摘要及关键词、正文、参考文献、文献综述、致谢等，分述如下：

（一）题目

题目的名称应力求简短、明确、有概括性，直接反映毕业设计（论文）的中心内容和学科特点。题长一般不超过 20 个字，如确有必要，可用副标题作补充。

（二）目录

毕业设计（论文）要求层次分明，必须按其结构顺序编写目录，它是文章展开的步骤，也是作者思路的直接反映。

目录格式虽然只是论文的结构层次，但它反映了作者的逻辑思维能力，要注意的是所用格式应全文统一，每一层次下的正文必须另起一行。

目录独立成页，工程设计、研究类毕业设计（论文）的目录，常以如下来编排，依次顶格书写，在其同行的右侧注上页码号。如：

目录

1×××·····························1

1.1×××·························1

1.1.1×××·····················1

1.1.2×××·····················2

（三）中、外文摘要及关键词

摘要一般不分段，不用图表，而以精练的文字对论文的内容、观点、方法、成果和结论进行高度概括，具有独立性，自成一篇短文、富有报导色彩。中文摘要以350字为宜，置于前页；外文摘要与中文摘要对应，紧接其后。

关键词（也叫主题词），是反映内容主题的词或词组，一般3~8个。中文关键词放在中文摘要的下面。关键词之间用分号分开。

（四）正文

正文包括引言、材料与方法、结果、讨论、结论五个紧密相连的部分，此外，还有一个结束语。

1. 引言（即概述或前言等）　引言是毕业设计（论文）的开头，应阐述课题的研究背景、国内外研究现状、意义，完成任务的条件，将采取的对策、手段、步骤和应该达到的目标。

2. 材料与方法　设计（论文）中所用材料原料或调查对象、实验和观测方法、仪器设备、采取主要手段方法及技术路线、计算方法和编程原理。

3. 结果与讨论　结果讨论是全文的核心。撰写时，对必要而充分的实验数据，误差分析，各种现象及产生现象的原因，分析和推理中认识的由来和发展都应作出交代，并指出所得结论的前提和适用条件。运用图表反映研究结果，则是常见的有效表达方式。

4. 结论　结论集中反映论文的特点、结果和理论见解，撰写时要简明扼要，措辞严密，留有余地。结论主要反映当事人的工作成绩，属于他人的已有结论应当少提。要实事求是，切忌言过其实。

（五）参考文献

毕业设计（论文）的最后必须列写所用过的参考文献；列写参考文献必须严格按照论文中引用文献的先后顺序依次列写；列写参考文献的格式，详见"毕业设计（论文）书写的规范化"之内容。

（六）文献综述

撰写文献综述是毕业生在一段时间内收集与研究领域相关的某一专业课题的大量文献资料，经过阅读、分析、综合而撰写出来的一种论文。应查阅与课题有关的近3~5年纸质与电子文献；尽量选用有质量、有代表性的文献，要认真阅读指导教师指定的参考文献。综述正文主要由前言、主体、总结、参考文献四部分构成。

1. 引言　简要的说明写作本文的目的和涉及的范围，必要时简介本题的历史背景、发展现状及争论焦点，字数一般在300字左右。

2. 主体　主体是综述的基础和核心部分。主要通过提出问题、分析问题，综合前人文献中提出的理论和事实，比较各种学术观点，阐明所提问题的历史、现状及发展方向等。一般可以按照题目大小、内容多少及逻辑关系，安排不同层次的大小标题，按论点和论据组织材料，从不同角度阐明主题中心内容。主体部分引用的资料应注意以下问题：能说明问题，并且具有一定的理论和实践意义；资料真实可靠，既新颖又具有代表性；能反映问题的发展阶段以及阶段性成果，字数一般在2500字左右。

3. **总结** 概括主题的主要内容，总结主题的情报资料，并指出当前存在的问题及今后发展趋势和方向，如有必要也可以提出作者的观点、倾向和建议。总结一般以100～200字为宜。

4. **参考文献** 综述是以前人发表的文献为基础撰写而成的，因此参考文献是综述必不可少的部分。它既为文章提供了可靠的依据，又为读者检索提供了线索，也是对引用文献原作者的尊重，要注意引用顺序的编写，著录格式要规范。

（七）致谢

以精练的文字，对在毕业设计（论文）工作中直接给予帮助的人员，如指导老师，答疑老师和其他有关人员表示自己的谢意，所写内容要实在，诚恳。

二、对毕业设计（论文）的书写要求与规范化

1. 引用有关政策、方针性内容务必正确无误，不得泄漏国家机密。

2. 使用A4纸撰写，单面使用，背面不得书写正文和绘制图表。

3. **编排格式**

一级标题：3号黑体

二级标题：5号黑体

三级标题：5号楷体

正文：5号宋体（Time New Roman）

表题、图题：小5号黑体（Time New Roman）

参考文献：小5号宋体（Time New Roman）

封面采用A4白色，格式附后。

4. **使用普通语体和规范体例写作** 要文句通顺，体例统一，无语法错误，简化字应符合规范，正确使用标点符号，符号的上下角标和数码要写清楚且位置准确。

5. 采用中华人民共和国国家标准（GB 3100～3102—93）规定的计量单位和符号 单位用正体，量用斜体。

6. **外文缩略词** 使用外文缩写代替一名词术语时，首次出现的，应用括号注明其含义，如CPU（central processing unit，中央处理器）。

7. **国内工厂、机关、单位名称等应使用全名** 如不得把"生物医学工程学院"写成"医工学院"。

8. **公式** 应另起一行并居中书写，一行写不完的长公式，最好在等号处或在运算符号处转行。公式编号用圆括号括起，示于公式行末右端。公式编序可以全文统一依前后次序编排，也可分章编排，但二者不能混用。文中公式、表格、图的编排

方式应统一。

9. 公式引用　文中引用某一公式时，应写成由式（××）可知…。

10. 文中表格（插表）编序　可以全文统一编序；也可以逐章独立排序。表序必须连续。文中引用时，"表"在前，序号在后，如见"表 12"。

11. 表格的名称和编号　应居中写于表格上方，表序在前，表名在后，其中空一格，末尾不加标点。如：

表 11　××××××××

12. 文中插图都应有名称和序号　可以全文统一编序，也可逐章独立编序。图序必须连续。文中引用时，"图"在前，图序在后，如见"图 5"。图的名称和编号应居中写于图的下方，图序在前，图名在后，其中空一格，末尾不加标点。以统一编序为例，如：

图 5　×××××××××

插图应在描图纸或洁白图纸上用黑线绘制。黑色要浓，线条要光滑。不得用铅笔或圆珠笔绘制，不得用彩色纸或方格纸绘制。

13. 文字注释　"正文"中如对某一术语或情况需加解释而又不宜写入正文时，可用注释加以说明，即在此"术语"或"情况"后引用注释符号 [注]，置于右上角。注释文字不得跨页书写。当同一页有多个注释时，应依次编号，如 [注 1]，[注 2]。

14. 参考文献的书写格式

（1）文中引用的文献依次编序，其序号用方括号括起，如 [5]，置于右上角。

（2）英文姓名缩写：一般用名姓缩写如：Sander EM。

（3）期刊文献书写示例：作者 . 论文篇名 [J]. 刊物名 . 出版年，卷（期）：论文在刊物中的页码 A-B. 如：

高曙明 . 自动特征识特技术综述 [J]. 计算机学报，1998，21（3）：281-288.

（4）图书文献书写示范：作者 . 书名 [M]. 出版地：出版社，出版年 . 如：

蒋有绪，郭泉水，马娟，等 . 中国森林群落分类及其群落学特征 [M]. 北京：科学出版社，1998.

（5）文集析出文献书写示例：作者，论文片名 [C]// 论文集主要责任者 . 论文集名 . 出版地：出版社，出版年：引文页码 .

丁建勤 . 基于《中国分类主题词表》Web 版的主题规范控制模式 [C]// 国家图书馆中文采编部 . 变革时代的文献编目：第二届全国文献工作研讨会论文集 . 北京：国家图书馆出版社，2010: 27-35.

（6）新闻文献书写示范：作者 . 文献名 [N]. 报刊名，时间 . 如：

李劲松 . 21 世纪的光电子产生 [N]. 科学时报，2001.02.19.

（7）专利文献书写示范：专利申请者或所有者 . 专利名 [P]. 专利国别：专利号，公告日期或公开日期 .

（8）电子文献书写示范：作者 . 电子文献题名 . 出版者或网址，发表时间 .

三、毕业设计（论文）装订规范化

（一）毕业设计（论文）文本按下列次序装订成册

1. 封面

2. 扉页

3. 诚信书

4. 毕业设计（论文）目录

5. 中文摘要及关键词

6. 外文摘要及关键词

7. 正文

8. 参考文献

9. 文献综述

10. 致谢

11. 封底

（二）封面要认真填写，做到工整美观

本章小结

本章主要就科技论文的撰写与投稿及毕业论文的撰写等各方面的问题作了详细介绍，为广大科研工作者和相关专业学生对论文写作与投稿提供必要知识普及，使所撰写专业论文更具科学性、合理性、规范性，能为参与临床工程实践的工作者带来极大的参考价值。

（潘　宁　郑　敏）

思考题

1. 学术论文可以分成哪几类？

2. 论文选题采用的是什么思路与方法？

3. 论文写作遵循哪些基本要求？

4. 论文的内容与格式主要由哪几部分构成？

5. 论文撰写中有哪些常见问题？

6. 如何选择投稿期刊？

7. 毕业论文选题的原则是什么？

第七章

专利与软件著作权的撰写与申请

知识产权（intellectual property）日益成为国家发展的战略性资源和核心要素，在激励创新、推动经济发展和社会进步中起到重要作用。从事临床工程的科研人员长期工作在第一线，积累了大量的有价值的科技知识、技术，可有效支承产品创新。一方面，技术与知识产权密切相关，先进的技术不变成知识产权，技术的价值会大大缩水；另一方面，产品与知识产权也密切相关，好的产品不仅需要技术的支撑，更需要知识产权的保护。在临床工程科研领域，知识产权主要为两种：专利权与软件著作权。

学习目标

1. 掌握　发明专利、实用新型专利、外观设计专利、软件著作权的特点与其之间的区别。
2. 熟悉　专利与软件著作权申请的一般流程。
3. 了解　专利申请书与软件著作权申请书的撰写规范。

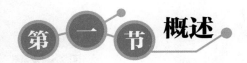

一、专利

（一）专利的概念及类型

专利（patent），从字面上是指专有的权利和利益。"专利"一词来源于拉丁语 Litteraepatentes，意为公开的信件或公共文献，是中世纪的君主用来颁布某种特权的证明，后来指英国国王亲自签署的独占权利证书。

在现代，专利一般是由政府机关或者代表若干国家的区域性组织根据申请而颁发的一种文件，这种文件记载了发明创造的内容，并且在一定时期内产生特定法律状态，即：获得专利的发明创造在一般情况下他人只有经专利权人许可才能予以实施。

专利的两个最基本的特征是"独占"与"公开"，以"公开"换取"独占"是专利制度最基本的核心，这分别代表了权利与义务的两面。"独占"是指法律授予技术发明人在一段时间内享有排他性的独占权利；"公开"是指技术发明人作为对法律授予其独占权的回报而将其技术公之于众人，使社会公众可以通过正常的渠道获得有关专利技术的信息。

我国专利法规定的专利类型有三种：发明专利、实用新型专利、外观设计专利。

1. 发明专利（patent for invention）　指对产品、方法或者其改进所提出的新的技术方案；是人们通过研究开发出来的关于各种新产品、新材料、新物资等的技术方案；是人们为制造产品或者解决某个技术课题而研究开发出来的操作方法、制造方法以及工艺流程等技术方案。发明应当包含创新；必须利用自然规律或自然现象；是具体的技术性方案。

2. 实用新型专利（patent for utility models）　指对产品的形状、构造或者其结合所提出的适于实用的新的技术方案。实用新型必须是一种产品；必须是一种具备一定的形态和构造的产品；必须能在工业上有直接的实用价值；而且实用新型产品是可以自由移动的。由于实用新型专利及申请具有无实质审查、审批周期短、收费低的特点，该类型专利的申请量占总专利申请量的 2/3。

3. 外观设计专利（design patent） 指工业品的外观设计，也就是工业品的式样。外观设计不是技术方案，这与发明或实用新型有明显区别。外观设计，是指对产品的形状、图案或者其结合以及色彩与形状、图案的结合所做出的富有美感并适于工业应用的新设计。

（二）专利申请的重要性

申请专利并获得专利权后，不仅保护发明人的发明成果，防止科研成果流失，而且可以通过发明创造的推广与应用促进科技进步和经济发展。同时，可以通过申请专利的方式占据新技术及其产品的市场空间，获得相应的经济利益。

（三）授予专利的条件

各国专利法的规定不同，我国和多数国家都要求授予专利权的发明和实用新型，必须具备新颖性、创造性、实用性，且申请文件的撰写及手续的办理也必须符合法律要求的形式，才能够获得专利权。

新颖性，是指该发明或者实用新型不属于现有技术（即申请日以前在国内外为公众所知的技术）；也没有任何单位或者个人就同样的发明或者实用新型在申请日以前向国务院专利行政部门提出过申请，并记载在申请日以后公布的专利申请文件或者公告的专利文件中。

创造性，是指与现有技术相比，该发明具有突出的实质性特点和显著的进步，该实用新型具有实质性特点和进步。

实用性，是指该发明或者实用新型能够制造或者使用，并且能够产生积极效果。

授予专利权的外观设计，应不属于现有设计（即申请日以前在国内外为公众所知的设计）；也无任何单位或者个人就同样的外观设计在申请日以前向国务院专利行政部门提出过申请，并记载在申请日以后公告的专利文件中。

授予专利权的外观设计与现有设计或者现有设计特征的组合相比，应当具有明显区别。授予专利权的外观设计不得与他人在申请日以前已经取得的合法权利相冲突。

（四）专利申请的一般原则

1. 请求原则 即必须有人提出专利申请，专利局方能受理。

2. 书面原则 提交的各种申请（手续）应以书面的形式办理；并由申请人签字或盖章；申请文件必须参照专利局规定的统一格式的表格。

3. 先申请原则 2 个以上的申请人分别就同样的发明创造申请专利的，专利权授予最先申请人。

4. 优先权原则 指申请人的发明或实用新型在我国第一次提出专利申请之日起 12 个月内（但没授予专利权），又向专利局就相同的主题提出专利申请的，可享有本国优先权。

5. 单一性原则 不允许将 2 项不同的发明或实用新型放在同一件专利申请中，也不允许将一种产品的 2 项外观设计或者 2 种以上产品的外观设计放在一件专利申请中提出。但下列情况可以放在一件专利申请中提出：①一种产品及制造该产品的方法；②一种产品及制造该产品的模具；③2 种必须相互配套才能使用的产品；④属于总的技术构思下的几项技术上关联的产品或一种产品有不同的几个实施方案。

（五）专利申请的审批程序

依据《专利法》，发明专利申请的审批程序包括：受理、初步审查阶段、公布、实审以及授权 5 个阶段；实用新型和外观设计申请不进行早期公布和实质审查，只有 3 个阶段（图 7-1）。

1. 受理阶段 专利局收到专利申请后进行审查，如果符合受理条件，专利局将确定申请日，给予申请号，并且核实过文件清单后，发出受理通知书，通知申请人。如果申请文件非打字文档、非印刷或字迹不清、有涂改的；或者附图及图片未用绘图工具和黑色墨水绘制、照片模糊不清有涂改的；或者申请文件不齐备的；或者请求书中缺申请人姓名或名称及地址不详的；或专利申请类别不明确或无法确定的，以及外国单位和个人未经专利代理机构直接寄来的专利申请不予受理。

2. 初步审查阶段 经受理后的专利申请按照规定缴纳申请费的，自动进入初审阶段。初审前发明专利申请首先要进行保密审查，需要保密的，按保密程序处理。

在初审是要对申请是否存在明显缺陷进行审查，主要包括审查内容是否属于《专利法》中不授予专利权的范围，是否明显缺乏技术内容不能构成技术方案，是否缺乏单一性，申请文件是否齐备及格式是否符合要求。若是外国申请人还要进行资格审查及申请手续审查。不合格的，专利局将通知申请人在规定的期限内补正或陈述意见，逾期不答复的，申请将被视为撤回。经答复仍未消除缺陷的，予以驳回。发明专利申请初审合格的，将发给初审合格通知书。对实用新型和外观设计专利申请，除进行上述审查外，还要审查是否明显与已有专利相同，不是一个新的技术方案或者新的设计，经初审未发现驳回理由的。将直接进入授权秩序。

3. 公布阶段 发明专利申请从发出初审合格通知书起进入公布阶段，如果申请人没有提出提前公开的请求，要等到申请日起满 15 个月才进入公开准备程序。如果申请人请求提前公开的，则申请立即进入公开准备程序。经过格式复核、编辑校对、计算机处理、排版印刷，大约 3 个月后在专利公报上公布其说明书摘要并出版说明书单行本。申请公布以后，申请人就获得了临时保护的权利。

4. 实质审查阶段 发明专利申请公布以后，如果申请人已经提出实质审查请求并已生效的，申请人进入实审程序。如果申请人从申请日起满 2 年还未提出实审请求，或者实审请求未生效的，申请即被视为撤回。

在实审期间将对专利申请是否具有新颖性、创造性、实用性以及专利法规定的其他实质性条件进行全面审查。经审查认为不符合授权条件的或者存在各种缺陷的，将通知申请人在规定的时间内陈述意见或进行修改，逾期不答复的，申请被视为撤回，经多次答复申请仍不符合要求的，予以驳回。实审周期较长，若从申请日起 2 年内尚未授权，从第 3 年应当每年缴纳申请维持费，逾期不缴的，申请将被视为撤回。

实质审查中未发现驳回理由的，将按规定进入授权程序。

5. 授权阶段 实用新型和外观设计专利申请经初步审查以及发明专利申请经实质审查未发现驳回理由的，由审查员作出授权通知，申请进入授权登记准备，经对授权文本的法律效力和完整性进行复核，对专利申请的著录项目进行校对、修改后，专利局发出授权通知书和办理登记手续通知书，申请人接到通知书后应当在 2 个月之内按照通知的要求办理登记手续并缴纳规定的费用，按期办理登记手续的，专利局将授予专利权，颁发专利证书，在专利登记簿上记录，并在 2 个月后于专利公报上公告，未按规定办理登记手续的，视为放弃取得专利权的权利。

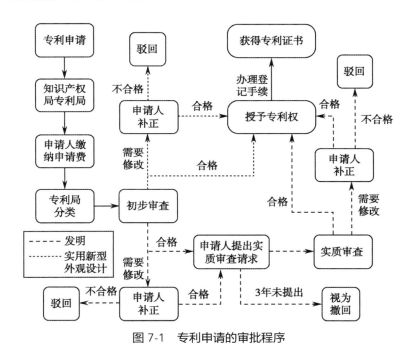

图 7-1 专利申请的审批程序

二、软件著作权

（一）软件著作权的概念

计算机软件著作权（copyright of computer software）（简称软件著作权）是指软件的开发者或者其他权利人依据有关著作权法律的规定，对于软件作品所享有的各项专有权利。软件著作权属于一种民事权利，具备民事权利的共同特征。根据《计算机软件保护条例》，计算机软件是指计算机程序及有关文档。受保护的软件必须由开发者独立开发，即必须具备原创性，同时，必须是已固定在某种有形物体上而非存在于开发者的头脑中。

（二）软件著作权的内容

软件经过登记后，软件著作权人享有发表权、署名权、修改权、使用权、使用许可权与获得报酬权。

1. 发表权 即决定软件是否公之于众的权利。

2. 署名权 即表明开发者身份，在软件上署名的权利。

3. 修改权 即对软件进行增补、删节，或者改变指令、语句顺序的权利。

4. 使用权 其具体包括：①复制权，即将软件制作一份或者多份的权利；②发行权，即以出售或者赠与方式向公众提供软件的原件或者复制件的权利；③出租权，即有偿许可他人临时使用软件的权利，但是软件不是出租的主要标的的除外；④信息网络传播权，即以有线或者无线方式向公众提供软件，使公众可以在其个人选定的时间和地点获得软件的权利；⑤翻译权，即将原软件从一种自然语言文字转换成另一种自然语言文字的权利；⑥应当由软件著作权人享有的其他专有使用权。

5. 使用许可权 即软件著作权人享有的许可他人行使其软件著作权并获得报酬的权利。许可他人行使软件著作权的，应当订立许可使用合同。使用许可分为专有许可或非专有许可。没有订立合同或者合同中没有明确约定为专有许可的，被许可行使的权利应当视为非专有权利。

6. 获得报酬权 即软件著作权人享有的全部或者部分转让其软件著作权并获得报酬的权利。转让软件著作权的，当事人应当订立书面合同。

（三）软件著作权的期限

自然人的软件著作权，保护期为自然人终生及其死亡后 50 年，截止于自然人死亡后第 50 年的 12 月 31 日；软件是合作开发的，截止于最后死亡的自然人死亡后第 50 年的 12 月 31 日。法人或者其他组织的软件著作权，保护期为 50 年，截止于软件首次发表后第 50 年的 12 月 31 日，但软件自开发完成之日起 50 年内未发表的，不再保护。

（四）软件著作权的限制

为了维护社会公众利益，保障软件的正常使用，促进软件开发技术的发展，计算机软件保护条例规定了软件著作权的限制。

1. 合理使用 为了学习和研究软件内含的设计思想和原理，通过安装、显示、传输或者存储软件等方式使用软件的，可以不经软件著作权人许可，不向其支付报酬。

2. 用户的权利 软件的合法复制品所有人享有下列权利：根据使用的需要把该软件装入计算机等具有信息处理能力的装置内；为了防止复制品损坏而制作备份复制品。这些备份复制品不得通过任何方式提供给他人使用，并在所有人丧失该合法复制品的所有权时，负责将备份复制品销毁；为了把该软件用于实际的计算机应用环境或者改进其功能、性能而进行必要的修改；但是，除合同另有约定外，未经该软件著作权人许可，不得向任何第三方提供修改后的软件。

3. 相似的开发　软件开发者开发的软件，由于可供选用的表达方式有限而与已经存在的软件相似的，不构成对已经存在的软件的著作权的侵犯。

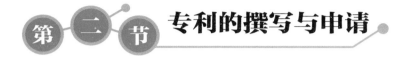

第二节　专利的撰写与申请

一、确定申请类别

在申请专利前要根据产品特点与产品创新点进行保护方式选择。如果产品的创造性和新型性是前所未有的，可以申请发明专利；如果需要保护产品的形状、构造或者其结合所提出的适用的新的技术方案，一般申请实用新型专利；如果需要保护产品的形状、图案、色彩或三者的结合，则需要申请外观专利。此外，如果需要保护生产加工或制造某种产品过程中的方法或者产品配方，只能申请发明专利。

二、专利申请时间

从专利局受理申请文件到批准获权拿证：

1. 发明专利　2～3年（加快2年），提交申请同时也提交发明专利申请实质审查请求。

2. 实用新型专利　8～10个月（加快6～8个月）。

3. 外观设计专利　6～8个月（加快4～6个月）。

三、专利申请需要的文件

1. 申请发明专利所需文件　发明专利请求书、说明书、权利要求书、说明书摘要、有附图的可同时提交说明书附图和摘要附图。以上文件要求一式两份。要求减缓各种专利费用的可同时提交费用减缓请求书。

2. 申请实用新型专利所需文件　实用新型专利请求书、说明书、权利要求书、说明书摘要、说明书附图、摘要附图。以上文件要求一式两份。要求减缓各种专利费用的可同时提交费用减缓请求书。

3. 申请外观设计专利所需文件　外观设计专利请求书、图片或者照片，各一式一份。要求保护色彩的，还应当提交彩色图片或者照片一式两份。提交图片的，两份均应为图片，提交照片的，两份均应为照片，不得将图片或照片混用。如对图片或照片需要说明的,应当提交外观设计简要说明,一式一份。要求减缓各种专利费用的可同时提交费用减缓请求书两份。

四、专利申请文件的撰写

1. **请求书**　一般按照表格的内容及提示填写。

2. **说明书**　按照发明或实用新型名称、所属技术领域、背景技术、发明创造的目的、技术方案、有益效果、结合附图做进一步说明、具体实施方式、步骤等逐一进行论述。

3. **权利要求书**　应以说明书为依据,分独立权利要求和从属权利要求。当有多项权利要求时,应以阿拉伯数字按顺序编号,一般情况下第一项权利要求即为独立权利要求,余下为从属权利要求,需要对独立权利要求中的技术特征做进一步限定的,即为从属权利要求。独立权利要求通常分前序部分和特征部分。前序部分写明要求保护的主题名称以及与现有技术共有的必要技术特征;特征写明发明或实用新型区别于现有技术的技术特征,这是权利要求的核心内容,这部分应紧接前序部分,用"其特征是……"或者类似用语与上文联接。前序部分和特征部分共同限定发明或实用新型的保护范围。从属权利要求的撰写包括引用部分和限定部分。引用部分写明引用权利要求的编号及其主题名称,例如:"根据权利要求 1 所述……";限定部分写明要求保护的附加技术特征,它是独立权利要求的补充,以及对引用部分的技术特征作进一步的限定。也应当以"其特征是……"连接上文。通常,从属权利要求书应尽可能从多方面角度来补充、完善该专利的技术特征。

权利要求书撰写中常见的错误包括以下几点:①纯功能性的权利要求,这是初写者常出现的错误。通常情况下,产品必须用结构型的技术特征来撰写权利要求,方法必须用步骤或条件式权利要求,不能采用功能或混合式,这种写法容易超出说明书范围,扩大了保护范围。②对一般的改进发明,没有前序部分和特征部分之分;实质是没有划清与现有技术的界限。③使用了不准确、不明确的词汇。如"等等""高""强""弱""性能好""一定厚度",等等。④在独立权利要求中,有多个前序部分和多个特征部分,这种情况是没有弄清撰写要求。一个独立权利要求只能有一个前序部分和一个特征部分。⑤从属权利要求中没有引用部分和特征部分,或者是其中引用部分的"引证"有错误。⑥权利要求书得不到说明书的支持。即在权利要求书中写的技术特征,在说明书中无相应的文字记载,或是没有清楚、完整的说明。

4. **说明书附图**　实用新型专利必须要有附图;发明专利一般有附图,但如果用文字就足以清楚、完整地描述技术方案的,可以没有附图。附图可以采用多种形式:对于机械领域的发明创造可以采用各种视图反映产品的形状和结构;对于电器领域的发明创造可以是电路图、框图、示意图;对于化学领域的发明可以用化学结构式作为附图;对于方法发明,附图可以是表示该方法各步骤的工艺流程图。

附图的要求:附图应当符合机械制图国家标准,即应当使用绘图工具(或电脑绘图），用黑色绘制，线条均匀清晰，图面不着色，图周围不加框线，不要使用铅笔圆珠笔绘制，但附图不用标注比例和尺寸数据。附图的大小和清晰度应当保证图缩小到4cm×6cm时，仍能清晰地分辨出图中的各个细节，并符合照相制版的要求；同一专利申请的几幅附图，可以绘制在同一张专用格式的纸上，并用阿拉伯数字按顺序编号，用"图×"的形式来表示。同一专利申请有多页附图的，应用阿拉伯数字连续编写页码；同一专利申请中使用的附图标记必须前后一致，在说明书中未提及的标记不得在附图中出现；附图中除必要的词语外，不应当含有其他注释。

5. 说明书摘要　摘要应当写明发明或者实用新型所属的技术领域、需要解决的技术问题、主要技术特征和用途。对申请实用新型的产品应写出其形状、构造或者其结合的特征，不应写成广告或单纯产品的功能介绍；摘要不应加标题，可以连续书写；对于化学领域的发明，摘要可以包括最能说明发明特点的一个化学式；摘要也可以包括数学式或反应式，摘要不用分段，全文不得超过200字。

6. 摘要附图　对于说明书中有附图的，应单独提交一幅从说明书附图中选出的最能说明技术特征的一个附图来作为摘要附图，附图的大小和清晰度应保证在该图缩小到4cm×6cm时仍能清晰地分辨出图中的各个细节。

五、外观设计图、照片和简要说明的撰写

申请外观设计专利时需提交：外观设计专利请求书；外观设计图或照片；必要时还应提交外观设计简要说明。

外观设计图或照片应是每件产品的不同侧面或者状态的图或照片，一般应有六面视图（主视图、仰视图、左视图、右视图、俯视图、后视图），必要时还应有剖视图、剖面团、使用状态参考图和立体图。

1. 外观设计图或照片

（1）图的大小不得小于3cm×8cm，也不得大于145cm×22cm，图的清晰度应保证在该图缩小到2/3时，仍能清晰地分辨出图中的各个细节。

（2）使用绘图工具（或计算机绘图），用黑色，线条均匀、清晰、连续、且符合复印要求。不要使用铅笔、圆珠笔、钢笔绘制线条。

（3）图形一般应当垂直布置，并按设计尺寸的比例绘制。需要横向布置时图形上部应当朝向图纸左边。

（4）图中一律不画中心线、尺寸线、阴影线，一般不出现虚线或标记线。图形中不得有文字、商标、服务标志、质量标志以及近代人物的肖像。艺术化文字可以视为图案。

（5）几幅视图最好画在一页图纸上，若画不下，可以是多张图纸，但应按顺序编上页码。各向视图和其他各种类的图，都应按投影关系绘制，并注明视图名称。

（6）如提交纸质文件，则绘制彩色图片的纸张，应用较厚的绘图纸绘制后粘贴到标准格式的"外观设计图或照片"的文件纸上。

（7）照片的尺寸应与图的要求相同。

（8）如提交纸质文件，照片不得折叠，并按视图关系粘贴在"外观设计图或照片"的文件纸上，左侧和顶部边距最少为 2.5cm，右侧和底部边距最少为 1.5cm。

2. 外观设计简要说明 简要说明是对外观设计图或照片进行的简要解释和补充。其中不得有商业性宣传性用语，也不能用来说明产品的用途和性能。简要说明应简明扼要，通俗易懂。凡属下列情况者应当有简要说明：

（1）省略视图：外观设计产品左右、上下、前后对称时，可以各省略一幅视图，但要用语言说明，例如"左视图和右视图对称（相同），省略右视图"。此外，产品不属于创作部位的方向，也可以省略视图，例如"产品底部不属于创作部位，省略仰视图"。

（2）突出主要创作部位：在外观设计较为复杂，对已有设计部分、创新部分不易被人注意的情况下，可以写明主要创作或设计要点，以加强专利保护。例如：B 型超声仪的外观设计，如其创新点只涉及探头，其他部分是已有设计，应予以说明。

（3）补充图或照片中难以表达的内容：如果产品外表或部分外表是用透明材料制成而在图中无法表达"透明"，可以在图片或照片透明部分引出标记线，注上 A、B 等，并在简要说明中 A、B 等处为透明部位。

（4）图或照片只表示产品局部时：较长的产品如各种型材、工字钢等可画一段长度，在简要说明中说明产品全长及长宽比例。有些纺织物如地毯，上下左右都可省略，只需画出局部花样与纹路，但在简要说明中应说明其长、宽尺寸。

（5）外观设计产品的效果与制造的特殊材料有关时，简要说明中应注明材料。

（6）对需要保护色彩的外观设计产品，除了提供色彩及黑色图或照片各 2 套外，还应在简要说明中说明本产品应保护的色彩。

（7）新开发的产品，特别在外观设计分类表中尚没有的，要在简要说明中写明产品的使用方法和目的，以明确保护类别和专利局补充分类表。

六、可能递交的后续文件

1. 补正书 申请人在递交专利申请文件之日起三个月内（指实用新型和外观设计），可主动对申请文件中的错误进行补正，例如错别字、标点、附图标记、不正确的专业术语、文件撰写上的格式错误、申请人没有签名或盖章等，但不能超过说明书中的技术方案和实施例中记载的范围。

发明专利申请可在申请人提出实质审查请求的同时，主动对申请文件进行补正。应专利局审查员的要求，对不符合要求的地方在规定的期限内进行补正，往复三次补正仍不合格，专利局将驳回专利申请。各种形式的补正都首先填写补正书（打字稿）一式两份，并提交补正后文件的替换页一式两份。

2. 要求提前公开声明 对于发明专利申请，根据专利法第三十四条之规定，申请人可随时提出请求，要求早日公开其申请（提交要求提前公开声明一式两份），这样可以加快审批程序，申请公布满 18 个月即可开始进行实质审查，但必须是在申请人提交实质审查请求书、已有技术的参考资料并交纳实质审查费的前提下方能进行。

3. 实质审查请求书　对于发明专利申请，根据专利法第三十五条之规定，申请人必须自申请日起 3 年内提出实质审查请求（打字稿）一式两份、提交已有技术的参考资料并交纳实质审查费，申请人无正当理由不提出实质审查请求的，该申请即被视为撤回。

4. 意见陈述书　当专利局对专利申请作出驳回决定后，申请人有权陈述自己的不同意见，但应以提交意见陈述书（打字稿）一式两份的方式进行，理由要充分。

5. 恢复权利请求书　如果申请人有充分的理由（如有病住院、不可抗拒的自然灾害）没有在规定的期限内答复审查员的通知、补正意见、交纳申请费等使专利申请被驳回，申请人应提交恢复权利请求书（打字稿）一式两份、补办相关手续并提供证明（例如住院诊断等）、交纳恢复权利请求费。

6. 复审请求书　专利局设有专利复审委员会。专利申请人凡对专利局驳回、撤销或维持请求书一式两份，并交纳复审费，专利复审委员会复审后，将结果通知提请人，如提请人仍有不服复审结果的，可自收到通知之日起 3 个月内，向人民法院起诉。

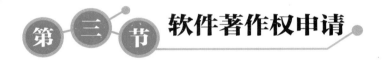

第 三 节　软件著作权申请

一、软件著作权登记流程

软件著作权登记主要包含以下 6 个环节，如图 7-2 所示。

1. 填写著作权登记申请表　在中国版权保护中心网站上，首先进行用户注册，然后用户登录，在线按要求填写申请表后，确认、提交并打印。

2. 提交申请文件　申请人或代理人按照要求提交登记申请文件。

3. 缴纳申请费　申请文件符合受理要求时，软件版权登记机构发出缴费通知，申请人或代理人按照通知要求缴纳费用。

4. 登记机构受理申请　申请文件符合受理要求并缴纳申请费的，登记机构在规定的期限内予以受理，并向申请人或代理人发出受理通知书及缴费票据。

5. 补正程序　申请文件存在缺陷的，申请人或代理人应在规定期限内补正，逾期不补正的，申请将被视为撤回；经补正仍不符合登记办法的，登记机构将不予登记并书面通知申请人或代理人。

6. 获得登记证书　如到登记受理大厅领取证书，应当在受理之日起 30 个工作日后，持受理通知书原件领取证书。如需邮递的，请在申请表中填写正确的联系地址。

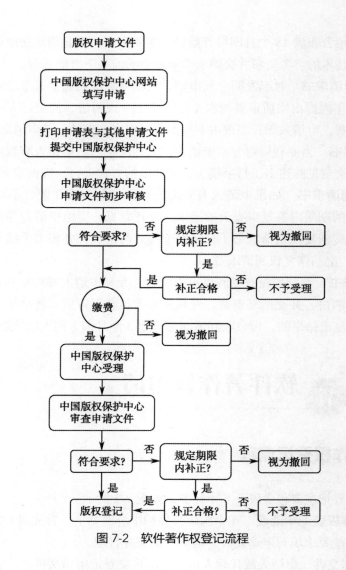

图 7-2　软件著作权登记流程

二、软件著作权申请表的填写

1. **软件全称**　申请著作权登记的软件的全称。各种文件中的软件名称应填写一致。

2. **简称**　没有简称不填此栏。

3. **分类号**　按照国家标准 GB/T 13702—1992 和 GB/T 4754—2011 中的代码确定的分类编号。

4. **版本号**　申请著作权登记的软件的版本号，按照"V"+"版本号"填写，例如：V1.0。非 V1.0 版本，如是升级版本，须提交版本升级说明。如是原创性版本，须填写《申请登记软件为原创软件的版本说明》；如未填写版本号，视为 V1.0 版本。

5. **软件作品说明**　选择申请软件是原创软件还是修改软件，选择"修改"并填写修改说明，前期版本已登记的应填写原登记号并提交原证书复印件，修改他人软件的，需选择"修改软件须经原权利人授权"并提交授权书。

6. 开发完成日期　指软件开发者将该软件固定在某种有形物体上的日期（例如：硬盘、CDROM 等）。

7. 发表状态　指著作权人首次将该软件公之于众的日期。发表是指以赠送、销售、发布和展示等方式向公众提供软件；未发表的软件不填此栏。

8. 软件开发方式　①独立开发：指依靠自身的条件自行开发完成的软件；②合作开发：指由 2 个以上的自然人、法人或者其他组织合作开发的软件；③委托开发：指委托开发的软件；④下达任务开发：指由国家下达任务开发的软件。其中，第二至第四项应提交合作开发合同，无合作开发合同的，申请者应提交相关情况说明材料。

9. 原始取得权利　原始取得权利指独立开发软件取得的权利。填写的内容应与上栏提供的证明文件证明的事项一致。选择此栏的，不填写继受取得权利栏。

10. 著作权人　按实际情况填写。

11. 权利取得方式　选择著作权人取得权利的方式，包括原始取得和继受取得。软件著作权是通过继受取得的，申请者应提供合法的承受证明，并从下列方式之一中选择填写：①转让，是指著作权人将著作权中的全部或部分财产权有偿或无偿地移交给他人所有的法律行为，需要提供的证明文件为软件著作权转让合同；②继承，指根据继承法继承人继承被继承人的著作权中财产权利。应提供明确证明文件或法律文书；③承受，是指享有著作权的法人或其他组织发生变更、终止后，由承受其权利义务的法人或其他组织享有著作权。

12. 权利范围　权利范围是指著作权人取得的权利是全部还是部分。全部权利指《计算机软件保护条例》第八条规定的所有权利；部分权利指《计算机软件保护条例》第八条规定的一项或者多项权利，并需要注明具体的权项。

13. 软件功能和技术特点　只供软件首次登记填写。

（1）硬件环境：指开发和运行登记软件的计算机硬件和专用设备。

（2）软件环境：指开发和运行登记软件的操作系统、支持软件的名称及版本号。

（3）编程语言：指编写登记软件的编程语言，如：VC7.0，VB7.0；JAVA。

（4）源程序量（条数）：指登记软件的源程序的总行数或者总条数。

（5）主要功能和技术特点：申请人或代理人在填写申请表中的"主要功能和技术特点"事项时，应严格按照要求填写，着重描述该软件的各项主要功能，并简述其特点。说明字数限于 500 字之内。

14. 申请人信息　按实际情况填写。

三、软件著作权鉴别材料

软件著作权登记的鉴别材料包括程序源代码和文档。常见的源代码包含：VB，VC，C ++，JAVA 等；文档包含 2 种：操作说明书或设计说明书。

（一）程序源代码

1. 以下3种方式中的1种递交程序源代码　①源代码的前、后各连续的30页，其中的机密部分用黑色宽斜线覆盖，但覆盖部分不得超过交存源代码的50%；②源代码连续的前10页，加上源代码的任何部分的连续的50页；③目标程序的前、后各连续的30页，加上源代码的任何部分的连续的20页。整个源代码不足60页的需要提交全部源代码。

2. 提交源代码必须使用A4纸，单面打印，并在右上角标注页码（第1页为起始页）。源程序代码中出现的个人姓名（或单位名称）、软件名称和版本号必须通软件著作权登记申请表上填写的个人姓名（或单位名称）、软件名称和版本号保持完全一致。提交的源代码中不得出现除申请登记的软件著作权人以外的任何个人或单位的名称。源代码和文档中均不要出现任何人或者任何单位的名称。如果软件著作权人为单位，则源代码中出现的日期必须是在申请单位成立之后、软件完成之前这段期间内。

（二）文档

1. 文档包括　设计说明书或操作说明书。设计说明书适合没有界面的嵌入式软件、插件软件、后台运行软件、游戏软件，一般包含结构图，软件流程图，函数说明，模块说明，数据接口，出错设计等。操作说明书适合管理类软件、控制类软件，有操作界面，一般应包含登录界面，主界面，功能界面截图，截图之间有相应的文字说明，能全面展示软件的主要功能。

2. 文档总共要求提交60页（提交前、后各30页，第1页为起始页，第60页为结束页，在每页的右上角标注连续页号1-60），单面纵向打印，不可横向打印。每页不少于30行（结束页除外），有图片页例外，如果少于60页，需全部提交。

3. 文档中出现的日期必须是在申请单位成立之后、软件完成之前这段期间内；文档中出现的个人姓名（或单位名称）和软件名称必须同软件著作权登记申请表上填写的个人姓名（或单位名称）和软件名称或简称保持完全一致。文档中的名称须与申请表中全称或简称一致。

4. 文档中出现图片，须提供合法使用图片的证明材料。操作说明书中的截图，应符合如下要求：①完整截图：包括"标题栏""菜单栏""状态栏"和"四周的边框"，并且带有"关闭按钮"；②按顺序截图：登录界面（用户名和密码）→进入"主界面"→主界面里涉及的所有功能模块→截图并文字介绍；③符合规范：所有涉及软件名称的地方，必须和申请的软件全称（或简称）保持一致；不要出现任何版本号：如：V1.0 等；④版权归属写著作权人全称（或无）；⑤软件截图中最好不要出现日期，如需含有日期，则日期与申请表中开发完成日期相差前后不超过2个月（或当前日期）；⑥不能使用Photoshop 等图像处理软件对截图进行修改。

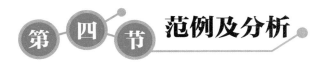

一、发明专利范例及分析

（一）发明题目

光动力治疗机的光辐照头。

（二）说明书摘要

本发明公开了一种光动力治疗机的光辐照头，属于利用光治疗的装置。本发明包括一定中心波长和一定光功率密度的高功率密度 LED 集成模块，至少有 2 个不同或相同中心波长，而光功率密度范围为 $30 \sim 200\text{mW/cm}^2$ 的高功率密度 LED 集成模块串联或并联连接在具有水冷却结构的基座体上。这样设计的本发明，实现光动力治疗机的光辐照头可输出高功率密度的、多中心波长的光，在足够的光功率密度的基础上使光辐照面积扩大，并配合不同吸收波长光的光敏剂，适用于不同皮肤疾病的治疗。实现了治疗时不必多次更换 LED 光辐照头，扩展了治疗应用范围，减轻了医务人员的劳动强度。

【分析评述】说明了该发明的范围，即：属于利用光治疗的装置，具体为一种光辐照头，明确了光辐照头的特点为"可输出高功率密度的、多中心波长的光"，主要技术特征阐明了该发明的作用，即："在足够的光功率密度的基础上使光辐照面积扩大"。

（三）权利要求书

1. 一种光动力治疗机的光辐照头，包括一定中心波长和一定光功率密度的高功率密度 LED 集成模块，其特征在于至少 2 个不同中心波长，而光功率密度范围为 $30 \sim 200\text{mW/cm}^2$ 的高功率密度 LED 集成模块连接在具有水冷却结构的基座体上。

2. 根据权利要求 1 所述的光动力治疗机的光辐照头，其特征在于至少 2 个相同中心波长，而光功率密度范围为 $30 \sim 200\text{mW/cm}^2$ 的高功率密度 LED 集成模块连接在具有水冷却结构的基座体上。

3. 根据权利要求 1 所述的光动力治疗机的光辐照头，其特征在于具有水冷却结构的基座体包括底面形成有围壁的基座体，围壁内置入底盘和用于封闭的底盖，基座体顶面形成有与高功率密度 LED 集成模块对应的螺接口，螺接口中心线两侧对应形成有贯穿基座体的导线通孔，基座体底面形成有与基座体外周壁管件接口连通的冷却水槽；底盘上贯通形成有与基座体导线通孔对应的接线孔，底盖对应两侧形成有引出导线的引线孔。

4. 根据权利要求 1 所述的光动力治疗机的光辐照头，其特征在于串联的 7 个不同中心波长，而光功率密度范围为 50～120mW/cm² 的高功率密度 LED 集成模块，其中 3 个为红光的 LED 集成模块，切中心波长 625nm±3nm；4 个为绿光的 LED 集成模块，且中心波长为 530nm±3nm。

5. 根据权利要求 1 所述的光动力治疗机的光辐照头，其特征在于串联的 3-7 个相同中心波长，而光功率密度范围为 50～120mW/cm² 的高功率密度 LED 集成模块中，均为红光的 LED 集成模块，且中心波长为 625nm±3nm。

6. 根据权利要求 1 或 3 所述的光动力治疗机的光辐照头，其特征在于在具有水冷却结构的基座体外周壁上部形成有与聚光罩顶部接口螺接的外螺纹。

7. 根据权利要求 1 所述的光动力治疗机的光辐照头，其特征在于基座体底面的冷却水槽形成为未衔接同心环形槽，环形槽未衔接的盲端至基座体外周壁管件接口间分别形成导流槽。

【分析评述】该权利要求书的核心部分是光辐照头的结构，具体为"多个（＞2）不同中心波长的高功率密度 LED 集成模块连接在具有水冷却结构的基座体上"这一结构特征。恰当地提出了权利要求的保护范围。

（四）说明书

1. 技术领域 本发明涉及利用光治疗的装置，具体是应用光动力疗法治疗皮肤疾病的一种光动力治疗机的光辐照头。

2. 背景技术 光动力疗法是治疗鲜红斑痣、痤疮、尖锐湿疣以及各种皮肤肿瘤等皮肤疾病的有效手段之一，目前，临床上应用的发光二极管（LED）光辐照术主要是采用大功率、多波长的 LED 光源；配合不同吸收波长光的光敏剂，利用不同荧光效果发现不同程度的病灶，从而对皮肤中不同深度的疾病起到很好的治疗效果。

目前临床应用的治疗机普遍采用单片机对 LED 的电源、输出功率、温度以及冷却系统、数据显示集中控制。

但是，上述治疗机的辐照头多是只能输出一种中心波长光的 LED 光源，或者多个不同中心波长光的 LED 光辐照头在使用时替换。而且，由于都是多个独立 LED 管的简单集合，其辐照光功率密度低，常不能满足临床治疗的需要。而且大都需要通过多次更换 LED 光辐照头（治疗头）才能实现单、多波长的转换输出。造成了操作复杂，疾病治疗时间延长，不仅增加了病人的痛苦，也增大了医务人员的劳动强度。

某公司生产的 30W 光动力治疗机，大功率 LED 使用 24 颗 1W 级芯片集成封装，24 颗芯片的电路是 6 个串联，再 4 个并联的高功率密度 LED 集成模块。在其圆形光照盘面形成 24 个 LED 发光点，并封装在环状外壳内，外壳对应两侧外壁设有导线连接的正、负极接线柱，环状外壳底部形成于光辐照头连接的螺纹接头，用于装饰照明。

这种新型的在芯片级集成封装的大功率高亮度 LED 集成模块，由于集成度高，因此，其输出光功率密度提高。

中国专利 2375330 公开了一种"光照治疗仪的冷却装置"，该装置包括水箱和微型潜水泵；光照治疗仪的机壳内设有换热器；微型潜水泵的出水管与治疗头的进水嘴连接，治疗头的出水嘴通过管子与换热器的进水口连接，换热器的出水口通过管子与水箱连接；机壳内与换热器对应位置设有轴流风扇。本实用新型能将治疗头产生的热量迅速释放，大大提高冷却效果，延长了连续运行时间，治疗仪操作更为方便；同时水箱体积相应减小，基本上不需要更换冷却水。

中国专利2375329公开了"一种光照治疗仪的治疗头"，包括实体头导管、溴钨灯、腔体，溴钨灯安装在腔体内，实体光导管受光端面靠近溴钨灯，腔体内设有鼠笼形散热水流通道，该通道的进出水口与一有进水管和出水管的水冷体连接，电极夹板固定在水冷体上，溴钨灯的灯脚安装在金属灯座内，灯座与腔体接触。该治疗头解决了现有技术光路复杂，冷却不充分的问题，具有光路简单、冷却效果好、加工难度低、体积小、光输出功率大的特点。

3. 发明内容　本发明就是为了解决LED光辐照头输出功率密度低和中心波长单一以及为应用不同中心波长而不断更换光辐照头的问题，提供一种既可一个中心波长也可多中心波长输出的高功率密度的光动力治疗机的光辐照头。

本发明是按照以下技术方案实现的。

一种光动力治疗机的光辐照头，包括一定中心波长和一定光功率密度的高功率密度LED集成模块，而至少2个不同中心波长，而光功率密度范围为$50 \sim 120mW/cm^2$的高功率密度LED集成模块连接在具有水冷却结构的基座体上。

所述的光动力治疗机的光辐照头，其至少2个相同中心波长，而光功率密度范围为$50 \sim 120mW/cm^2$的高功率密度LED集成模连接在具有水冷却结构的基座体上。

所述的光动力治疗机的光辐照头，其具有水冷却结构的基座体包括底面形成有围壁的基座体，围壁内置入的底盘和用于封闭的底盖，基座体顶面形成有与高功率密度LED集成模块对应的螺接口，螺接口中心线两侧对应形成有贯穿基座体的导线通孔，基座体底面形成有与基座体外周壁管件接口连通的冷却水槽；底盘上贯通形成有与基座体导线通孔对应的接线孔，底盖对应两侧形成有引出导线的引线孔。

这样设计的本发明，是将多个单一中心波长或多个中心波长的高功率密度LED集成模块集合在具有水冷却结构的基座体上，从而实现光动力治疗机的光辐照头可输出多中心波长的光，并在足够的光功率密度的基础上使光辐照面积扩大，并配合不同吸收波长光的光敏剂，适用于不同深度的皮肤疾病。实现了治疗时不必多次更换LED光辐照头，扩展了治疗应用范围，减轻了医务人员的劳动强度。

4. 附图说明　图7-3是高功率密度LED集成模块立体结构示意图；图7-4是本发明立体结构示意图；图7-5是本发明俯视结构示意图；图7-6是本发明的基座体仰视结构示意图；图7-7是图7-5的A-A纵剖结构示意图；图7-8是与本发明结合的聚光罩立体结构示意图。

图中：1. 1a，1b. LED集成模块；2. 环状外壳；3. 螺纹接头；4. 光照盘；5. 发光点；6. 接线柱；7. 围壁；8. 基座；9. 底盘；10. 底盖；11. 基座体；12. 导线通孔；13. 冷却水槽；13a. 环形槽；13b. 导流槽；14. 管件；15. 管件接口；16. 接线孔；17. 引线孔；18. 外螺纹；19. 聚光罩；20. 顶部接口；21. 导光臂轴接孔；22. 导线；23. 螺接口。

5. 具体实施方式　下面结合附图及实施例对本发明进行详细的说明。

一种光动力治疗机的光辐照头，包括一定中心波长和一定光功率密度的高功率密度 LED 集成模块 1，而至少 2 个不同中心波长，而光功率密度范围为 30～200mW/cm² 的高功率密度 LED 集成模块 1 的正负极串联连接在具有水冷却结构的基座 8 上。

所述的光动力治疗机的光辐照头，其至少 2 个相同中心波长，而光功率密度范围为 30～200mW/cm² 的高功率密度 LED 集成模块 1 的正负极串联连接在具有水冷却结构的基座 8 上。

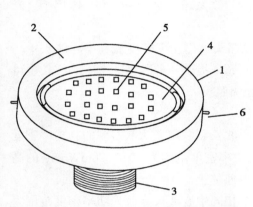

图 7-3　高功率密度 LED 集成模块立体结构示意图

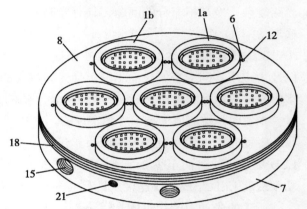

图 7-4　本发明立体结构示意图

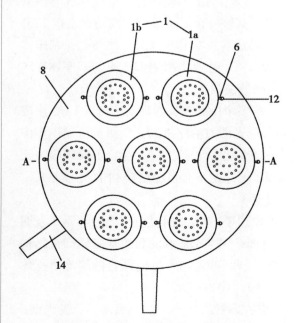

图 7-5　本发明俯视结构示意图

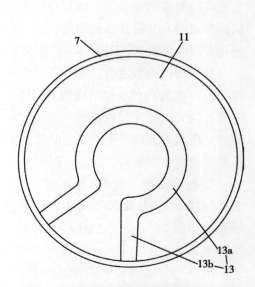

图 7-6　本发明的基座体仰视结构示意图

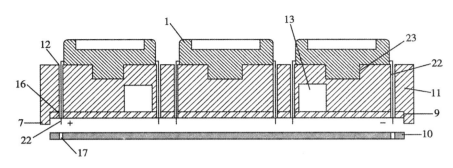

图 7-7　图 7-5 的 A-A 纵剖结构示意图

高功率密度 LED 集成模块 1 的环状外壳 2 对应两侧外壁设有导线 22 连接的正负极接线柱 6，环状外壳 2 底部形成与光辐照头连接的螺纹接头 3。环状外壳 2 的中间设有形成发光点 5 的圆形光照盘 4。

所述的光动力治疗机的光辐照头，其具有水冷却结构的基座 8 包括底面形成有围壁 7 的基座体 11，围壁 7 内置入底盘 9 和用于封闭的底盖 10，基座体 11 顶面形成有与高功率密度 LED 集成模块对应的螺接口 23，螺接 23 中心线两侧对应形成有贯穿基座体 11 的导线通孔 12，基座体 11 底面形成有与基座体

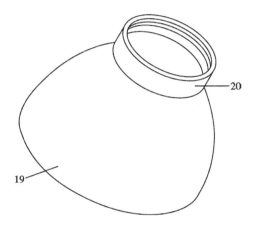

图 7-8　与本发明结合的聚光罩立体结构示意图

外周壁管件接 15 连通的冷却水槽 13；底盘 9 上贯通形成有与基座体导线通孔 12 对应的接线孔 16，底盖 10 对应两侧形成有引出导线的引线孔 17。

底盘 9 表面涂敷防水胶贴入于围壁内的基座体 11 底面，使基座体底面的冷却水槽 13 形成基座 8 内的冷却水管路。

每个 LED 集成模块两端的正负极接线柱 6 经导线 22 穿过螺接口 23 两侧对应的导线通孔 12，以及底盘 9 上的接线孔 16，并在底盘 9 底面逐个将 LED 集成模块串联，最后经底盖 10 的引线孔 17 导出，并与光动力治疗机的控制部件（未图示）连接。

所述的光动力治疗机的光辐照头，其串联的 7 个不同中心波长，而光功率密度范围为 50～120mW/cm² 的高功率密度 LED 集成模块 1，其中 3 个为红光的 LED 集成模块 1a，且中心波长 625nm ± 3nm；4 个为绿光的 LED 集成模块 1b，且中心波长为 530nm ± 3nm。光辐照头与皮肤之间的辐照距离 100～150mm，以保证有效的光功率密度。

所述的光动力治疗机的光辐照头，其串联的 7 个相同中心波长，而光功率密度范围为 50～120mW/cm² 的高功率密度 LED 集成模块中，均为红光的 LED 集成模块 1a，且中心波长为 625nm ± 3nm。光辐照头与皮肤之间的辐照距离 100～150mm，以保证有效的光功率密度。

所述的光动力治疗机的光辐照头，其在具有水冷却结构的基座体 11 外周壁上部形成有与聚光罩 19 顶部接口 20 螺接的外螺纹 18。聚光罩 19 下口安装有玻璃（未图示），用以防尘并保护 LED 集成模块，并使输出的光更加汇集，光功率密度更大。

所述的光动力治疗机的光辐照头，其在具有水冷却结构的基座体 11 外周壁上还形成有与轴接导光臂（未图示）轴接的导光臂轴接孔 21，用于使用时旋转调整光辐照头的方向。

所述的光动力治疗机的光辐照头，其基座体 11 底面的冷却水槽 13 形成为未衔接同心环形槽 13a，环形槽 13a 未衔接的盲端至基座体 11 外周壁管件接口 15 间分别形成导流槽 13b。经上述涂敷有防水胶的底盘 9 粘合封闭，形成基座 8 内的冷却水管路。再经安装在基座体 11 外周壁管件接口 15 上的管件 14 与光动力治疗机上的（未图示）冷却水循环管路连接，实现光辐照头的冷却降温，保证设备工作状态。

本发明中的底盘 9、基座体 11 采用合金材料制成，底盖 10 采用塑料加工制作。一定中心波长和一定光功率密度的高功率密度 LED 集成模块为市售产品。

使用时，将设有 3 个中心波长为 625nm ± 3nm 的红光 LED 集成模块 1a，4 个中心波长为 530nm ± 3nm 的绿光 LED 集成模块 1b 设置在基座体 11 表面上。基座体外周壁上部的外螺纹 18 螺接在聚光罩 19 顶部接口 20 上，光动力治疗机的导光臂卡轴螺栓（未图示）连接在基座体 11 外周壁上的导光臂轴接孔内 21，从底盖 10 对应两侧的引线孔 17 引出的导线与导光臂上的导线连接，基座体 11 外周壁上的管件接口 15 经管件 14 与导光臂上的进水管和排水管（未图示）分别连通即可。这样，将可以输出 2 种不同中心波长光的光辐照头，对准涂敷有对应光敏剂的病人皮肤治疗野按相应要求，进行光照治疗。

本发明不局限于上述技术方案，根据需要，基座体 11 上的螺接口 23 也可串联多种不同中心波长光的 LED 集成模块，如中心波长 590nm 的黄光 LED 集成模块，或中心波长 460nm 的蓝光 LED 集成模块，即可实现多波长光的输出。

【分析评述】说明书的技术领域一般用一句话说明该发明所属的技术领域，或该发明的用途。背景技术一般要介绍对该发明所属领域"光动力治疗"的理解，检索并综述现有技术。详细分析现有光辐照头的技术特征，客观指出其缺陷与不足。发明内容部分，首先针对现有技术的缺陷说明该发明的创新，清晰且简明地写出了技术方案，并将全部特征列出。具体实施方式结合附图说明对该发明进行了进一步详述。

二、实用新型范例及分析

（一）实用新型题目

激光手术刀头。

（二）说明书摘要

本实用新型提供一种带有伸缩触杆的新型激光手术刀头。此刀头主要由导光管、聚焦透镜、可伸缩接触杆以及手柄组成。本实用新型的特点是，伸缩接触杆头在不受外力的作用下，与激光经过聚焦后的最小光斑在一个平面上，使操作者在指引光及接触杆指引下准确地对准病灶部位进行治疗，使用时可有接触感，并可以随手的压力伸缩，进而增加触感和改变激光照射光点的大小，满足不同需要。

【分析评述】说明该发明属于一种激光手术刀头，明确了刀头的特点为"带有伸缩触杆"，主要技术特征阐明了该发明的作用，即："使操作者在指引光及接触杆指引下准确地对准病灶部位进行治疗"。

（三）权利要求书

1. 一种新型的激光手术刀头，其特征在于手柄⑥内装有连接着弹簧④的接触杆③，与导光管①相平行，激光经过聚焦透镜②后的聚焦点与接触杆③的触头在接触杆不受外力时处于同一个聚焦平面⑤上。

2. 根据权利要求（1）所述的激光手术刀头，其特征在于导光管是光纤。

3. 根据权利要求（1）所述的激光手术刀头，其特征在于手柄是金属套管或塑料套管。

【分析评述】该权利要求书的核心部分是激光手术刀头的结构，具体为带有伸缩触杆这一结构特征。恰当地提出了权利要求的保护范围。

（四）说明书

1. **技术领域**　本实用新型是安放在各种激光手术机上，用于准确对准病灶部位进行手术治疗的一种装置。

2. **背景技术**　目前，公知的激光手术刀头有两种，一种是非接触式激光手术刀头，这种刀头在使用过程中不直接接触病灶部位，但医生在使用过程中难以把握，一旦与病灶部位相接触，附着在光纤出口处的组织会因受热而变焦，堵塞出光口，反射回去的激光会损坏光纤甚至损坏激光器。另外一种是接触式激光手术刀头，这种刀头在使用过程中可以直接接触病灶部位，附着物仍然会因受热发黑污染刀头，影响手术效果。

3. **发明内容**　为了克服现有激光手术刀难以把持及接触污染等问题，本实用新型提供一种新型激光手术刀头，不仅使医生在使用时有接触感，还不使出光头直接接触病灶部位，避免被污染。

本实用新型解决其技术问题所采用的技术方案是：在手柄中固定有弹簧，与触杆相连接，与导光管平行放置，在导光管出光口处固定有聚焦透镜，当伸缩触杆不受外力的时候，触头与激光聚焦点处于同一个水平面上，使用时，用触杆接触病灶部位，可以准确地控制激光照射的部位，并且触杆可以随手的压力不同而伸缩，这样可以增加触感和改变激光照射光斑的大小，控制照射剂量，以达到切割、蒸发、汽化、凝结等医疗目的。

本实用新型的有益效果是，结构简单，利用接触杆可以避免出光头直接与组织相接触，同时具有接触感，便于定位，控制手术过程。

4. **附图说明** 图 7-9 是本实用新型的原理示意图。图中，1 为导光管，2 为聚焦透镜，3 为接触杆，4 为固定接触杆的弹簧，1、2、3、4 全都安装在 6 手柄中。5 为激光束经聚焦透镜 2 后的聚焦平面。

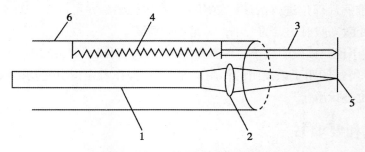

图 7-9　本实用新型的原理示意图

5. **具体实施方式** 导光管、聚焦透镜、接触杆以及弹簧固定在手柄中，接触杆与弹簧相连接，并与导光管相平行。从激光器传出来的激光通过导光管和聚焦透镜后，聚焦在平面上。当弹簧处于自然状态的时候，接触杆的触头与光的聚焦点同在平面上。用接触杆可以直接接触生物组织，依靠接触杆的支撑、指示，可以将激光聚焦点对准病灶部位，接触杆会随手压力的不同而伸缩，可以根据需要改变照射光斑的直径。

【分析评述】说明书的技术领域一般用一句话说明该实用新型所属的技术领域，或实用新型的用途。背景技术一般要介绍对该实用新型领域"激光手术刀头"的理解，检索并综述现有技术。详细分析现有技术特征，客观指出其缺陷与不足。发明内容部分首先针对现有技术的缺陷说明该实用新型的创新，清晰且简明地写出了技术方案，并将全部特征列出。具体实施方式结合附图说明对本实用新型进行了进一步详述。

三、外观设计范例及分析

（一）外观设计名称

四点阈值视野仪。

（二）简要说明

1. 本外观设计产品的名称：四点阈值视野仪。
2. 本外观设计产品的用途：本外观设计产品用于作为医疗仪器使用。
3. 本外观设计产品的设计要点：整体形状。
4. 最能表明本外观设计设计要点的图片或照片：立体图（图 7-10）。

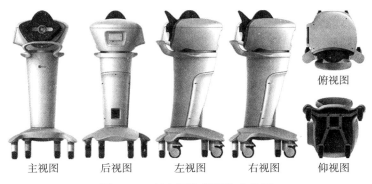

主视图　后视图　左视图　右视图　俯视图

仰视图

图 7-10　四点阈值视野仪立体图

【分析评述】该外观设计专利的简要说明指出了，产品的名称、用途、保护范围，列出了可以表达设计要点的 6 个方向的照片。

四、软件著作权范例及分析

皮肤损伤检测仪控制软件设计说明书。

1. 引言

（1）目的：为了从整体上描述皮肤损伤检测仪控制软件的功能，给程序开发者一个详细的说明和详细的设计步骤，总体模块、各种技术的解决方案。给系统使用者一个总体的功能概述，使用户能够对本系统有一个全面正确的认识。

（2）范围：该文档是借助于当前系统的逻辑模型导出目标系统的逻辑模型的，解决整个项目系统的功能的问题，没有涉及开发技术，而主要是通过建立模型的方式来描述软件架构，本文档的预期读者是：①设计人员；②开发人员；③项目管理人员；④测试人员。

（3）背景：在皮肤诊断与美容领域，如何定量反映皮肤情况直接影响到治疗效果。传统的观测方法无法准确观测到皮肤的色素斑、血液循环的分布状况、日光损伤状况、毛孔状况，皱纹状况等信息，尤其是难以探测到皮肤表层下（2mm 内）的色素、血管、胶原、日光损伤。应用多光谱技术，皮肤损伤检测仪可提供多维度的皮肤信息，有助于开发更加精确的治疗方案，有助于持续有效的跟踪治疗结果和进展。

【分析评述】软件设计说明书的引言部分一般要简要说明软件的编写目的、适用范围、应用背景。

2. 软件总体设计

（1）软件概括：本软件采用传统的软件开发生命周期的方法，采用自顶向下，逐步求精的结构化的软件设计方法。本软件主要有以下几方面的功能：①连接设备；②提取数据；③保存数据；④删除仪器数据；⑤查看历史数据。

（2）软件定义：本项目定义为一个典型的皮肤损伤探测仪控制软件。该软件可实现控制设备和系统程序的无缝对接，以设备的控制、用户交互等功能。

（3）需求概述：①要求利用 PQLib 硬件商提供的 SDK 开发出对应的触摸屏系统；

②需要显示系统与相应的触摸控制系统，已实现图片相关所有的多点操作，包括放大，缩小，旋转，平移的功能；③要提供美观的图片菜单，在菜单中要提供必要的图片简介信息；④系统图片的维护更新要方便。

（4）条件与限制：系统开发的条件是普通 PC 以及相对应的系统，本次开发所用的系统是 WINDOW SERVER 2003 以及 ADOBE Flash CS4。

（5）总体结构和模块接口设计：系统整体结构框架如图 7-11。

（6）模块功能逻辑关系：系统详细的模块信息如图 7-12，模块内部关系结构如图 7-13。需要说明的是，用户传来的是操作信息，这种信息是通过硬件接受后按照一定协议通过数据传输通道传送至软件的。

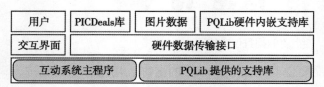

图 7-11　系统整体结构框架图

主模块	
帧模块名称	功能简述
第一帧	设备采集环境初始化。
第二帧	实现系统工作逻辑。
支撑类模块	
类模块名称	功能简述
PICDeals	用于对图片载入的支持

图 7-12　系统详细的模块信息

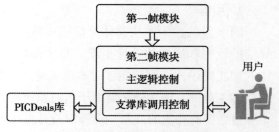

图 7-13　系统模块内部关系图

（7）设计和描述：本软件的主要功能是实现对皮肤参数检测仪器数据的提取、分析和存储的功能，软件重点是实现与下位机通信和数据分析（图 7-14）。

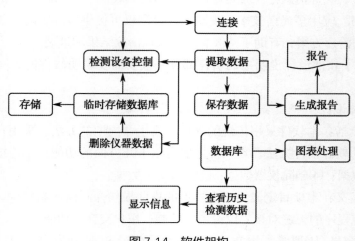

图 7-14　软件架构

【分析评述】软件设计说明书的软件总体设计部分一般要对软件给出简要的描述，说明其基本功能，列出软件各部分功能的基本需求，对软件的运行环境需求进行描述。此外，软件总体设计部分中需要描述软件的整体框架或结构，介绍各子系统或模块，描述各部分功能模块或子系统间的逻辑关系。

3. 软件功能描述

（1）根据图 7-15 对软件流程进行详细描述：设备与电脑之间用 USB 设备建立连接，连接之前需要先安装 USB 驱动，如果安装无误并建立连接之后，点击"连接"，软件给设备存储器发送一个命令，是存储器做好准备，并返回设备时间和电量信息。连接建立后，还可以重新设置设备时钟。

（2）根据图 7-16 对数据提取功能进行详细描述：设备与电脑保持连接之后，就可以提取仪器内的数据，提取数据之前，先要提取存储数据的区号，获得区号之后，再提取每个区号内的数据。此数据经过分析制图，显示在主界面上。提取出的数据可以保存在数据库中。如果无法提取数据，提示没有数据或 USB 未连接。

（3）根据图 7-17 对数据保存功能进行详细描述：提取数据之后，就可将现有数据按不同的名称和编号保存在数据库中，供以后查询。

（4）根据图 7-18 对仪器数据删除功能进行详细描述：此功能将删除仪器内的所有的数据。建立连接之后，系统给设备发出一个指令要求删除仪器内的数据，仪器提示是否确定删除，如果确定则删除数据。

（5）根据图 7-19 对历史数据查看功能进行详细描述：保存数据之后，就可以查看历史数据，对于不需要的数据，还可以删除。

（6）根据图 7-20 对图表处理功能进行详细描述：数据提取后存入数据库，依据数据库内的数据，将标准参数和现行参数以图表形式绘制出来并导入到输出报告中，方便比较和查看检测结果以及解读检测报告。

（7）根据图 7-21 对数据删除自检功能进行详细描述：删除数据之后，可以定期查看历史删除数据，进行数据自检，对误删数据可以进行恢复，对于确实不需要的数据，可以彻底删除。

（8）根据图 7-22 对数据删除操作记忆功能进行详细描述：删除数据操作完成之后，若通过定期对删除数据自检，看是否为误删数据，若是误删数据，重新找回，该操作将被记忆，以后出现该数据删除时，会提醒小心操作。

（9）根据图 7-23 对数据修改提示功能进行详细描述：对保存的数据，定期进行了修改，修改后的数据重新保存，对于修改的部分，在提取的时候，会提示修改的日期及修改前后的内容等修改信息。

（10）根据图 7-24 对检测报告生成功能进行详细描述：在提取数据和查询数据之后，可以把当前数据导入 excel 文档中形成检测报告，便于后续调取与使用，可免除使用人员手工输入。

【分析评述】软件设计说明书的软件功能描述要根据软件的各部分功能逐一进行描

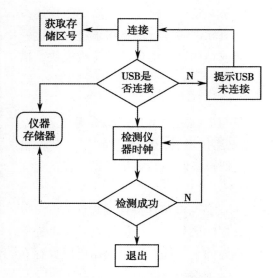

图 7-15　连接功能流程图

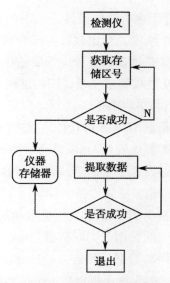

图 7-16　数据提取功能流程图

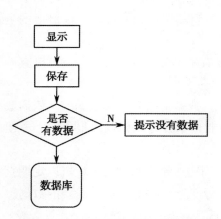

图 7-17　数据保存功能流程图

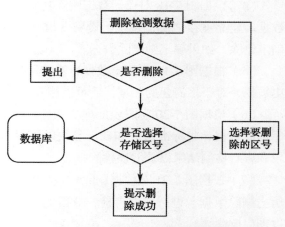

图 7-18　仪器数据删除功能流程图

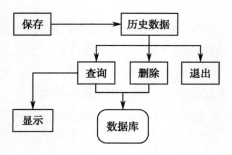

图 7-19　历史数据查看功能流程图

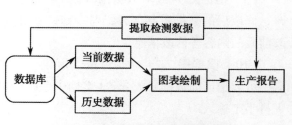

图 7-20　图表处理功能流程图

述和说明，最好能用流程图的方式说明各功能的运行方式与逻辑关系。

4. 软件操作流程　根据图 7-25 对软件的操作流程进行详细描述：操作流程只有图片更新和多点图片操作。两者操作由程序内部的逻辑控制和处理，不会产生操作冲突。

5. 软件接口设计

（1）人机接口：本系统的人机接口即用 Flash 制作的人机交互界面。界面通过硬件设备展示给用户从而让用户进行操作以达到人机交互的目的。

（2）内部接口：内部接口主要是指硬件内部绑定硬件方定义的多点协议的接口，其详细信息可见硬件方提供的相关文档资料。

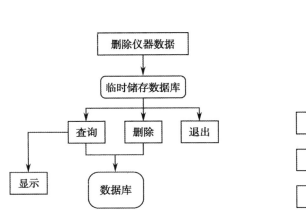

图 7-21　数据删除自检功能流程图

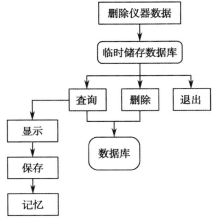

图 7-22　数据删除操作记忆功能流程图

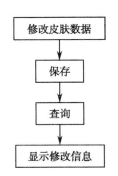

图 7-23　数据修改提示功能流程图

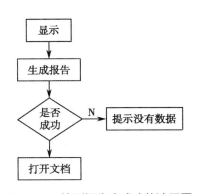

图 7-24　检测报告生成功能流程图

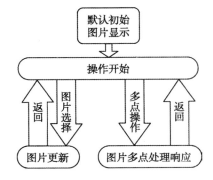

图 7-25　操作流程图

（3）出错处理设计：在 Flash 环境中，错误信息是在程序调试阶段有程序员定义后给出，其本身不带运行时的错误捕捉提示功能，运行时的错误的唯一表现就是死机，所以 Flash 项目上线之前要排除所有的错误。本系统在运行时不会有任何错误提示信息。在调试时，在关键节点会有由 Trace 语句输出到控制台的实时调试信息。

【分析评述】软件设计说明书的软件接口设计部分需要对软件的人机接口、硬件接口、其他软件接口、出错处理设计、冗余设计等进行简要描述。

本章小结

本章首先对专利和软件著作权的含义与范围进行了介绍，包括发明专利、实用新型专利、外观设计专利、软件著作权的特点与其之间的区别。着重阐述了专利与软件著作权申请的一般流程。此外，对专利申请书与软件著作权申请书的一般要求进行了介绍。最后，分别用实例介绍了 3 种专利与软件著作权的撰写规范和撰写技巧进行了阐述。

（李迎新）

思考题

1. 实用新型专利与发明专利有何区别？
2. 权利要求书中出现"固定装置为具有一定强度的螺栓"，这种表述是否正确？
3. 发明专利说明书中能否使用彩色照片作为附图？

第八章
医疗器械创新

心理学研究表明，求新是人类的一种本性。求新的本性推动了产品设计的发展与革新，进而促进了产品创新。20 世纪初，全球生产力的发展中只有 5% 是依靠技术创新取得的，而现在这一指标在发达国家中已经超过 40%。可见，在知识经济时代，"创新"对于社会进步与经济发展有着重要作用。

随着互联网技术、逆向工程与逆向开发技术的不断发展，医疗器械产业不断面对快速模仿的压力，热销产品主要为生命周期不到 24 个月的医疗器械产品，多数医疗器械新产品的平均生命周期仅有 18 个月。因此，医疗器械产业严重依赖产品创新。

1. 掌握　医疗器械创新与医疗器械开发的一般规律。
2. 熟悉　临床需求与医疗器械创新的关系，医疗器械概念设计的一般方法。
3. 了解　创新设计方法与理论与医疗器械注册的相关知识。

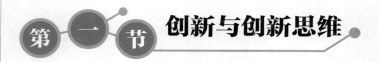

第一节　创新与创新思维

一、创新的概念

"创新"是由美籍奥地利经济学家约瑟夫·熊波特（Joseph Alois Schumpeter，1883—1950）首先提出。1912年，熊波特在其《经济发展理论》中首次使用了"创新（innovation）"一词，并将其定义为：创新是把一种从没有过的生产要素和生产条件的"新结合"引入生产体系。

随着创新理论的不断发展，创新往往表达多种含义，如：①创新是开发一种新事物的过程，是从发现潜在的需要开始，经历创新事物的技术可行性检验，到创新事物的广泛应用的过程；②创新是运用相关知识与信息，引进或创造某种有用的新事物的过程；③创新是对一个组织或相关环境的新变化的接受；④创新是指新事物本身，是指被相关部门认定的任何一种新的思想、新的实践或新的制造物。

创新概念涉及范围很广，既有技术性创新，如技术创新、产品创新、过程创新；也有非技术性创新，如制度创新、政策创新、组织创新、管理创新、市场创新和观念创新等。从创新的作用上分，创新可分为变革型创新与递进型创新。变革型创新指在较短时间内对现有方法或技术有较大突破，对现有技术领域产生较大冲击的创新；递进型创新指在较长周期内对现有技术进行渐进、连续的改进，通常不会一次产生较大突破，但是具有较强的递进性效果的创新。从创新的特点上分，创新可分为自主创新与模仿创新。自主创新是指通过自身努力产生技术突破并在此基础上实现新产品的创新过程；模仿创新是指通过学习已有创新技术和经验来改造或改进现有技术系统的二次创新过程。

二、创新思维的概念

创新思维（innovative thinking）是创新的基础，贯穿创新的全过程。创新思维是指具有新颖的、广义模式的、一种可以物化的思维活动，是一种创新的思维过程。创新思维突破原有的思维模式，重新组织综合已有的知识、经验、成果等信息，提出新的方案、方法或方案。创新思维方式不完全依靠推理，而是建立在知识与经验的基础上，是一种知识再升华的思维方式。

创新思维有 5 个基本特点，包括：

（1）创新性：创新思维会在空间、时间或方法上突破传统的束缚。传统思维局限于范例或惯性，范围狭小；而创新思维会从多角度认识对象，会引出新理论、新方法、新设计。

（2）推理性：创新并非凭空臆想，是建立在知识和实践基础上的。创新思维善于对瞬间的创意和灵感进行逻辑或非逻辑推理，由已知探索未知。

（3）开放性：相对于传统思维方式，创新思维更具有开放性，能更好地处理各种外部的信息，不会步步自封，也不被权威或惯例所制约。

（4）多向性：创新思维往往会在不同方面观察、思考、研究、探索问题。可以从多方面、多角度和多层次思考和分析问题，也可以是从一点向多个方向扩散，探寻同一问题的多种解决方法。

（5）综合性：综合不是将研究对象简单叠加，而是对其进行深入分析，概括其规律和特点。创新思维能更好地综合各种信息，把需求、现象、概念、原理、技术等知识综合概括，形成新的技术方案或设计思路。

三、创新设计方法与理论

众多从事创新研究的学者经过多年研究发现，技术创新有一定的规律可循，可以按照一定的原则、方法、思路等形式帮助人们克服心理和思维的障碍与瓶颈，提高思维灵活性与创造性。因此，众多创新技法应运而生，在一定程度上从不同角度突破了制约创新的一些相关因素。所谓创新技法就是在创造心理、创造性思维方法和认识规律基础上的创新技巧。

经过不断发展，创新设计方法在结合认知科学、人工智能、设计方法学、科学技术哲学等学科某些特点的基础上，已成为一门独立的技术方法学。创新设计方法研究侧重于人的创造性思维，总结出一些具有指导意义的规律，形成各种创新技法，如：治理思维法、推理思维法、联想类比法、组合创新法等；与各种创新理论，如：普适设计方法学，公理化设计，通用设计理论，发明问题解决理论（teoriya resheniya izobretatelskikh zadach，TRIZ），质量功能展开理论（quality function deployment，QFD）等。

（一）创新技法

1. 智力思维法 智力思维法通过抓住瞬间的灵感或潜意识流得到某些新想法、新思维。通常针对一个既定的题目，召集团队集思广益，会议人数一般 5～10 人，会议时间一般为一个小时，与会人员围绕某一课题，自由发言，相互启发、激励，开拓思路，广提方案，取长补短，引起创新设想的连锁反应。提供更好的创新成果，特别适用在短时间内讨论较专业的创新项目。

2. 推理思维法 推理思维法主要包括 4 种方法：①提问法，通过提问发现原产品设计、制造、性能等方面的缺陷，找出需要和应该改进之处，从而开发出性能更优的新产品；②反面求索法，是对目前的解决方案加以否定，从常规的对立面、从产品相反的功能、从组成部件的反面等方面考虑，寻求创新设计的方法；③缺点列举法，发现某一设计方案或产品的缺点，就可以列出其所有不足之处，研究改进方案，以进行创造性设计。这被广泛应用于机械上的改良性产品设计；④系统分析法是产品创新设计中很常用的方法，主要通过分析设计系统的方案、环境，找出其优缺点，并寻找解决问题的办法。

3. 联想类比法 联想类比法主要包括 3 种方法：①相似类比法（仿生法），在工程技术中，不仅要对结构相似、运动相似、功能相似、工艺相似的系统或部件进行分类，还要在分类的基础上进行分析分解，按层次找出相似的单元，最后进行综合和优化，根据客观需要对分类后的相关单元进行优化组合和融入新技术，形成新事物或新的技术过程。例如，类比齿轮啮合传动原理，发明了同步齿形带传动方式；②移植法，比如将物理学上的超声原理应用于医疗，发明了超声成像技术；③仿生法，仿生法通过了解生物的结构和功能原理，研制新的机械和新技术，或解决工程中的技术问题。例如，根据海豚和蝙蝠的回声定位机制，设计出声呐和雷达。

4. 组合创新法 ①模块组合法，在工程系统或设备中，要根据相似功能、相似联系进行分析和分类，找出最基本的功能单元和相对独立的层次，将它们设计成各种规范、系列化和标准化的"模块"，而系统可由这些模块自由组合而成；②形态矩阵法，把一个复杂的问题。按照影响问题的几个独立因素，进行分解，找出每一个参量的一切可能状态，从而得到多种设计方案，这种方法被广泛应用到大型机械的设计中。

（二）创新设计理论

经过不断发展，创新设计方法在结合认知科学、人工智能、设计方法学、科学技术哲学等学科某些特点的基础上，已成为一门独立的技术方法学，发展出多种创新理论，如普适设计方法学、公理化设计、通用设计理论、TRIZ、QFD。其中，TRIZ 理论与 QFD 理论是最受关注的两种创新设计理论。TRIZ 理论具有一套比较完整的理论体系，对人类发明问题过程有着规律性的认识。TRIZ 理论包括若干问题解决工具，可以帮助设计人员解决各种技术冲突、物理冲突，实现技术创新。QFD 理论能有效地把用户需求准确转变为工程设计人员的语言，通过建立用户需求与设计需求之间的量化关系，用以支持设计及制造全过程。

1. QFD 理论 质量功能展开（QFD），是由日本学者赤尾禅二和水野滋在 20 世纪 60 年代提出的一种由用户需求驱动的产品研发方法论，其本质是一种借助用户需求帮助群体协调工作的系统化方法。QFD 的核心是通过系统化和规范化的市场调查获得用户需求，采用矩阵图解法将顾客需求转化分解到产品开发的各个阶段，以保证设计制造的产品在各种配置与资源的约束下，最大限度地满足用户需求（图 8-1）。

QFD 的基本思路是：了解用户的需求信息，通过倾听用户的呼声，即用户需求，采用符合逻辑的方法将用户需求转化成产品生命周期各个阶段的设计语言，并传递到相应的开发阶段，以保证如何在可能的资源条件约束与配置下最大限度地满足用户需求。QFD 要求在产品开发的各个阶段充分考虑顾客需求，包括：规划、设计、工艺、生产等，并在产品设计之初就考虑产品的工艺与生产问题。QFD 的核心是需求转换，即采用质量屋（house of quality，HOQ）的工具，将顾客需求转换成产品及零部件特征并体现到制造过程中。

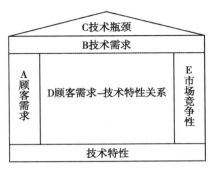

图 8-1　质量屋（HOQ）

A：Whats 输入项矩阵；

B：Hows 技术需求矩阵；

C：Hows 相互关系矩阵；

D：Whats-Hows 关系矩阵；

E：市场竞争性评价矩阵；

F：Hows 的输出项矩阵。

2. TRIZ　发明问题解决理论（TRIZ），TRIZ 是俄文的英文音译缩写。TRIZ 最初由前苏联学者 G. S. Altshuller 和他的同事于 1946 年提出，是在分析研究世界各国 250 万件专利的基础上所提出的发明问题解决理论（图 8-2）。该理论最初是从 20 万份专利中取出符合要求的 4 万份作为各种发明问题的最有效的解。他们从这些最有效的解中抽象出了 TRIZ 解决发明问题的基本方法，这些方法又可以普遍的适用于新出现的发明问题，帮助人们获得这些发明问题的最有效的解（图 8-3）。TRIZ 是一种基于逻辑和数据的问题解决方法，而不是基于直觉，这样就增强了团队创造性解决问题的能力。由于 TRIZ 严密的结构和计算方法，TRIZ 方法具有可重复性、预测性以及可靠性。TRIZ 是基于对问题和解决方案的研究，而不是基于自发或直觉的个人和群体。

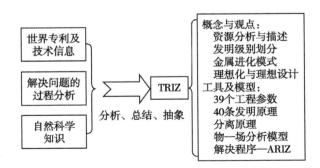

图 8-2　TRIZ 的基本结构

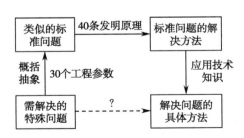

图 8-3　TRIZ 解决问题的方式

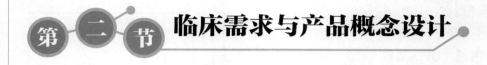

第二节　临床需求与产品概念设计

一、临床需求与医疗器械创新

临床需求（clinical demands）是医疗器械产品设计的源头和依据。随着市场竞争的日益激烈，临床需求信息在医疗器械开发中愈来愈受到人们的关注。有效地获取临床需求，并在医疗器械设计规范中准确地定义产品需求信息，是医疗器械设计取得成功的必要前提。医疗器械设计的目的是以医疗器械性能满足用户的需求为体现，用户的需要构成了医疗器械产品的基本属性，支持着产品的设计和开发过程。因此，医疗器械产品的开发应该是由需求，而不是技术驱动的，临床需求应该在产品的整个开发过程中都被体现。

（一）需求确定

临床需求建模是在医疗器械设计过程中，临床需求由用户视角向设计者视角的转变过程。完善的需求建模，有助于医疗器械设计提供更多的功能，提高医疗器械的可用性，提升医疗器械的安全性，缩短设计修改过程，提升医疗器械的用户体验。需求建模是指临床需求信息被获取、分析、规范化、并转换为产品设计规范的过程，该过程是市场调研与设计之间的桥梁，是设计者能否满足用户多样化需求和提高产品竞争力的关键。因此，有效的临床需求建模是进行产品设计的基础和必要前提（图8-4）。

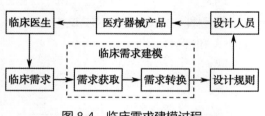

图 8-4　临床需求建模过程

1. 需求来源　与其他工业产品相比，医疗器械产品可能涉及很多领域，具有知识和技术含量高、学科交叉广泛、技术集成融合等显著特点，其用户往往并不具备使用和评估此类产品的专业知识，需要依赖临床医生提供各类指导。纯研发工程人员则缺乏疾病诊疗、检测等方面的医学知识，缺乏获取一线需求的途径。因此，临床工程师对医生的临床需求体验最深，能够为医疗器械研发提供必要的技术知识和医疗实践经验，是获取现有或潜在医疗需求、用户偏好等信息的重要来源，同时也是改进现有产品以及创造新产品的推动者。

2. 需求获取　医疗器械产品的设计与开发是以满足用户需求为目标，临床需求的获取是医疗器械产品设计过程中最为基础的部分。需求获取是指临床需求的提取、分析和综合，是产品开发过程中最为困难也是最为关键的一步，直接关系到产品开发的成败。临床需求分为直接需求与潜在需求：①直接需求，是通过需求调查可以直接得来的需求信息（如医疗器械产品所需的功能、样式、材质等），这类数据可以直接指导设计；②潜在需求，是需要开发人员基于临床需求，分析、提炼、挖掘出可能的需求，这往往是产品创新最有可能发生的阶段。

需求调查是临床需求最基本、最重要的获取方式，包括医疗器械哪些功能需要补充与完善，医疗器械的哪些工业设计方面存在不足，医疗器械在使用过程中存在什么样的问题等。需求调查主要有以下 3 种调查方法：

（1）观察法：观察法是调查者按照事先制定的调查计划，直接到医疗器械的使用场所进行现场调查，利用人工记录或声音、影像记录的方式，对调查对象进行观察和计量，以取得相关需求信息的方法。

（2）询问法：询问法是调查者根据调查目的和任务，向医疗器械的使用者（医生，病人，普通人）提问，由使用者回答，从而取得调查资料的方法。询问法按采用形式可分为口头询问法与书面询问法。口头询问法是调查人员直接向被调查者口头提问，从而获取需求信息。个别访问称为个别口头询问法，集体访谈又称调查会法。书面询问法是调查者将统一设计的问卷发给被调查者，由被调查者自己填好后再回收，从而取得需求信息。

（3）征集法：征集法是调查者根据调查目的，事先向医疗器械的使用者（医生、病人、普通人）提出需求征集意向，使用者在医疗器械的使用过程中不断发现需求，不断向调查者提供信息的过程。随着产学研医合作创新模式的不断发展，各种医疗技术创新体系相继出现，征集法可能会变成产品开发者获得临床需求的主要来源。

（二）需求分析

需求分析是将所获取的临床需求信息转换为能够有效指导设计的产品设计规范。需求分析的优劣，关系到需求分解与产品功能定义的全面性和准确性。此外，用户可能在临床需求的表达方式上存在差异，但实质上表达的是同一含义；某些临床需求包含了一个和多个需求信息。因此，要对需求信息进行分析、处理、转换，使之成为可以量化的需求参数。

1. 需求信息分类　需求信息分类是以功能驱动的，功能性需求是首先被筛选与提取的。进行需求分析的根本目的是获得的产品需求参数，为产品概念设计提供依据，因此需求信息不仅包括功能性需求，还包括技术型需求。功能型需求描述了待设计产品的使用目的，它是产品存在的根本原因。除功能型需求之外的其他需求信息统称为技术型需求，其又可分为定性需求和定量需求。

2. 需求重要度辨识　需求重要度是产品功能定义中极其重要的指标，用以表明各项需求的重要程度，是否需要加强或能否可以替代、削弱、去除。产品设计资源（理论、技术、成本等）存在有限性，产品各属性之间存在矛盾性，还存在各种外部设计约束，使产品设计受到诸多制约。需求重要度排序可以为产品优化设计提供参考标准，有十分重要的意义。

3. 需求信息转换　需求转换是将所获取的临床需求信息转换为能够有效指导设计进

行的产品设计规范。需求信息的表述具有较强的用户个人倾向，对同一内容的个人化描述可以导致不同的表述形式。需求信息转换的目的是获得临床需求信息的标准化、规范化描述。临床需求信息规范化包括功能型需求规范化和技术型需求规范化。功能型需求是临床需求中最重要的一类信息；技术型需求规范化的目的是获得由工程标准语言描述的设计约束条件。

4. 设计方案评价　产品设计方案评价是产品开发流程的重要环节，直接反映临床需求的体现情况，是产品设计成功与否的重要判别标志。设计方案的评价可以为设计决策提供依据，同时也利于方案的优化。产品工业设计方案评价的实质是需求满意度评价，可以分为理性评价和感性评价，而在设计方案的评价过程中这两种方法通常是共同使用的。面向需求的设计方案评价强调用户在评价过程中的主导地位，评价意见主要由用户给出。

（1）感性评价：感性评价的主要内容是产品设计方案的美学评价。感性评价并不一定细致，仅要求对方案给出大致评分。评价时，向用户展示产品设计效果图和实体模型，并通过方案讲解，使用户分了解设计方案，然后给出评价意见。

（2）理性评价：理性评价采用问卷调查的形式进行。要求用户对设计方案的各个方面进行打分，然后经数据处理分析得出评价结果。

二、医疗器械概念设计

"概念设计"（conceptual design）由 Palh 和 Beitz 在 1984 年出版的 *Engineering Design* 一书首次提出。概念设计是指在产品设计过程中，由分析用户需求到生成概念产品的，一系列有序的、可组织的、有目标的设计活动，是一个由粗到精、由模糊到清楚、由抽象到具体、不断进化的过程。概念设计是医疗器械创新设计的重要阶段，该阶段对设计人员的约束最少，具有较大的创新空间，最能体现设计者的创造性。我们常说的产品构思，包含在概念设计之中。

（一）概念设计

医疗器械的概念设计是产品设计过程的初期阶段，目的是得到医疗器械的基本外形、形式或特征。产生概念的过程称为概念设计，是整个医疗器械设计过程中，从需求分析到具体设计之间的一段设计过程（图 8-5）。此阶段，医疗器械设计存在很多不确定因素，设计的可塑性与自由度均较大，最有可能进行医疗器械创新。随着设计过程的推进，概念设计完成，产品的基本框架逐步确定，设计的自由度也越来越小；到达具体设计阶段，医疗器械的各种参数与技术标准均已确定，设计自由度（创新自由度）降至最低，同时标志着产品初始设计过程的结束。

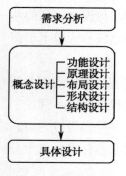

图 8-5　概念设计

实践表明，虽然医疗器械概念设计阶段仅占整个产品开发周期的不足 20%，但概念设计的完成意味着整个医疗器械 60%～70% 的设计内容已经确定。因此，医疗器械概念设计的不仅对医疗器械的功能性、安全性、易用性和美观性等起重要作用，也影响到医疗器械的开发周期、生产成本和上市时间等因素，更对医疗器械创新起着决定性作用。

（二）概念设计过程

医疗器械的概念设计是从分析用户需求到产生概念设计方案的过程，是一个从抽象到具体，逐步推进、逐步进化与细化的过程。概念设计主要包括概念产生、概念选择与实现、概念设计评价 3 个主要部分（图 8-6）。

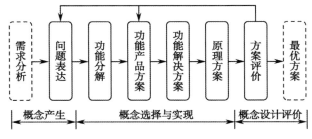

图 8-6 概念设计过程

1. 概念产生 概念的产生过程是从用户需求分析开始的。第一，需要了解产品所属行业状况，分析用户的需求与偏好，医疗器械的使用环境等信息，从而给出产品的定义。第二，依据设计者的经验与知识储备，对产品定义进行辨识与抽象，形成可实现的、具有操作性的产品设计需求问题。第三，依据设计需求问题的复杂程度，将所需的总功能分解为若干可由工程实现的分功能，并将其组合成简单、明确的功能体系模型。

2. 概念选择与实现 设计者根据用户需求分析后建立的医疗器械功能体系模型，通过对各分功能进行合理并有效的分析，寻找每项分功能所对应的解决方案，提出具有创新性的医疗器械设计方案。因为，产品的总功能与分功能间、各分功能之间可能会存在继承与依赖的关系，医疗器械设计方案很可能不唯一。因此，需要依据设计需求对功能方案进行功能满足度评价与工程实现度评价，从而筛选出既能满足功能需求，又便于工程实现的产品方案。

3. 概念设计评价 医疗器械概念设计方案的评价在产品开发中至关重要。评价结果决定着概念设计方案是否可行，是否可以进行下一步开发。概念设计评价需要检验产品预设功能、效能、价值，会根据产品总功能建立相应的评价体系，考察所有影响因素，完成对概念方案的全面评价，以获得最优概念产品方案。

（三）概念设计与医疗器械创新

概念设计是产品设计的精髓，高度体现设计者的知识结构、设计经验、创造性、综合能力、艺术性。医疗器械概念设计通常包括产品的功能、原理、布局、外形、结构 5 个部分。在具体设计过程中，这 5 部分虽存在一定的相互独立性，但在实际设计过程中往往相互影响，相互制约，且根据设计类型的差异，各部分所占权重也有所不同。其中，以功能创新和原理创新为主的医疗器械设计最容易实现变革式创新，而以布局创新、形状创新和结构创新为主的医疗器械创新主要体现为递进式创新。

1. 功能创新　功能是指医疗器械所具有的效用以及被接受、被使用的能力。从本质上，医疗器械是功能的载体，实现功能是设计的最终目的。在支撑产品的诸多要素中，功能是最主要的，决定着医疗器械的意义。功能创新意味着产品本质上的创新，因为医疗器械的设计与制造过程中所有手段和方法都是针对功能开展的。

2. 原理创新　原理创新是从原理层次上为产品寻求新的解决方案。原理创新一般是从医疗器械的功能要求出发，通过需求分析把复杂的设计要求按照功能关系，抽象为简单的设计指标，并在能满足设计要求的基础上寻求不同于以往的创新原理方案。

3. 布局创新　布局创新是指对整个医疗器械按功能进行分解或组合，从而划分为若干个组件单元，然后按照空间排列、配置方式和尺度范围等要素的要求，创新优化布局的创新的过程。医疗器械布局设计是医疗器械概念设计中的一个重要环节，是对产品的构成部件进行分解与重组，获得合理布局方案的过程。理论上，虽然产品可以提出无限多的布局方案，但由于医疗器械布局受到结构、功能、人机工程等要素的制约，真正能够满足设计要求的、合理的布局方案必定是为数不多的几种。

4. 外形创新　外形创新主要是指对经过原理方案实体化后的初始构型、形状、表面形态等，在遵循基本的外形设计法则的基础上，通过变异、置换、替代、组合等方法实现医疗器械创新的过程。产品形态可以传达多种信息，诸如医疗器械的属性、功能、适用对象等，而且医疗器械的外形同样受到结构、功能、人机工程等要素制约，好的形态有助于接受度、易用度和可用性的提升，直接影响功能的实现。

5. 结构创新　结构创新主要是指概念设计后期对设计方案进行初步结构化过程中的创新过程。结构创新从医疗器械结构的角度出发，分解、分析、重构构成医疗器械的各个部件的结构性参数，在安全性、生产难度、易维护性等方面优化结构。

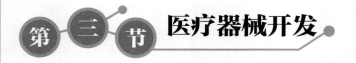

第 三 节　**医疗器械开发**

医疗器械创新设计涉及多个学科，包括数理化、生物等基础学科，又包括声、光、磁和电等工程学科，是生命科学与电子、机械、信息、材料与化工等学科高度交叉和高度融合的产物。医疗器械创新是指充分发挥设计者的创造力，利用人类已有的相关科学技术成果（理论、方法、技术等），在一定的约束条件下（用户需求或设计规范），以医疗器械功能分析为基础进行创新构思，进行产品设计、改进、创造和组合，并设计出集新颖性、创造性、功能性和安全性的机构或产品的实践活动。

一、医疗器械创新的特点

医疗器械创新的源头是临床需求，目标则是市场，其技术创新过程不等于科学发现，也不属于技术发明。很大程度上，医疗器械创新过程属于工程技术创新。工程技术的要求是解决问题，工程技术的创新具有风险性，其风险主要来自对客观事物的认识不足。工程学的创造性可以来自革新、集成、移植、综合等方面，但有一个基本原则，即工程技术的创新必须可以应用。因此，虽然医疗器械创新往往局限于集成已有的技术，但这个过程在工程界仍然被认为具有很大的创造性。

二、医疗器械产品的设计准则

医疗器械产品设计不仅要遵循工业产品的一般设计准则，而且由于其特定的使用条件与特性，其自身还具备其他特殊要求。

1. **安全性** 安全性是医疗器械设计的首要前提，包括：①性能可靠安全，工作时不会对人体造成治疗目的之外的损害与伤害；当出现操作失误时，必须具备联锁装置、保险装置或纠错装置；②结构布局合理安全，其操作和运行不存在安全隐患；③主体部件和附属部件稳定可靠，具有较强的抗压性、抗摔性和抗震性，不易解体和损坏；④原材料和使用过程中产生的废弃物不会对人和环境造成威胁和损害；⑤能够尽量减少在运输、使用、放置中存在的危险系数。

2. **功能性** 对于医疗器械而言，功能性的设计是基本指标。医疗器械产品需要具有功能齐全、可靠性高、抗干扰能力强、便于检修维修等特点。此外，临床医疗器械必须能够满足各项诊疗需求，提供相关诊疗数据和信息的同时，保证其准确性、稳定性。

3. **兼容性** 医疗器械产品特定的使用对象、使用环境、使用时间等决定了其产品在结构、尺寸、材质、能耗等方面需要具有一定的兼容性。医疗器械产品不仅要适应各种环境（如温度、海拔、湿度）；还应具有可调节的兼容性设计，满足不同使用者的情况（如操控习惯、身体姿态、疾病类型）。

4. **工艺性** 医疗器械产品优良的工艺和可靠的质量保证不但关系整体的美观和医护安全，还可以让使用群体感到严谨踏实，产生信任心理，从而方便医疗过程的实施。同时，新工艺和材料的运用更为医疗产品设计提供新的发展方向，为新技术的运用提供有效平台。

5. **人性化** 医疗器械产品在满足"理性"的功能需求基础上，通过外在的构型、形状、颜色等信息与用户进行"感性"交流。由于医疗器械产品特定的使用环境，决定了在整个使用过程中应充分考虑受众群体的心理要求与情感诉求，在人机工程和可用性设计方面尽量使用户感到舒适、轻松、安逸。

三、医疗器械设计路径

1. 内聚型设计　在现有方案的基础上进行内聚型设计是一种常用的产品设计方法，目的是改进完善现有医疗器械的功能性、可靠性、实用性、安全性、经济性等。这种方法通常有成熟的理论、技术和经验可以借鉴，设计风险较小。

2. 外扩型设计　与内聚型设计不同，外扩型设计虽有部分理论与技术作为基础，但外扩部分尚处于未知领域，需要利用新技术或新发现，设计出新产品，满足新的医学或健康的需求。这种设计具有一定的风险，若某些设计参数超过通用设计方法所允许的范围就可能产生设计失败或不达标的结果。

3. 开发型设计　根据新需求，应用新原理、新技术，设计新型医疗器械的工作称为开发性设计。开发型设计难度与风险最大，需要将需求分解，并逐个找到解决方案，包括：功能设计、原理设计、布局设计、外形设计和结构设计等。

四、医疗器械设计过程

医疗器械设计是从临床需求建模开始到求得产品设计全部问题解的过程，是一个需要多种专业知识和实践经验的过程。医疗器械设计是对临床需求给出正确实现的创造性活动，是有步骤地进行分析与综合需求，从定性到定量的过程。医疗器械的设计过程可分为 5 个阶段：需求获取、概念设计、技术设计、详细设计、设计评价；得到 5 个阶段性的成果：顾客需求、技术要求目标值、原理方案、设计图样及技术文档、优化信息。

（一）需求获取与概念设计

认真细致地调查需求的原始数据，项目应包括：功能性需求（如用户意见、功能要求），基础理论及其应用成果，有关技术情报和专利，市场竞争信息等。在分析顾客需求的基础上，将顾客需求转化为技术要求的目标值，并确定技术要求之间的关系，确定可行方案完成概念设计，拟订新产品开发计划书，内容包括：①根据预期用途和使用需求，分析并确定的产品功能、性能、结构等；②各种技术标准及法规的要求（如 ISO13485：2003 标准、MDD 93/42/EEC 和 Directive 2007/47/EC 欧盟指令、ISO14971：2000 等）；③以往类似设计的相关专利信息；④其他技术性需求（如寿命、安全、包装、运输、贮存、环境、经济性）；⑤原材料成本分析；⑥风险管理计划。

（二）研究设计阶段

研究设计阶段一般分为 2 部分，功能设计与实体设计。功能设计的主要任务是克服技术中的各关键问题，需要为每个问题建立模型，进行试验研究和技术分析，将试验中积累的大量数据整理为数据或图表，形成设计规程。实体设计包括工作原理和设计方案设计，论证预定技术性能指标，新技术采用和效果，计算公式和图表，总布局图，外型图等。在研究设计阶段完成后应给出总装配图，部件装配图，零件工作图，各种电路系统的电路图，控制系统的流程图，机械系统图（如：传动系统，润滑系统，液压系统）等；计算说明书，内容包括：动力计算，运动计算，功率确定强度计算，以及刚度计算等；初步技术经济分析报告。

（三）设计评价阶段

首先进行样机的生产加工，然后进行样机的试验，以测试其各项性能指标和可靠性等，并进行全面的评价，以决定设计方案是否可用，或是否需要修改以便使设计达到最佳化。设计评价内容包括：①满足顾客要求的程度；②是否符合各类设计标准与要求；③产品性能、结构、外形的合理性、风险性、安全性、可靠性、美观性等；④产品在预定使用和环境条件下的工作能力，故障状态下与自动保护的性能；⑤技术水平与同类产品性能的对比；⑥产品的经济性；⑦产品的标准化程度与继承性；⑧工艺方案和工艺流程的合理性，工装设计与生产设备的合理性、可行性；⑨检验方法与测试手段的完整性、合理性。

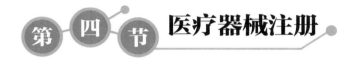

第四节　医疗器械注册

一、概述

医疗器械注册是指依照法定程序，对拟上市销售、使用的医疗器械的安全性、有效性进行系统评价，以决定是否同意其销售、使用的过程。医疗器械注册分为境内医疗器械注册和境外医疗器械注册，本节主要介绍境内医疗器械注册的有关内容。对于境外的医疗器械，不涉及分类，都需到国家食品药品监督局办理注册。对于境内医疗器械，第一、二类产品的注册在当地省或市食品药品监督局办理，第三类产品的注册到国家食品药品监督局办理。

二、医疗器械注册分类

按照安全性，医疗器械分为第一、二、三类。

第一类医疗器械：指通过常规管理足以保证其安全性、有效性的医疗器械。一般由市级食品药品监督管理局审批、注册、发证。

第二类医疗器械：指对其安全性、有效性应当加以控制的医疗器械。一般由省级食品药品监督管理局来审批、注册、发证。国家先后出了 2 批不需申请《医疗器械经营企业许可证》的第二类医疗器械，具体可查阅相关资料。

第三类医疗器械：指植入人体；用于支持、维持生命；对人体具有潜在危险，对其安全性、有效性必须严格控制的医疗器械。由国家食品药品监督管理局来审批、注册、发证。

三、境内医疗器械首次注册申请材料

（一）基本材料（第一、二、三类）

1. 《医疗器械注册申请表》。
2. 《医疗器械注册审批表》。
3. 医疗器械生产企业资格证明。
4. 产品标准及编制说明。
5. 产品使用说明书。
6. 所提交材料真实性的自我保证声明。

（二）首次注册所需材料

1. 产品技术报告（第二、三类）。
2. 安全风险分析报告（第一、二、三类）。
3. 产品性能自测报告（第二、三类）。
4. 产品注册检测报告（第二、三类）。
5. 临床试验资料（第二、三类）。
6. 产品生产质量体系考核（认证）的有效证明文件（第一、二、三类）。

（三）重新注册所需材料

1. 产品注册检测报告（第二、三类）。
2. 产品质量跟踪报告（第一、二、三类）。
3. 企业质量体系考核（认证）的有效证明文件（第二、三类）。
4. 原医疗器械注册证书及附表（第一、二、三类）。
5. 重新注册的情况说明（第一、二、三类）。

四、境内医疗器械首次注册申请材料详解

1. **《医疗器械注册申请表》与《医疗器械注册审批表》** 可到相应级别的食品药品监督管理局领取，或到其网站下载。

2. **医疗器械生产企业资格证明** 包括生产企业许可证、营业执照副本，并且所申请

产品应当在生产企业许可证核定的生产范围之内。

3. 产品标准及编制说明 申请企业提交的产品标准可为国家标准、行业标准或注册产品标准文本。①采用国家标准、行业标准作为产品标准的，应提交所采纳的国家标准或行业标准的有效文本及采标说明；②采用注册产品标准作为产品标准的，应提交注册产品标准正式文本及其编制说明。

4. 产品使用说明书 应当符合《医疗器械说明书、标签和包装标识管理规定》，包括以下内容：①产品名称；②规格型号；③生产企业名称；④注册地址；⑤生产地址；⑥联系方式；⑦售后服务方式；⑧售后服务单位；⑨《医疗器械生产企业许可证》编号。

5. 所提交材料真实性的自我保证声明 包括所提交材料的清单、生产企业承担法律责任的承诺。

6. 产品技术报告

（1）项目背景：①该技术的概述及国内外发展概况；②市场情况分析及产品的预期应用和预期用途；③涉及项目的来源。

（2）设计方案：①总体设计方案概述；②主要技术指标和安全要求。

（3）设计说明：①结构、技术框图及组成；②工作原理框图及说明；③软件流程图及工作原理简述；④有关计算方法的说明。

（4）解决的主要关键技术问题：①采用的技术路线及方法；②达到的效果。

7. 安全风险分析报告 按照《医疗器械风险分析》标准的要求编制。应当有能量危害、生物学危害、环境危害、有关使用的危害和由功能失效、维护不周及老化引起的危害等五个方面的分析以及相应的防范措施。

8. 产品性能自测报告 产品性能自测报告中的自测项目为产品标准中规定的出厂检测项目。产品性能自测报告中应包括以下内容：①产品名称、规格型号、产品编号或批号、生产日期、样品数量、抽样基数；②检测依据、检测项目、标准要求、检测结果、结果判定、检验人员、审核人员签字或盖章、检验日期等；③如属于委托检测，应提供被委托检测机构出具的检测报告和委托检验协议书。

9. 产品注册检测报告 需要进行临床试验的医疗器械，应当提交临床试验开始前半年内由医疗器械检测机构出具的检测报告。不需要进行临床试验的医疗器械，应当提交注册受理前1年内由医疗器械检测机构出具的检测报告。

10. 临床试验资料 由2家以上临床试验基地提交的临床试验报告（包括临床试验合同（或协议），医疗器械临床试验方案），报告执行《医疗器械注册临床试验报告分项规定》，临床试验执行《医疗器械产品临床试验管理办法》。①临床试验合同（或协议）；②医疗器械临床试验方案。

11. 产品生产质量体系考核（认证）的有效证明文件 ①省（食品）药品监督管理部门签章的、在有效期之内的质量体系考核报告；②医疗器械生产质量管理规范检查报告或者医疗器械质量体系认证证书；③国家已经实施生产实施细则的，提交实施细则检查验收报告；

本章小结

　　本章首先对创新思维方式与常见创新方法与理论进行了介绍，并在此基础上着重对以临床需求为指引的产品概念设计进行了阐述。分析了临床需求在医疗器械开发过程中的作用，并对医疗器械的创新特点、开发特点、设计准则、设计路径、设计过程进行了详细的阐述。最后对医疗器械注册的相关知识进行了介绍。

（李迎新）

思考题

　　1. 创新思维的 4 个基本特点是什么？

　　2. 医疗器械产品设计准则中，排在第一位的是哪项？为什么？

　　3. 医疗器械的设计过程分为哪 5 个阶段？

第九章

医疗器械临床试验

根据《医疗器械注册管理办法》第十六条的规定，申请第Ⅱ类、第Ⅲ类医疗器械注册，应当提交临床试验资料。医疗器械临床试验一直都是医疗器械产品上市前的重要一环，根据医疗器械分类及特点，其需要进行临床试验的周期通常长达1~2年甚至更久。这期间，研发、生产企业将对产品投入巨大的人力物力。近年来，我国国家食品药品监督管理总局对医疗器械的管控渐趋严格和规范，2016年3月23日发布了最新的《医疗器械临床试验质量管理规范》（国家食品药品监督管理总局 中华人民共和国国家卫生和计划生育委员会令第25号）（简称《规范》），其中明确规范了医疗器械临床试验（clinical trial）的相关要求，使得我国医疗器械的临床试验更加规范化、有效化。

本章重点对国内外医疗器械临床试验质量管理规范进行解读，并针对医疗器械临床试验的实施过程予以具体讲解。

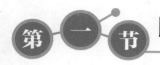

第一节　医疗器械临床试验质量管理规范

一、国外医疗器械临床试验质量管理规范

美国是国际上第一个对医疗器械监管立法的国家，早在1938年，美国即通过了《联邦食品、药品和化妆品法案》，其中明确地给出了医疗器械的定义，将器械纳入管理规范；1962年，美国《Kefauver-Harris药品修正案》对临床实验管理进行了规范，重点内容包括：从临床研究中排除可能怀孕的妇女；建立了研究性新药新程序（在对人使用新药前进行临床前测试）；临床实验设计的发展；研究要以有效性为重点；视察制造设施。1963年，美国制定了现行生产质量管理规范（current Good Manufacture Practices, cGMP）；1976年，《美国医疗器材修正案》出台，赋予美国食品药品监督管理局（Food and Drug Administration, FDA）对医疗器械监管的职权，主要包括：对器械进行分类，器械上市前审批或上市前通知，器械上市许可，审评临床实验器械豁免请求，制定和执行生产质量管理规范等；1990年，《美国安全医疗器械法》出台，确定了"实质等同性原则"的定义，并通过召回、发布停止使用公告以及民事处罚（罚款）的方式扩大了美国食品药品管理局的执行权；1992年，《美国医疗器材修正案》对医疗器材的追溯、上市后监督和报告、严重损害的定义等内容进行了明确规定，并对包修、包换、包退的规定进行了修改。1996年，FDA发布了临床试验规范（Good Clinical Practice, GCP）。国家标准化委组织（ISO）专门制定了医疗器械临床试验标准（ISO14155）。美国医疗器械监管机构——美国食品和药品监督管理局的相关医疗器械监管要求一直是各国医疗器械监管部门的重要借鉴经验，包括医疗器械上市前临床评价的有关要求。

根据风险等级不同，美国医疗器械分为三类：第一类属于一般性管理器械，例如拐杖、绷带等；第二类包含在一般性管理内，但需要有使用标准并通过上市前通知审查，例如轮椅等；第三类是指仅靠一般性管理和特殊控制不足以保证其安全性和有效性的器械，不但需要有使用标准，而且需要通过上市前审批（premarket approval, PMA），例如心脏瓣膜。第三类医疗器械必须通过PMA。FDA通过对其科学性和法规方面的检查，以评价其安全性和有效性，未能达到PMA要求的不能上市。对于第二类产品，则需要通过上市前通知审查，企业需说明新的医疗器械实际上等同于其他已上市的器械，此类审查通常不需要提供临床实验数据。

在医疗器械临床实验管理中，FDA 对研究的安全性用重大风险（significant risk，SR）和非重大风险（nonsignificant risk，NSR）表示。所谓重大风险是指所研究开发的医疗器械用于人体植入，对受试者的健康、安全或福利有潜在的严重危害；用于支持或维持人类生命，但同时对受试者有潜在的严重风险；其使用对于诊断、治疗、减缓或处理疾病或预防其他人类健康恶化的情况有实质性的重要作用；对受试者的健康、安全或福利有潜在的严重风险。例如：气管插管、心脏起搏器、组织结合剂等。非重大风险并不是指最小风险，而是指没有达到重大风险的程度。例如，假牙修复工具、伤口覆盖材料、普通导管等。

如果机构审查委员会（Institutional Review Board，IRB）认为申办者属于 NSR，则不需要通过 FDA 而可直接开始研究；如果 IRB 认为 NSR 试验实际上为 SR 实验，其就必须将他们的决策通知研究者以及申办者；如果申办者重新选择了另一个 IRB，则必须将第一个 IRB 做出的决定以及 FDA 对该决定做出的任何回应通知该 IRB。

在美国，医疗器械新产品必须说明其安全性和有效性，其中属于第三类医疗器械的还需要通过器械临床研究豁免（investigational device exemption，IDE）或 PMA，其临床研究也可在美国本土之外进行。企业的产品想要获得 IDE 必须证明该医疗器械是在稳定可控状态下生产的，需要设计规范的质量保障体系。一般可享受 IDE 的产品有：不对受试者提供能量并且用于非侵入性检测的诊断性医疗器械；病人易于接受检测的医疗器械；只应用于动物的器械、只用于研究或与定制的器械一起运输的器械；定制的器械（除非被用于需要确定安全性和有效性的商业用途）。但实际上，在美国很少有医疗器械的临床实验被豁免。

美国临床试验成功的要素主要有研究计划；申办者的责任；研究者的责任；监查访问；记录保持 / 原始文件；器械计数；不良事件 / 器械的不良作用。一份完整的研究计划通常包括研究目的；研究方案；风险分析；器械的描述；监查程序；标签；知情同意材料；机构审查委员会的信息；其他的组织；附加记录或报告。

欧盟于 2003 年发布了医疗器械临床数据评价制造商和授权机构指南（Meddev 2.7.1）。2016 年 6 月发布的医疗器械临床评价指南 Meddev 2.7.1 第 4 版替代了 2009 年 12 月发布的第 3 版。不仅第 4 版的长度从第 3 版的 46 页增加到了 65 页，而且第 4 版还包含了对临床数据更详细更广泛的要求。一般原则仍然是制造商必须使用临床数据来证明器械符合相关的基本要求（essential requirements，ER）。这些临床数据仍须基于本器械的（上市前）研究数据、其他同类器械的研究数据以及来自上市后监督（post-marketing supervision，PMS）活动和警戒活动的数据。仍需对临床数据进行收集、评价和分析。Meddev 2.7.1 第 4 版中对如何进行临床评价进行了详细的描述，包括如何进行文献检索，如何记录文献、临床评价和分析过程等。

为了使研究者能遵守基本的伦理准则，国际上对临床试验的伦理性非常重视，最为重要的临床研究伦理学指导原则有《纽伦堡法案》《赫尔辛基宣言》《贝尔蒙报告》《关于以人为对象的生物医学研究国际伦理学指导原则》4 个原则。

二、我国医疗器械临床试验质量管理规范

通过临床试验获得有效数据是评估医疗器械是否安全有效的重要方式之一。发达国家和地区以及国际机构经过长期的监管实践逐步制定了较为成熟的医疗器械临床试验标准或规范要求。2004年，原国家食品药品监督管理局发布了《医疗器械临床试验规定》，该规定对规范医疗器械临床试验发挥了积极的作用。但随着对医疗器械临床试验认知的不断深入，其不足也逐步显露，如：该规定过于原则和粗放，条款不够全面和清晰。随着生物技术、电子信息技术和新材料科学的迅速应用，该规定已难以满足目前医疗器械临床试验的管理现状。2016年3月，根据《医疗器械监督管理条例》（以下简称《条例》），国家食品药品监督管理总局会同国家卫生和计划生育委员会制定颁布了《医疗器械临床试验质量管理规范》（以下简称《规范》）。该《规范》于2016年6月1日实施。

《规范》共十一章九十六条，涵盖医疗器械临床试验全过程，包括临床试验的方案设计、实施、监查、核查、检查，以及数据的采集、记录、分析总结和报告等。《规范》从保护受试者权益及规范医疗器械临床试验行为出发，明确了医疗器械临床试验申办者、临床试验机构、研究者和监管部门等各方职责，突出伦理委员会作用和受试者知情同意，强调临床试验过程中的风险控制。

1. 医疗器械临床试验的定义　《规范》中第三条明确定义：医疗器械临床试验，是指在经资质认定的医疗器械临床试验机构中，对拟申请注册的医疗器械在正常使用条件下的安全性和有效性进行确认或者验证的过程。因此，医疗器械临床实验的目的是评价受试产品是否具有预期的安全性和有效性。根据《规范》中第十三条的规定，医疗器械临床试验应当遵循《世界医学大会赫尔辛基宣言》确定的伦理准则，必须获得临床试验机构伦理委员会的同意。

2. 临床试验关键术语

（1）医疗器械临床试验机构：是指经国家食品药品监督管理总局会同国家卫生和计划生育委员会认定的承担医疗器械临床试验的医疗机构。如无特别说明，《规范》中"临床试验机构"即指"医疗器械临床试验机构"。

（2）试验用医疗器械：是指临床试验中对其安全性、有效性进行确认或者验证的拟申请注册的医疗器械。

（3）申办者：是指临床试验的发起、管理和提供财务支持的机构或者组织。

（4）研究者：是指在临床试验机构中负责实施临床试验的人。如果在临床试验机构中是由一组人员实施试验的，则研究者是指该组的负责人，也称主要研究者。

（5）伦理委员会：是指临床试验机构设置的对医疗器械临床试验项目的科学性和伦理性进行审查的独立的机构。

（6）医疗器械临床试验管理部门：是指临床试验机构内设置的负责医疗器械临床试验组织管理和质量控制的处室或者部门。

（7）多中心临床试验：是指按照同一临床试验方案，在三个以上（含三个）临床试验机构实施的临床试验。

（8）受试者：是指被招募接受医疗器械临床试验的个人。

（9）知情同意：是指向受试者告知临床试验的各方面情况后，受试者确认自愿参加该项临床试验的过程，应当以签名和注明日期的知情同意书作为证明文件。

（10）知情同意书：是指受试者表示自愿参加临床试验的证明性文件。

（11）监查：是指申办者为保证开展的临床试验能够遵循临床试验方案、标准操作规程、本规范和有关适用的管理要求，选派专门人员对临床试验机构、研究者进行评价调查，对临床试验过程中的数据进行验证、记录和报告的活动。

（12）核查：是指由申办者组织的对临床试验相关活动和文件进行系统性的独立检查，以确定此类活动的执行、数据的记录、分析和报告是否符合临床试验方案、标准操作规程、本规范和有关适用的管理要求。

（13）检查：是指监管部门对临床试验的有关文件、设施、记录和其他方面进行的监督管理活动。

（14）偏离：是指有意或者无意地未遵循临床试验方案要求的情形。

（15）病例报告表：是指按照临床试验方案所规定设计的文件，用以记录试验过程中获得的每个受试者的全部信息和数据。

（16）终点：是指用于评估临床试验假设的指标。

（17）源数据：是指临床试验中的临床发现、观察和其他活动的原始记录以及其经核准的副本中的所有信息，可以用于临床试验重建和评价。

（18）源文件：是指包含源数据的印刷文件、可视文件或者电子文件等。

（19）不良事件：是指在临床试验过程中出现的不利的医学事件，无论是否与试验用医疗器械相关。

（20）严重不良事件：是指临床试验过程中发生的导致死亡或者健康状况严重恶化，包括致命的疾病或者伤害、身体结构或者身体功能的永久性缺陷、需住院治疗或者延长住院时间、需要进行医疗或者手术介入以避免对身体结构或者身体功能造成永久性缺陷；导致胎儿窘迫、胎儿死亡或者先天性异常、先天缺损等事件。

（21）器械缺陷：是指临床试验过程中医疗器械在正常使用情况下存在可能危及人体健康和生命安全的不合理风险，如标签错误、质量问题、故障等。

（22）标准操作规程：是指为有效地实施和完成临床试验中每项工作所拟定的标准和详细的书面规程。

（23）临床数据：是指在有关文献或者医疗器械的临床使用中获得的安全性、性能的信息。《规范》从保护受试者权益、规范医疗器械临床试验行为出发，明确了医疗器械临床试验申办者、临床试验机构及研究者和监管部门等各方职责，突出伦理委员会作用和受试者知情同意，强调临床试验过程中的风险控制。

3. 临床试验法规依据　如图 9-1 所示，根据《条例》制定了《医疗器械注册管理办法》《规范》和《体外诊断试剂注册管理办法》。《办法》中涉及规范医疗器械临床技术指导原则，《规范》主要规范了医疗器械临床技术指导原则、需进行临床审批的第二、三类医疗器械目录、免于进行临床试验的第二、三类医疗器械目录和医疗器械临床试验备案有关事宜。体外诊断试剂注册管理办法主要规范了体外诊断试剂临床试验技术指导原则，并涉及一部分临床试验备案相关事宜。在医疗器械进行临床试验的整个过程中以及总局进行临床试验监督抽查均以以上法规为依据进行。

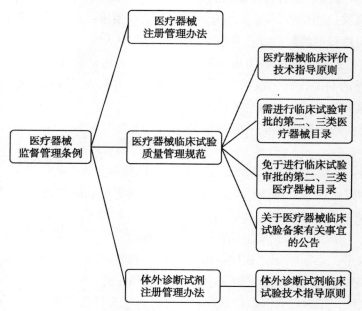

图 9-1 我国临床试验法规依据

4. 临床试验前准备 临床试验前准备是指启动医疗器械临床试验必须具备的软硬件条件，包括临床试验伦理审查、行政审批和属地备案等要求。根据《规范》第二章临床试验前准备的要求，应当满足：

（1）进行医疗器械临床试验应当有充分的科学依据和明确的试验目的，并权衡对受试者和公众健康预期的受益以及风险，预期的受益应当超过可能出现的损害。

（2）临床试验前，申办者应当完成试验用医疗器械的临床前研究，包括产品设计（结构组成、工作原理和作用机制、预期用途以及适用范围、适用的技术要求）和质量检验、动物试验以及风险分析等，且结果应当能够支持该项临床试验。质量检验结果包括自检报告和具有资质的检验机构出具的一年内的产品注册检验合格报告。

（3）临床试验前，申办者应当准备充足的试验用医疗器械。试验用医疗器械的研制应当符合适用的医疗器械质量管理体系相关要求。

（4）医疗器械临床试验应当在两个或者两个以上医疗器械临床试验机构中进行。

（5）临床试验前，申办者与临床试验机构和研究者应当就试验设计、试验质量控制、试验中的职责分工、申办者承担的临床试验相关费用以及试验中可能发生的伤害处理原则等达成书面协议。

（6）临床试验应当获得医疗器械临床试验机构伦理委员会的同意。列入需进行临床试验审批的第三类医疗器械目录的，还应当获得国家食品药品监督管理总局的批准。

（7）临床试验前，申办者应当向所在地省、自治区、直辖市食品药品监督管理部门备案。

5. 临床试验的主要流程 临床试验主要分为试验前、试验中和试验后，其主要流程如图 9-2 ～图 9-4 所示。试验前主要是进行准备工作，试验中进行随访工作，试验结束后进行结题备案工作。

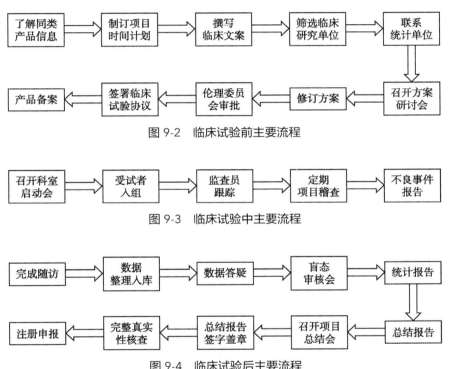

图 9-2 临床试验前主要流程

图 9-3 临床试验中主要流程

图 9-4 临床试验后主要流程

临床试验，首先应了解同类产品信息，可帮助备选对照组、便于查阅文献资料和设定试验范围，其中需要对试验用医疗器械的说明书和技术要求书中的产品适应证、禁忌证和注意事项加以明确；撰写临床文案，要重点突出同类产品的临床文献、产品使用范围、随访周期、入选排除方案和评价指标；选择医疗器械临床试验机构时，需要确定主要研究者意愿是否强烈、机构是否符合 CFDA 基本要求，机构是否有使用同类产品的情况和研究费用是否可以接受；方案研讨会上需要拟定排入标准、观察随访周期、评价指标、样本量计算中各参数的设定依据和病例报告表（case report form，CRF）数据采集的可行性完整性；根据讨论会上提出的问题，修改临床方案；取得试验用医疗器械检测报告后开始准备伦理审批资料和临床试验项目通过伦理审批后，签订临床试验协议，完成相关资料、样品配送和经费分配后一般就可以开展临床试验了。

在开始临床试验时，首先召开科室启动会，进行临床试验医疗器械的介绍、临床试验操作（standard operation practice，SOP）介绍和相关临床资料的填写说明（electronic data capture，EDC）；不断督促跟踪研究者试验方案的执行情况，确认在试验前取得所有受试者的知情同意书，最终确认入选的受试者是否合格；监查员跟踪了解受试者的随访率以及试验的进展情况，确认所有化验单据与报告完整；定期安排文件及现场的稽查，发现各中心存在的问题，及时采取相应措施；当发生不良事件时，确认所有不良事件均及时记录，在规定事件内作出报告。

在试验结束后，完成随访，整理 CRF 表，与原始病例核对是否数据真实有效，研究者签字，并递交临床中心药理基地做专业和技术审核，将 CRF 表一式三份，一份留给基地，一份留给统计，一份留给企业；统计人员根据 CRF 表将试验数据录入数据库待分析；针对有疑问数据，监查员和研究者协助完成数据答疑工作，最终数据答疑表由研究者签字确认；当数据没有疑问后，关闭数据库，共同揭盲，确定 A、B 组，并填写揭盲记录和数据审核记录；统计专家出具统计报告，进行审核后定稿，统计单位签字盖章确认，并将统计报告给组长单位主要研究者，以进行临床试验总结报告的撰写；根据临床试验结果，对临床试验进行总结，撰写总结报告并报送各参与单位审核；召开项目总结会，针对总结报告进行讨论，确认最终版；报告确认后由各家临床试验中心签字盖章；将研究方案、研究报告、研究协议和伦理批件提交申办单位所在省局申请真实性核查；真实性核查通过后，将以上文件提交完成产品注册。

6. 临床评价技术指导原则　医疗器械临床评价是指注册申请人通过临床文献资料、临床经验数据、临床试验等信息对产品是否满足使用要求或者适用范围进行确认的过程。临床评价指导原则旨在为注册申请人进行临床评价及食品药品监督管理部门对临床评价资料的审评提供技术指导。根据《医疗器械监督管理条例》（国务院令第 650 号）、《医疗器械注册管理办法》（国家食品药品监督管理总局令第 4 号）和医疗器械临床试验质量管理相关规定，国家食品药品监督管理总局制定了《医疗器械临床评价技术指导原则》（简称《指导原则》），适用于第二类、第三类医疗器械注册申报时的临床评价工作，不适用于按医疗器械管理的体外诊断试剂的临床评价工作。如有针对特定产品的临床评价技术指导原则发布，则相应产品临床评价工作应遵循有关要求。

《指导原则》中的基本原则是临床评价应全面、客观，应通过临床试验等多种手段收集相应数据，临床评价过程中收集的临床性能和安全性数据、有利的和不利的数据均应纳入分析。临床评价的深度和广度、需要的数据类型和数据量应与产品的设计特征、关键技术、适用范围和风险程度相适应，也应与非临床研究的水平和程度相适应。临床评价应对产品的适用范围（如适用人群、适用部位、与人体接触方式、适应证、疾病的程度和阶段、使用要求、使用环境等）、使用方法、禁忌证、防范措施、警告等临床使用信息进行确认。注册申请人通过临床评价应得出以下结论：在正常使用条件下，产品可达到预期性能；与预期受益相比较，产品的风险可接受；产品的临床性能和安全性均有适当的证据支持。

对于列入《免于进行临床试验的医疗器械目录》（以下简称《目录》）产品，注册申请人需提交申报产品相关信息与《目录》所述内容的对比资料和申报产品与已获准境内注册的《目录》中医疗器械的对比说明。具体需提交的临床评价资料要求如下：

（1）提交申报产品相关信息与《目录》所述内容的对比资料；

（2）提交申报产品与《目录》中已获准境内注册医疗器械的对比说明，对比说明应当包括《申报产品与目录中已获准境内注册医疗器械对比表》和相应支持性资料（表9-1）。

表 9-1　申报产品与目录中已获准境内注册医疗器械对比表

对比项目	目录中医疗器械	申报产品	差异性	支持性资料概述
基本原理（工作原理/作用机制）				
结构组成				
产品制造材料或与人体接触部分的制造材料				
性能要求				
灭菌/消毒方式				
适用范围				
使用方法				
……				

提交的上述资料应能证明申报产品与《目录》所述的产品具有等同性。若无法证明申报产品与《目录》产品具有等同性，则应按照本指导原则其他要求开展相应工作。

未列入免于进行临床试验的医疗器械目录的产品，通过对同品种医疗器械临床试验或者临床使用获得的数据进行分析评价，能够证明该医疗器械安全性、有效性，申请人可在申报注册时予以说明，并提交相关证明资料。

同品种医疗器械是指与申报产品在基本原理、结构组成、制造材料（有源类产品为与人体接触部分的制造材料）、生产工艺、性能要求、安全性评价、符合的国家/行业标准、预期用途等方面基本等同的已获准境内注册的产品。申报产品与同品种医疗器械的差异不对产品的安全有效性产生不利影响，可视为基本等同。

注册申请人需首先将申报产品与一个或多个同品种医疗器械进行对比，证明二者之间基本等同。与每一个同品种医疗器械进行对比的项目均应包括但不限于《指导原则》中申报产品与同品种医疗器械对比表所列举的项目，对比内容包括定性和定量数据、验证和确认结果，应详述二者的相同性和差异性，对差异性是否对产品的安全有效性产生不利影响，应通过申报产品自身的数据进行验证和（或）确认，如申报产品的非临床研究数据、临床文献数据、临床经验数据、针对差异性在中国境内开展的临床试验的数据。相应数据的收集和分析评价应符合《指导原则》中相应要求。临床试验应符合临床试验质量管理规范相关要求。

注册申请人应以列表形式提供对比信息，其对比内容应包括《指导原则》中申报产品与同品种医疗器械对比表所列举的所有项目（表9-2）。若存在不适用的项目，应说明不适用的理由。评价路径如图9-5所示。

表9-2　申报产品与同品种医疗器械对比表的格式

对比项目	同品种医疗器械	申报产品	差异性	支持性资料概述
基本原理				
结构组成				
......				
......				

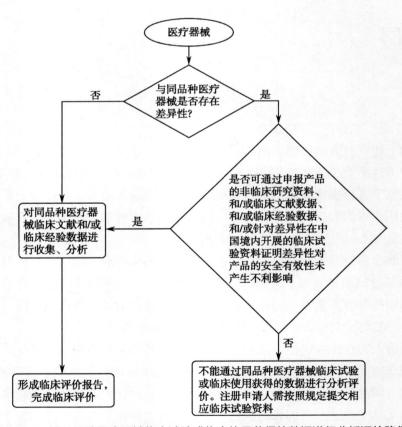

图9-5　通过同品种医疗器械临床试验或临床使用获得的数据进行分析评价路径

临床文献数据的收集应保证查准、查全文献。文献检索和筛选要素、在文献检索开展前的文献检索和筛选方案和在文献检索和筛选完成后的文献检索和筛选报告可参考

《指导原则》附件中的相关格式。临床经验数据收集应包括对已完成的临床研究、不良事件、与临床风险相关的纠正措施等数据的收集。临床评价完成后需撰写临床评价报告，在注册申请时作为临床评价资料提交。

7. 临床试验豁免   第一类医疗器械产品备案，不需要进行临床试验。申请第二类、第三类医疗器械产品注册，应当进行临床试验；但是，有下列情形之一的，可以免于进行临床试验：①工作机制明确、设计定型，生产工艺成熟，已上市的同品种医疗器械临床应用多年且无严重不良事件记录，不改变常规用途的；②通过非临床评价能够证明该医疗器械安全、有效的；③通过对同品种医疗器械临床试验或者临床使用获得的数据进行分析评价，能够证明该医疗器械安全、有效的。

根据《医疗器械监督管理条例》（国务院令第 650 号）、《医疗器械注册管理办法》（国家食品药品监督管理总局令第 4 号）、《体外诊断试剂注册管理办法》（国家食品药品监督管理总局令第 5 号），国家食品药品监督管理总局组织制定了《免于进行临床试验的第二类医疗器械目录》和《免于进行临床试验的第三类医疗器械目录》，并于 2014 年发布了《关于发布免于进行临床试验的第二类医疗器械目录的通告（2014 年第 12 号）》和《关于发布免于进行临床试验的第三类医疗器械目录的通告（2014 年第 13 号）》，于 2016 年发布了《关于发布第二批免于进行临床试验医疗器械目录的通告》（食品药品监管总局通告 2016 年第 133 号）。第一批免于进行临床试验的医疗器械目录共有 567 个产品，其中第二类医疗器械 488 个、第三类医疗器械 79 个。第二批免于进行临床试验的医疗器械目录共有 359 个产品，其中第二类医疗器械 267 个、第三类医疗器械 92 个。对列入上述目录的产品，注册申请人可不必开展临床试验，在注册申请时应当提交申报产品相关信息和对比资料。

发布免于进行医疗器械临床试验目录将有助于减轻企业注册申报工作量，提高医疗器械注册审评审批工作效率，及时满足医疗器械临床使用需求。

二类豁免临床产品如：

医用缝合针（6801）：医用缝合针通常采用不锈钢丝制成，不带线，按针的形状（如圆形、正三角、反三角、短刃三角、三角半弯等）、弧度（直形、1/2 弧、3/8 弧等）、针孔（普通孔、弹机孔）等不同分为若干型式，每种型式按针径、弦长等不同又分为若干规格；以无菌或非无菌形式提供；供缝合内脏、软硬组织、皮肤用。产品性能指标采用下列参考标准中的适用部分，如：YY 0043—2005 医用缝合针。

一次性使用手术刀片（6801）：一次性使用手术刀片采用碳素工具钢或合金工具钢等适合制作刀片的材料制成，可含刀柄；刀片根据型式不同分若干种，每种可按配合刀柄和刀片尺寸等不同分为若干规格；产品以无菌形式提供；供切割软组织用。产品性能指标采用下列参考标准中的适用部分，如：YY 0174—2005 手术刀片，GB 8662—2006 手术刀片和手术刀柄的配合尺寸。

外科术前备皮器（6801）：一般由电动手柄主机和电池充电器组成。与一次性使用的刀片联合使用，用于外科手术前去除病人身体和头部的毛发。

一次性止血夹（6801）：由金属、高分子聚合物或其他材料制成，用于外科手术时临时夹闭血管或组织，术后即刻取出。无菌提供，一次性使用。

三类豁免临床产品如：

穿刺针（6815）：通常由穿刺针、穿刺器、保护套组成。用于对人体进行穿刺，以采集人体样本、注射药物与气体等或作为其他器械进入体内的通道。产品基本原理、适用范围、性能和组成结构与已经上市产品相同。豁免情况不包括：使用新型材料；包含高分子、药物、生物制品等特殊涂层的产品，以及具有特殊结构功能、适用范围等产品。

活检针（6815）：由针管、针芯、手柄等部件组成。用于获取病人骨髓活检，或在B超或X线监视下，经皮穿刺进行实质性脏器或肿瘤的细胞学活检或其他软组织活检。一次性使用。产品基本原理、适用范围、性能和组成结构与已经上市产品相同。豁免情况不包括：使用新型材料；包含高分子、药物、生物制品等特殊涂层的产品，以及具有特殊结构功能、适用范围等产品。

同轴活检针（6815）：由带针座的不锈钢穿刺针（即外套管）和带针座的针芯，以及塑料环（用于套在不锈钢上以标记穿刺深度）组成，获取软组织活检标本，不用于骨活检。产品基本原理、适用范围、性能和组成结构与已经上市产品相同。豁免情况不包括：使用新型材料；包含高分子、药物、生物制品等特殊涂层的产品，以及具有特殊结构功能、适用范围等产品。

一次性使用无菌注射器、带针（6815）：性能、结构、组成、用途等属于GB 15810—2001 一次性使用无菌注射器、GB 15811—2016 一次性使用无菌注射针可完全涵盖的产品，为已发布豁免目录中一次性使用无菌注射器配合已发布豁免目录中一次性使用无菌注射针。一般由注射器外套、活塞、密封圈、芯杆、按手、锥头针座、连结部、针管、护套组成，用于人体皮内、皮下、肌肉、静脉注射或抽取药液。如产品具有特殊性能或结构（如自毁、防针刺等）等不能豁免临床。豁免情况不包括使用了新材料、活性成分、新技术、新设计或具有新作用机制、新功能的产品。

同时，国家局也明确了需进行临床试验审批的第三类医疗器械有：

（1）采用全新设计用于全新范围的产品，包括：植入式心脏起搏器（6821）、植入式心脏除颤器（6821）、植入式心脏再同步复律除颤器（6821）、植入式血泵（6845）、植入式药物灌注泵（6854）；

（2）境内市场上尚未出现的血管内支架系统（6846）；

（3）境内市场上尚未出现的植入性人工器官、接触式人工器官、骨科内固定产品及骨科填充材料（6846）；

（4）可吸收四肢长骨内固定产品（6846）；

（5）纳米骨科植入物（6846）；

（6）定制增材制造（3D打印）骨科植入物（6846）。

8. 临床试验监督抽查 为加强医疗器械临床试验监督管理，CFDA会定期对在审的医疗器械注册申请中的临床试验数据真实性、合规性开展监督检查，查处临床试验违法、违规，尤其是弄虚作假行为，强化申请人和临床试验机构的法律意识、诚信意识、责任意识和质量意识。

（1）检查范围：医疗器械临床试验监督检查一般采用回顾性检查的方式，对 CFDA 在审注册申请中一定时间点前开展的临床试验项目实施抽查，包括所有境内第三类及进口医疗器械在中国境内通过临床试验方式获取临床试验数据的注册申请项目，综合考虑其风险程度、进口境内申请量比例、申请人情况、临床试验机构规模和承担项目数量等因素，按照一定比例抽取。食品药品监管总局将对抽查的临床试验项目发布通告。

（2）检查依据：食品药品监管总局根据《医疗器械监督管理条例》、《医疗器械注册管理办法》（食品药品监管总局令第 4 号）、《体外诊断试剂注册管理办法》（食品药品监管总局令第 5 号）、《规范》以及体外诊断试剂临床试验（研究）技术指导原则等相关要求，制定医疗器械临床试验现场检查要点。食品药品监管总局将按照上述医疗器械临床试验现场检查要点对抽查的临床试验项目进行监督检查。

（3）检查程序：食品药品监管总局一般于一段时间内分期分批组成检查组按照医疗器械临床试验现场检查程序开展现场检查。现场检查实施前，将以书面形式通知相应的临床试验机构、注册申请人以及临床试验机构和注册申请人所在地的省级食品药品监督管理局。临床试验机构和注册申请人所在地的省级食品药品监督管理局各选派一名观察员参与现场检查，协调现场检查过程。

（4）检查结果处理：检查结论按以下原则判定：

1）有以下情形之一的判定为存在真实性问题：①注册申请提交的临床试验资料与临床试验机构保存的相应临床试验资料不一致的；②临床试验数据不能溯源的；③受试产品／试验用体外诊断试剂或试验用样本不真实的。

2）未发现真实性问题，但临床试验过程不符合医疗器械相关规定要求的，判定为存在合规性问题。

3）未发现真实性和合规性问题的，判定为符合要求。

对存在真实性问题的，依据《中华人民共和国行政许可法》《医疗器械监督管理条例》《医疗器械注册管理办法》《体外诊断试剂注册管理办法》等相关规定进行处理，对相应医疗器械注册申请不予注册。不涉及真实性但存在合规性问题的，对注册申请资料和监督检查发现的问题进行安全性有效性综合评价，作出是否批准注册的决定。监督抽查情况和处理结果会通过食品药品监管总局的官方网站面向社会公布。

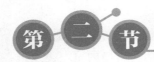

第二节 医疗器械临床试验的实施过程

一、受试者权益保障

在进行临床试验前，需要充分维护医疗器械临床试验过程中受试者权益，《规范》中第三章具体规范了临床试验中受试者合法权益的保障要求。不仅强调了遵循伦理准则的重要性，明确提出伦理审查与知情同意是保障受试者权益的主要措施，而且明确了实施伦理保护的具体措施，规定在试验前和试验过程中应当向伦理委员会提交的资料和报告。同时，还规定了受试者享有知情、随时退出的权利和具体执行的方法，并对知情同意书的内容、修改和签署前的准备、一般情况和特定情况下如何获取知情同意等做出了详细的规定。在进行临床试验时，为保障受试者权益，需要注意以下几点：

1. 不能误导受试者 《规范》第十五条和第十六条明确指出，申办者应当避免对受试者、临床试验机构和研究者等临床试验参与者或者相关方产生不当影响或者误导。临床试验机构和研究者应当避免对受试者、申办者等临床试验参与者或者相关方产生不当影响或者误导。申办者、临床试验机构和研究者不得夸大参与临床试验的补偿措施，误导受试者参与临床试验。

2. 受试者的权益是通过申办者向伦理委员会提交相应材料得以保障的 临床试验前，申办者应当通过研究者和临床试验机构的医疗器械临床试验管理部门向伦理委员会提交下列文件：临床试验方案；研究者手册；知情同意书文本和其他任何提供给受试者的书面材料；招募受试者和向其宣传的程序性文件；病例报告表文本；自检报告和产品注册检验报告；研究者简历、专业特长、能力、接受培训和其他能够证明其资格的文件；临床试验机构的设施和条件能够满足试验的综述；试验用医疗器械的研制符合适用的医疗器械质量管理体系相关要求的声明；与伦理审查相关的其他文件。伦理委员会应当秉承伦理和科学的原则，审查和监督临床试验的实施。

3. 伦理委员会对临床试验进行全程管理，不良事件、偏离等都应向管理部门和伦理委员会报告，修订、偏移和暂停要得到批准再实施。

4. 临床试验的受试者，应优先选择非弱势群体，临床试验的相关情况必须让受试者或其家属、监护人、法定代理人知晓。

5. 知情同意书也是保障受试者权益的有效措施，知情同意书应当采用受试者或者监护人能够理解的语言和文字。知情同意书不应当含有会引起受试者放弃合法权益以及免除临床试验机构和研究者、申办者或者其代理人应当负责任的内容。其具体内容应包括：

（1）研究者的姓名以及相关信息。

（2）临床试验机构的名称。

（3）试验名称、目的、方法、内容。

（4）试验过程、期限。

（5）试验的资金来源、可能的利益冲突。

（6）预期受试者可能的受益和已知的、可以预见的风险以及可能发生的不良事件。

（7）受试者可以获得的替代诊疗方法以及其潜在受益和风险的信息。

（8）需要时，说明受试者可能被分配到试验的不同组别。

（9）受试者参加试验应当是自愿的，且在试验的任何阶段有权退出而不会受到歧视或者报复，其医疗待遇与权益不受影响。

（10）告知受试者参加试验的个人资料属于保密，但伦理委员会、食品药品监督管理部门、卫生计生主管部门或者申办者在工作需要时按照规定程序可以查阅受试者参加试验的个人资料。

（11）如发生与试验相关的伤害，受试者可以获得治疗和经济补偿。

（12）受试者在试验期间可以随时了解与其有关的信息资料。

（13）受试者在试验期间可能获得的免费诊疗项目和其他相关补助。

二、临床试验方案设计

医疗器械临床试验方案是指导参与临床试验所有研究者如何启动和实施临床试验的研究计划书，也是试验结束后进行资料统计分析的重要依据。所以，临床试验方案既是申报医疗器械的正式文件之一，同时也是一项医疗器械临床试验能否取得成功的关键。

开展医疗器械临床试验，申办者作为方案制订的组织者，应当按照试验用医疗器械的类别、风险、预期用途等组织制订科学、合理的临床试验方案。临床试验方案需详细说明研究目的及如何进行试验，其中科学设计部分要包括试验背景、目的、假设和所选设计等；试验操作部分要包括详细的试验步骤说明。整个设计要遵守《赫尔辛基宣言》原则，符合 GCP 要求和我国药品监督管理总局的有关法规。具体来说，根据《规范》第二十八条中规定的医疗器械临床试验方案内容，应包括：①一般信息；②临床试验的背景资料；③试验目的；④试验设计；⑤安全性评价方法；⑥有效性评价方法；⑦统计学考虑；⑧对临床试验方案修正的规定；⑨对不良事件和器械缺陷报告的规定；⑩直接访问源数据、文件；⑪临床试验涉及的伦理问题和说明以及知情同意书文本；⑫数据处理与记录保存；⑬财务和保险；⑭试验结果发表约定。

上述部分内容可以包括在方案的其他相关文件，如研究者手册中。临床试验机构的具体信息、试验结果发表约定、财务和保险可以在试验方案中表述，也可以另行制定协议加以规定。

对于未在境内外批准上市的新产品，安全性以及性能尚未经医学证实的，临床试验方案设计时应当先进行小样本可行性试验，待初步确认其安全性后，再根据统计学要求确定样本量开展后续临床试验。

对于多中心临床试验由多位研究者按照同一试验方案在不同的临床试验机构中同期进行的情况，试验方案由申办者组织制定并经各临床试验机构以及研究者共同讨论认定，且明确牵头单位临床试验机构的研究者为协调研究者。

三、临床试验实施方法与过程管理

1. 在临床试验中，研究者应当按照临床试验方案的设计要求，验证或者确认试验用医疗器械的安全性和有效性，并完成临床试验报告。研究者应当确保将任何观察与发现均正确完整地予以记录，并认真填写病例报告表。记录至少应当包括：

（1）所使用的试验用医疗器械的信息，包括名称、型号、规格、接收日期、批号或者系列号等；

（2）每个受试者相关的病史以及病情进展等医疗记录、护理记录等；

（3）每个受试者使用试验用医疗器械的记录，包括每次使用的日期、时间、试验用医疗器械的状态等；

（4）记录者的签名以及日期。

临床试验记录作为原始资料，不得随意更改；确需作更改时应当说明理由，签名并注明日期。对显著偏离临床试验方案或者在临床可接受范围以外的数据应当加以核实，由研究者作必要的说明。

2. 在临床试验中，申办者应当准确、完整地记录与临床试验相关的信息，内容包括：

（1）试验用医疗器械运送和处理记录，包括名称、型号、规格、批号或者序列号，接收人的姓名、地址，运送日期，退回维修或者临床试验后医疗器械样品回收与处置日期、原因和处理方法等；

（2）与临床试验机构签订的协议；

（3）监查报告、核查报告；

（4）严重不良事件和可能导致严重不良事件的器械缺陷的记录与报告。

对于多中心临床试验由多位研究者按照同一试验方案在不同的临床试验机构中同期进行的情况，协调研究者负责临床试验过程中各临床试验机构间的工作协调，在临床试验前期、中期和后期组织研究者会议，并与申办者共同对整个试验的实施负责；各临床试验机构原则上应当同期开展和结束临床试验；应具有试验数据传递、管理、核查与查询程序，各临床试验机构试验数据应有牵头单位集中管理和分析；临床试验结束后，各临床试验机构研究者应当分别出具临床试验小结，连同病理报告按规定经审核后交由协调研究者汇总完成总结报告。

四、数据管理和统计分析

临床试验结束后，为了给研究者撰写临床试验总结报告提供依据，应将收集临床试验数据的病例报告表送交专业的数据管理和统计分析机构，以便对研究结果进行统计分析。

数据管理是在临床试验中产生的大量数据及时填写、准确录入、计算机辅助人工审核校对、疑问问答校正，数据盲态下审核与锁定等过程。数据管理的目的在于把试验数据迅速、完整、无误地纳入报告，所涉及数据管理的各种步骤均需记录在案，以便对数据质量及试验实施进行检查。一般来说，医生在收集数据时应遵循 ALCOA 准则，是指可归因性（attributable）：可鉴别采集信息的来源，如受试者、输入者、外源数据等；易读性（legible）：采集的数据可被他人阅读和理解；同时性（contemporaneous）：数据应当在产生或观察的当时被记录，且在一定的时间窗内输入数据库，即数据的时间性标识；原始性（original）：数据首次被记录，或可以被追查到原始数据；准确性（accurate）：数据记录和计算、分析等转换过程是正确可靠的。数据管理不是单单的数据录入行为，还有录入后的数据核查过程，数据委员会会根据方案撰写数据库检查报告，其内容包括试验完成情况、入选／排除标准检查、完整性检查、逻辑一致性检查、离群数据检查、时间窗检查、不良时间检查等。临床试验数据盲态下审核是指在完成数据核查、疑问解答结束，数据库关闭后直到揭盲前，对数据库数据再次进行的审核与评判。

数据统计方法往往根据临床试验的研究设计方法与研究目的等方面的不同而不同，研究人员应依据自身研究特点，选择合适的统计方法，以得到科学的结论。常用的基本统计方法包括：统计描述、参数估计、组间差异的显著性检验和变量间的相关性分析。

统计资料按照性质分为定量资料、定性资料及介于其中的等级资料。根据资料的类型，应采用不同的统计方法，基本统计分析原则如下：

对于定量资料分析，正态或近似正态分布资料用参数检验法，偏态分布资料或有不定值资料用非参数检验法。完全随机设计两组比较方差齐时，用 t 检验法；方差不齐时，用秩和检验法或近似 t 检验法。完全随机设计多组比较方差齐时，用方差分析检测，在总的资料比较中是否存在统计学差异，当肯定存在显著性差异时，需作组间的两两比较，用 q 检验、最小显著差法或新复极差法；方差不齐时，用近似 F 检验或多个样本比较的秩和检验。

对于定性资料分析，当计数资料的差异检验，两组比较：样本数较大，用 u 检验法或 χ^2 检验法；样本数小于 40 例，或理论值小于 1，用校正 χ^2 检验，或精确概率法。多组比较：用行乘列 χ^2 检验法。配对设计资料用配对 χ^2 检验法。

对于等级资料分析，当等级资料的显著性检验采用非参数检验法。两组比较采用 Wilcoxon 秩和检验，配对设计资料用符号秩和检验法。多组比较采用 Kruskal-Wallis 法（H- 检验）、Ridit 法；配伍组设计用 Friedman 秩和检验法。

对于变量间的关联性分析，研究两连续变量间的数量关系常用简单相关与回归分析，至于多变量间的相关性分析，则应作复相关及多元回归分析。对于等级资料常用的有 Spearman 等级相关法反映变量间的相关关系。定性资料分析一般先用 χ^2 检验判定结果与干预因素是否有关联，再通过计算比值比、相对危险度等指标，以评价治疗方法与治疗效果的关联强度。

对于事件发生记录时间的数据需采用生存分析方法。包括生存率曲线位置比较的

Log-Rank 检验法、Cox 比例风险模型等。

常用的统计分析软件有 SAS、SPSS、STRATA 等，其中 SAS 被公认为统计标准软件，在 FDA 网站上 SAS 被推荐为唯一的临床试验数据分析软件，统计软件的发展为数据统计分析提供了便捷的工具。

数据管理和统计分析过程除对各分中心数据进行统计分析外，还应将所有各中心的数据合并在一起进行统计分析，并写出总结统计分析报告。统计分析报告中主要包括描述统计分析结果的表格和图形。

五、临床试验报告撰写

医疗器械临床试验结束后，基于临床试验总结和数据统计报告，撰写总结报告并报送各参与单位审核，临床试验报告应当与临床试验方案一致，主要包括：

1. 一般信息。

2. 摘要。

3. 简介。

4. 临床试验目的。

5. 临床试验方法。

6. 临床试验内容。

7. 临床一般资料。

8. 试验用医疗器械和对照用医疗器械或者对照诊疗方法。

9. 所采用的统计分析方法以及评价方法。

10. 临床评价标准。

11. 临床试验的组织结构。

12. 伦理情况说明。

13. 临床试验结果。

14. 临床试验中发现的不良事件以及其处理情况。

15. 临床试验结果分析、讨论，尤其是适应证、适用范围、禁忌证和注意事项。

16. 临床试验结论。

17. 存在问题以及改进建议。

18. 试验人员名单。

19. 其他需要说明的情况。

临床试验报告应当由研究者签名、注明日期，经临床试验机构医疗器械临床试验管理部门审核出具意见、注明日期并加盖临床试验机构印章后交申办者。

多中心临床试验中，各分中心临床试验小结应当由该中心的研究者签名并注明日期，经该中心的医疗器械临床试验管理部门审核、注明日期并加盖临床试验机构印章后交牵头单位。

本章小结

　　医疗器械临床试验作为医疗器械上市前重要的一环，可充分验证测试医疗器械的安全性和有效性。临床试验从方案设计到方案实施和最终的数据统计分析，均要充分考虑受试者的权益，任何不符合伦理和未获得受试者知情同意书的临床试验均是违反《规范》的临床试验，若不良事件可能会对受试者权益进行损害，要及时停止临床实验。从事临床工程的科研人员，应密切关注 CFDA 的官方通告，不断更新自身的医疗器械临床试验知识，确保合理、合法、合规的完成待测医疗器械临床试验。

（王慧泉）

思考题

　　1. 作为临床工程科研人员，针对一台采用国际创新技术的治疗型医疗器械，且世界上并未有同类产品，准备申请临床试验，试验样本数应当如何选取？

　　2. 针对一台即将进行临床试验的医疗器械，其临床病例入选有哪些原则和标准？

　　3. 如何看待使用实验室研发中的医疗器械对病人进行无创检测，并将获得的检测数据用于科研过程中的行为？这样的行为是否符合伦理要求？

第十章
课题申报

近年来，我国对科学研究的资助力度逐年加大，从国家、省部委到地方政府以及企业等都设立了各种科研基金，为我国科研工作的顺利进行提供了保证。但科研基金的资助金额毕竟是有限的，因此目前我国的基金项目都采用了先自由申请，经过专家评审，然后择优资助的原则。项目的评审一般需要经过初评（往往采用函评）和复评（会评）两种形式。

科研课题的整体运作模式基本上包括以下几步：课题申报—立项—研究—鉴定验收—成果的应用和转化。课题申报是科研工作的第一步。能否写出一份高质量的科研项目课题基金申请书（简称课题申请书，又称标书），对于课题能否立项有着关键性的作用。从一定意义上讲，对课题项目的评审实质上是对课题申请书的评审。

1. 掌握　课题申报书的组成部分及每个部分应该包含的内容。
2. 熟悉　课题申报流程。
3. 了解　科研课题分类及基金来源等。

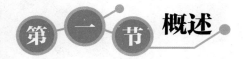

第 一 节　概述

一、课题的类型

科研课题按照不同的标准一般有以下几种分类形式。

（一）按照资助经费分类

按照资助经费来源可以分为纵向课题与横向课题。

1. 纵向课题　又称为指导性课题，是指上级科技主管部门或机构批准立项的各类计划（规划）、基金项目，包括：

（1）国家级课题：一般指国家科学技术部、国家发展和改革委员会、国家财政部、国家自然科学基金委员会、国家社会科学基金委员会下达的课题。如国家科技重大专项、国家重点研发计划、国家自然科学基金、国家社会科学基金、国家发展和改革委员会专项建设基金、国家哲学社会科学攻关项目等。

其中国家自然科学基金项目的科研项目类型较多，经费资助力度有多种分层，如有小额项目，青年项目，地区基金等，是医院临床工程方向申请较多的基金项目。该基金项目的竞争异常激烈，因此获得该基金项目的资助是体现一个单位科研能力的重要标志。

（2）省部级课题：指省科技厅、省发展和改革委员会、财政厅、自然科学基金委员会下达的课题，以及除了国家科学技术部、国家发展和改革委员会、国家财政部以外的国家其他部委下达的部级课题。如省自然科学基金、省科技发展计划、省重点研发计划、省社科规划基金项目、教育部人文社科规划项目等。在校大学生可以申报国家级大学生创新创业训练计划项目。

（3）市级和省厅局级课题：一般指市级课题以及省厅级、局级课题。如市科技发展计划、省高等学校人文社科项目、省高等学校科技计划、省卫生科技发展计划等。

由于纵向课题是由政府部门（或者受政府部门委托）下达的，虽然经费一般不多，但带有一定的指导性，而且很难获得，因此，纵向课题往往成为衡量一个单位（例如高等院校、科研机构）科研水平的重要指标，在科研评价体系中，具有比横向课题更高的权重价值。在我国现阶段，大多数科研课题属于纵向课题。

2. 横向课题　　又称为委托课题，是指企事业单位、兄弟单位委托的各类科技开发、科技服务、科学研究等方面的课题，以及政府部门非常规申报渠道下达的课题。申请文件的承担单位中没有本单位署名的纵向课题，由承担单位转拨本单位的子课题或者外协经费，一般也按横向课题对待。

横向课题是学校、科研院所扩大对外联系，服务地方经济建设，提高科研水平和知名度的重要途径。横向项目来源很广，较容易获得，因此，虽然其研究内容可能更贴近社会需要，研究经费也更多，但在科研评价体系中，横向课题的权重价值往往明显低于纵向项目。

（二）按研究内容分类

按照研究内容可以分为基础性研究课题与应用性研究课题。

1. 基础性研究课题　　是指为获得关于现象和观察事实的基本原理及新知识而进行的创新性、实验性和理论性研究课题，它不以任何专门或特定的应用或使用为目的。

其特点是：①以认识现象、发现和开拓新的知识领域为目的，即通过实验分析或理论性研究对事物的物性、结构和各种关系进行分析，加深对客观事物的认识，解释现象的本质，揭示物质运动的规律，或者提出和验证各种设想、理论或定律；②在进行研究时可以对其特定的应用或使用说不清，或虽肯定会有用途但并不确知达到应用目的的技术途径和方法；③一般由科学家承担，他们在确定研究专题以及安排工作上有很大程度的自由；④研究结果通常具有一般的或普遍的正确性，成果常表现为一般的原则、理论或规律并以论文的形式在科学期刊上发表或学术会议上交流。

在基础性研究课题中，一类研究确实看不出有任何明确的应用目的或目标，比如新的基本粒子的发现、地球的起源与寿命的探索、生物演化过程等基础性研究。这类研究仅仅是增加人类了解自然、认识自然的能力，好像看不出有什么明确的可应用目的或目标，因此这类研究常被称为"纯粹基础研究"。另一类则尽管在当前似乎看不出明确的应用目标，无法达到实际应用的程度，但是从长远看来，却是具有广泛或一般的应用目的或目标，比如物理学领域的超导、激光原理研究、医学领域的癌症与艾滋病病理学研究等等。这类研究不仅仅增加了人类的知识，而且在将来肯定会付诸于实际应用。

2. 应用性研究课题　　指为获得新知识的应用而进行的创造性的研究课题，它主要是针对某一特定的实际目的或目标。

其特点是：①具有特定的实际目的或应用目标，具体表现为：为了确定基础研究成果可能的用途，或是为达到预定的目标探索应采取的新方法（原理性）或新途径；②在围绕特定目的或目标进行研究的过程中获取新的知识，为解决实际问题提供科学依据；③研究结果一般只影响科学技术的有限范围，并具有专门的性质，针对具体的领域、问题或情况，其成果形式以科学论文、专著、原理性模型或发明专利为主。一般可以这样说，所谓应用研究，就是将理论发展成为实际运用的形式。应用研究常常发展基础研究成果，确定其可能用途，例如爱因斯坦相对论是一个基础研究，但是最终导致原子弹的发明。

3. 开发性研究课题　指利用基础研究和应用研究的成果，结合当前的知识与技术，以创造新技术、新方法和新产品为目的的研究课题，是一种以生产新产品或完成工程技术任务为内容而进行的研究活动。

除了以上三种分类形式以外，还可以按照研究功能分为理论性研究课题，实验性研究课题和综合性研究课题；根据具体的研究方法分为包括科学研究类课题、技术攻关类课题、决策论证类课题、设计策划类课题、软件开发类课题；根据某些特殊需求分为，专项研究课题，委托课题，自选课题等。按申请形式而言，有可自由申请的项目，如国家自然科学基金等，即面向所有单位和个人，只要申请人符合基金委员会的基本条件，如年龄、职称及正在承担的项目数量等，每年均在固定的时间提交申请。另一种是限额申请项目，即限定某一类申请人的科研基金项目，如高等学校专项科研基金、教育部新世纪人才基金、霍英东基金等。

二、课题经费申报的来源及主要渠道

进行课题研究工作时所需要的费用称为课题经费。课题经费的来源有以下几种渠道。

（一）上级拨款经费

上级拨款的科研课题经费又分为两种情况：

1. 指令性课题经费　各级政府部门根据全局或本地区公共事业中的实际情况，确定迫切需要解决的科研问题，并将研究经费直接划拨至指定有关单位或专家必须在某一时段完成某一针对性很强的科研课题。这类课题经费相对比较多，研究内容相对固定，有完成时间要求。

2. 指导性课题经费　即纵向课题经费，其研究经费引入竞争机制，采取公开招标方式决定。

上级拨款科研经费实行预算管理，执行国家相关经费管理办法，必须严格按照项目主管部门批复的预算范围和开支比例规范使用科研经费。

（二）委托课题经费

即横向课题经费，横向课题需要研究方与委托方签订研究合同，研究经费由委托方依据合同拨付。横向课题经费实行合同管理，必须按照项目合同书中约定的经费使用用途、范围和开支标准，执行国家和单位相关办法，合理、规范使用科研经费。

（三）自筹课题经费

如果一个科研课题还没有来得及获得上级有关部门批准，或已被立项但属于无资课题，或暂时无法找到愿意合作的企事业单位，则该课题研究经费需要研究者自己筹措。

研究者可边进行课题研究，边向上级部门申请经费或寻找愿意投资的企事业单位。

在课题经费使用时需要注意，科研经费预算经批准后一般不作调整。支出预算中的劳务费、专家咨询费和管理费预算不予调整，其他支出科目不超过该科目核定预算10%，经科研财务管理科审核确认，可以根据项目研究需要调整执行。确因项目研究目标、重大技术或主要研究内容调整而必须对项目经费预算进行调整，超过上述控制范围的，由项目负责人提出调整意见，经科研财务管理科审核后，按程序报主管部门批准。

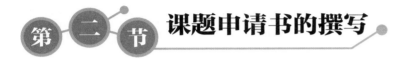

第二节　课题申请书的撰写

课题申请书供评审专家进行审阅并予以评价，是用来申请科研课题研究经费资助的唯一文件。因此，申报书的优劣，直接决定项目能否立项。完整的申报书撰写过程包括了前期调研准备和文字撰写两个过程，二者都相当重要。

总体来讲，申报的课题必须在项目基金的资助范围内，所要解决关键的科学问题应处于学科发展的前沿领域，要有一定的工作基础和良好的研究团队。

一、申报前的准备工作

科研课题的申报不是一时的冲动，而是科研实力的较量和竞争，因此在撰写课题申请书之前，要下功夫进行课题的调研工作，首先要仔细了解当年基金项目的申报指南，因为每年的申报政策都有可能会有变化，要明确基金的资助范围、申报资格、资助方式、资助强度、资助对象、学科分类以及限项规定等方面的问题，要熟悉所申报项目涉及的科研管理的规定和办法，这样才能做到有的放矢。然后要认真进行文献的阅读，以了解国内外领域内现状及存在的问题，才能提出科学问题。

（一）长期的科研储备

科研课题的申报不是等到下达了科研申报任务才着手准备，而是在自己的长期工作中，已经形成了稳定的研究方向，具有稳定的科研团队或合作者，已经具备了一定的科研基础，就某一科学问题已经发表了一系列的科研论文或看到了一些现象，然后等到有了申报课题的机会，自然而然地进行课题申报，这样会具有较高的中标率。而对于申报书的撰写，各类项目的申请表和要求都大同小异，基本都是要说明申报者为什么要做这个事情以及怎么做的问题。

（二）申报指南

在申请课题之前，一定要仔细阅读申报指南，以了解基金资助的范围和重点。如国家重点研发计划试点专项 2016 年度第一批项目申报指南，其中"数字诊疗装备研发"试点专项的指南中，按照全链条部署、一体化实施的原则，设置了包括前沿和共性技术创新、重大装备研发、应用解决方案研究以及应用示范和评价研究在内的 4 项任务，其中 9 个重点方向为：新型成像前沿技术，质控和检验标准化技术，多模态分子成像系统研发，新型断层成像系统，新一代超声成像系统，大型放射治疗装备，医用有源植入式装置，新型诊疗技术解决方案，创新诊疗装备产品评价。

指南中对每个方向的考核指标，实施年限等均有详细介绍，如"创新诊疗装备产品评价"方向的研究内容为：系统开展 PET-CT、MRI、立体定向放疗及医用电子仪器的临床效果、临床功能及适用性、可靠性、技术性能和服务体系等评价研究。所评价的产品须为覆盖不同区域不同级别医疗机构的、不同使用年限的、不同厂家的代表性产品。考核指标为：系统建立科学合理的评价规范和评价体系，每种产品完成不少于 5 个型号的评价，每个型号在不少于 3 家三甲医疗机构和 3 家基层医疗机构完成评价。针对上述某 1 种产品形成需求分析报告、产品评价规范和产品评价报告，完成评价体系文件、方法和工具的研究。实施年限为：2016—2018 年。拟支持项目数：不超过 5 个。有关说明：三甲医院牵头，不同区域不同级别医疗机构、评价机构、第三方服务机构参与；牵头单位须具备较强的应用能力和组织能力，能独立进行统计评价。应积极争取地方财政的支持，地方财政和国拨经费投入比例不小于 1:1。

（三）申报条件

要首先搞清楚自己是否符合申报指南中规定的申请人条件，如 2016 年国家自然科学基金规定：申报人应具有承担基础研究课题或其他从事基础研究的经历；具有高级专业技术职务（职称）或者具有博士学位，或者有两名与其研究领域相同、具有高级专业技术职务（职称）的科学技术人员推荐。在职攻读研究生学位的人员可以申请的项目类型包括：面上项目、青年科学基金项目、地区科学基金项目及部分联合基金项目（特殊说明的除外），但在职攻读硕士研究生学位的，不得作为申请人申请青年科学基金项目。

正在承担国家社会科学基金项目的负责人，不得作为申请人申请除国家杰出青年科学基金项目以外的其他类型国家自然科学基金项目。同一年度内，已经申请国家社会科学基金项目的申请人，不得作为申请人申请国家自然科学基金项目。

（四）申报限项规定

搞清楚申报限项规定和申请人资格同样重要，意味着自己是否有资格申报当年的项目。如在 2016 年国家自然科学基金申报的限项规定如下：

申请人同年只能申请 1 项同类型项目。青年科学基金项目、优秀青年科学基金项目等作为项目负责人仅能获得 1 次资助。连续两年申请面上项目未获资助后暂停面上项目申请 1 年，即 2014 年度和 2015 年度连续两年申请面上项目未获资助的项目（包括初审不予受理的项目）申请人，2016 年度不得作为申请人申请面上项目。一般人才类的基金项目都有年龄限制，如国家自然科学基金青年科学基金项目规定女性申请当年 1 月 1 日未满 40 岁，男性申请当年 1 月 1 日未满 35 岁才能申报；国家自然科学基金优秀青年科学基金项目规定女性申请当年 1 月 1 日未满 40 岁，男性申请当年 1 月 1 日未满 38 岁才能申报；国家杰出青年科学基金项目则规定申请当年 1 月 1 日未满 45 岁才可申报。

符合了上述要求，才能做出申报国家自然科学基金的决定。然后要确定申报类别，一般情况下，重点项目、重大项目、攻关项目等，需要雄厚的科研实力或全国重点学科为支撑，一般的面上项目或青年项目等相对要求较低。所以，申报者要依据自己的实际情况，确定申报类别，然后可进行下一步的文献阅读、确定课题方向以及标书撰写的工作。

（五）文献阅读，凝练问题

阅读文献，其实也就是一个课题选题的过程，尤其是对于没有坚实的工作基础的申报者来讲，更应该加强文献阅读以了解领域内的当前国内外研究现状、动态趋势及存在的问题，在此基础上进行认真全面而深入的分析，这样才能做到心中有数，分析出当前研究领域内存在的问题，从而提出新颖的科学问题，然后根据自己的优势确定课题的主攻方向和研究目标。不了解前人工作情况，申报课题的研究内容与国内外同行的研究内容雷同，提出的问题无新意，这些都是标书无法中标的常见原因。因此，阅读文献以深刻理解研究领域的现状是课题申报的关键步骤。

另外，临床工程的工作实践也是科学研究问题的重要来源，临床工程工作者在繁重的工作中，可对遇到的技术和理论难题进行留心观察，思考如何对包括电子电工技术或者计算机技术在内的工程技术方法进行改进或更新，是否能对如疾病的诊治，流行病学调查，药物疗效评价，手术时机对预后的影响等临床问题有所帮助。

总之，课题申请书写作最大的特点是目的性非常明确，即课题申报成功立项。课题申请书应全面而准确地向课题评审专家提供有关研究课题的三个方面的信息：课题研究的重要性与意义、课题研究的先进性与创新性、课题研究的可行性。同样的课题，虽然申报书的撰写质量可以在很大程度上影响到中标率，但根本还是在于申报者是否选择了一个具有重大的研究意义、明显的创新性以及切实可行的科学问题。

一般情况下，科研项目课题基金申请书涵盖的内容包括：摘要，立项依据，研究内容、研究目的及拟解决的关键问题，研究方案与技术路线，特色及创新点，年度计划和预期目标，研究基础，申请人简介以及经费预算等部分。简单地说，一个课题申报书要回答几个问题，第一、做什么？即研究内容和拟解决的关键问题部分；第二、为什么要做？即立项依据的研究意义部分；第三、别人做过吗？做到什么程度？即立项依据中的研究现状部分和问题的提出部分；第四、怎么做？即研究方案、技术路线以及研究计划部分；第五、为什么你能做或能做到吗？即研究基础部分。

下面以国家自然科学基金面上项目为例，对各部分的撰写注意事项进行简要介绍。

二、课题名称

申报课题，首先要选题，要根据自己平时的研究内容，通过研究项目申请指南，来确定申报课题的大方向，如基础研究、应用研究、新技术新产品研发等。对于基础研究项目的选题，关键在于提出具有创新性和重大研究意义的科学问题，这就需要申报者平时注意在工作中发现问题，提出问题，再通过查阅文献，提出解决问题的技术方案。

课题名称（国家自然科学基金申请书中称为项目名称）是课题申请书的精髓和核心，是提供给评审专家的第一条信息，是决定标书第一印象好坏的关键，应该引人注目，要旨突出。评审专家对课题的论证开始于课题名称。课题名称不是简单地给课题名称取个好听或者好看的名字，而是能透过现象看本质，通过凝练而抽象出一个到位的科学问题，使评审专家能够确切体会到申请项目要解决的问题。

课题名称既是立项依据和研究内容的统一，又是研究方法和研究结果的统一。课题名称要能直观地反映出准备研究的内容，研究内容要客观真实，对关键内容或技术不能含糊其辞，以免造成误解，不要只讲优点，少谈或不说缺点，要根据申报课题的级别选择适当的研究深度。对课题名称的要求是：首先表达方法简洁明了，其次语言修辞正确，最后课题名称还应具有召唤力和可信度。

在确定课题名称时需要注意以下几个问题。

（一）字数

课题申请书中，对项目名称的字数有一定的要求。一般要求不能多于 25 个字，字数太少，难以清楚表达课题研究的主题；字数过多，有累赘之感，而且会重复表达课题主题意义。如《生化检验检测在糖尿病病人尿蛋白中的临床意义的观察研究》这一课题名称，不但字数多，而且主题意义的表达重复。在这一名称中，"检验"与"检测"所反映的意义基本相同，要求达到的临床目的和观察指数也是相同的。修改后的名称为《生化指标在糖尿病病人尿蛋白中的意义研究》，其字数从原来的 26 个减为 19 个，符合科研课题项目申报要求。

（二）关键词

在申报项目名称中，应该准确地使用主题词或关键词。否则会影响查新检索中的查全率和查准率，进而影响检索效果和查新结论。对于不熟悉的关键词，可以通过查阅相关术语确定。

（三）避免大题目小课题

课题名称切记不能大题目下做小课题。要能使评审专家可以准确地从课题名称判断出申请人究竟要做什么，明了申请人做哪方面的具体研究，对象是什么，用什么研究方法，解决什么具体问题，不要在题目中加上没有必要的修饰字样。课题名称必须正确、清晰、简明扼要地阐述科研主题思想，准确表达研究目的，使评审清楚地了解申请者的研究思想。如名为《胸心外科手术中暂时替代功能的临床观察与研究》的科研课题，就没有表达清楚想要表达的内容，胸心外科手术题目很大，这里面包含有很多内容，是手术器械？药物？还是其他什么方法？还是以上这些内容都要研究其在手术中暂时替代功能的临床观察研究？通过继续阅读其课题申请书研究内容可以知道，实际上他们所要研究的是心脏起搏器，修改后名称为《胸心外科手术中起搏器的替代功能观察研究》，这个题目使得研究目标就一目了然。

（四）切忌课题名称重复

如果课题名称和已有的科研课题名称一样，即使自己课题的研究内容与以往的研究内容不一样，或者与其相比有创新，但是课题名称的重复给评审专家的感觉是没有新意。为了避免此类现象的发生，在确定题目前应认真查看本领域的历年《科研项目汇编》，如发现课题名称重复，则应尽可能从新的视角提出问题，修改课题名称，尽可能在课题名称上给评审专家以耳目一新的感觉。

三、摘要的撰写

课题申请书的第一部分一般是摘要部分，是申请者提供给评审专家的又一条重要信息。摘要的目的是用有限的文字表达一个课题研究计划的精髓，使评审专家能通过百余字的内容认识到项目所蕴含的价值。所以撰写摘要不仅要做到条理清晰，句句衔接，直入主题，更要将研究内容的深度与广度融为一体，做到科学性与可行性间的良好衔接。对摘要内容要进行多遍的修改，力求做到精致完美。

在撰写摘要时，要假设评审专家即使没有足够的时间详细阅读整个申报书，但是可以通过摘要把握申报书的内容，因此对摘要的要求是要简明扼要地介绍所申请课题的主要研究方法、内容、目的和意义，鲜明地突出研究内容的独创性和特色，能科学、精练、准确地反应出研究课题拟解决什么科学问题？用什么方法解决？解决后有什么意义？

摘要部分无需论证、分析，只需直述。可以用诸如："用……方法（手段）进行……研究，探索／证明……问题，对阐明……机制／揭示……规律有重要意义，为……奠定基础／提供……思路"等的描述方式。

摘要部分是有字数限制的，例如国家自然科学基金申请书的摘要分为中文摘要和英文摘要。其中文摘要不能多于 400 字，要充分利用这 400 字，字斟句酌，力求能够简明扼要的突出课题宗旨。看完课题摘要，评审专家应该会对课题产生一个基本的评价。

四、简表的填写

为了便于录入计算机，国家自然科学基金以及一些级别比较高的基金的申报书中都设置了基本信息表（又称简表）这一部分，申报者在线填写个人信息和项目信息，然后系统自动生成基本信息页。简表一般由一些基本数据构成，必须逐项认真填写。它是项目评审过程中的第一步，一项填错项目将不能进入下一程序的评审。表 10-1 是国家自然科学基金的基本信息表页。

表 10-1   国家自然基金基本信息表

基本信息

申请人信息	姓名		性别		出生年月		民族	
	学位		职称		每年工作时间（月）		
	电话		电子邮箱				
	传真		国别或地区				
	个人通讯地址						
	工作单位						
	主要研究领域						
依托单位信息	名称						
	联系人		电子邮箱				
	电话		网站地址				
合作研究单位信息	单位名称						
	[在此录入修改]						
	[在此录入修改]						
项目基本信息	项目名称						
	英文名称						
	资助类别			亚类说明			
	附注说明						
	申请代码						

续表

项目基本信息	基地类别			
	研究期限		研究方向	
	申请经费			
	中文关键词			
	英文关键词			

在上述简表的内容中，国家自然科学基金委员会规定，如果申报人的学位不是博士学位，也不是副高级以上职称，则必须有两名同研究领域的具有高级职称以上的人员推荐才能申报，并且要将推荐信附到申报书后面。合作研究单位的个数不能超过 2 个。要注意申请代码的填写，因为这是申请书初审时选送哪个学科组的专家进行评审的依据。表中代码按当年发布的《项目指南》或《项目分类目次及代码》或指定的书籍、文件要求填写。

参加人员的信息也需要进行在线填写，其中，申报人单位只填写单位名称就可以，不需要填写二级学院名称，如要写"山东大学"，而不写"山东大学物理学院"。参与人的所有个人信息一定要准确无误，否则会被初筛出局。参与者的每年工作时间应根据工作实际进行合理分配，尤其是副高级职称以上的参与者，因为一个参与者可能会参加 1 个以上的项目。在线填写完成后，系统会自动生成项目组成员人数的统计表。

五、立项依据的撰写

立项依据是课题申请书的最重要的核心环节，要详细说明申请项目的立题依据和研究意义，即要说明申报者要做什么以及为什么做。在对国内外的研究现状进行分析和评述的基础上，提出申请项目要解决的科学问题，依据现有的研究提出科学假说，以及预计可达到的目标，最后要附上主要参考文献及其出处。在评述研究现状的时候，可以把申报者的工作基础略作叙述。总的原则是，在立项依据中，要突出申报项目的新意。

撰写这一部分时，其模式为，首先介绍课题大背景，说明研究对象，比如某种疾病的研究意义及其研究必要性；然后介绍申报项目的研究背景，这是重点内容，要对国内外研究现状进行评述；而后提出研究工作假设，可以是机制方面的假设，或者是提出具有创新性的科学问题；最后说明申报项目的研究目标，再次点明研究意义。

该部分体现了申请者对本领域内国内、外发展动向的熟悉程度及学术思路是否宽广，需要阅读大量的相关文献资料，才能写好立项依据这一部分内容。该部分的撰写要注意条理性和逻辑性，力求通俗易懂，让小同行和大同行都能看懂，并让评审者接受申报者的观点。

不同类型的科研项目，对立项依据的评审重点是不同的。对于基础类研究项目，立项依据的评审重点在于申报项目研究的科学意义，注重前沿性和探索性。对于应用基础类研究项目，立项依据的评审重点在于课题的学术价值和应用前景。对于应用类以及开发类研究项目，立项依据的评审重点在于课题的应用价值，注重其新颖性和实用性。

在课题申请书中，基金的主管单位一般会对立项依据的填写内容以及字数提出要求，如国家自然科学基金申请书中，对于立项依据的撰写要求是：研究意义、国内外研究现状及发展动态分析，需结合科学研究发展趋势来论述科学意义，或结合国民经济和社会发展中迫切需要解决的关键科技问题来论述其应用前景。并要求附主要参考文献目录；字数要求是立项依据与下一部分的研究内容加起来总计 4000 ~ 8000 字。这里要注意申报书的叙述内容篇幅不要太长，课题的研究思想论述应该要精益求精而不是长篇大论，否则会使得评审专家在阅读期间失去耐心，反而造成负面影响。

（一）研究意义

在撰写研究意义部分时，要概括性地描述申请课题所属研究领域的科学意义和应用价值，尤其是和国民经济有关的方面，重点阐明研究项目的重要性、必要性以及解决这个问题的理论意义和（或）可能产生的效益。例如，对于医学类课题，可首先通过所研究疾病的发病率、死亡率等方面说明其特点和危害，阐明相关领域研究的重要性和必要性；简要分析该病的发病机制和当前主要研究热点，从而引出当前研究中存在的主要问题，也即本申请项目所欲解决的问题；然后以此为切入点提出假设，说明如果解决了项目提出的科学问题后对提高疾病诊断、预防和治疗等方面存在的价值，或者在理论上为疾病的机制探索诊治提供线索，或者可以澄清疾病的某些认识等方面来论述项目的研究意义。

总的来说，对于基础研究项目，着重结合国际科学发展趋势，论述项目的科学意义；对于应用研究项目，讲清楚申报项目的研究工作会给本领域做出哪些贡献，增加哪些新的认识，要论述其应用前景。

研究意义的写作要求是，理由要充分，给评阅者留下该申请课题由于意义重大，而必须要进行研究的印象。但该部分字数不必过多，能阐明项目的创新思想即可。该部分容易出现的问题是对申请项目的科学意义阐述不足或夸大，这两种情况都会给人留下申报者对研究对象本身了解不够深入的印象，从而为申报书减分。

（二）研究现状与发展动态分析

研究现状与发展动态分析部分是课题的研究背景，主要用以说明本课题的起点与水平，反映课题的创新性、先进性和科学性。在论述中，应在认真阅读相关文献的基础上，围绕具体的研究问题，引用国内外最新期刊、会议文献中具有权威性的立论和数据，清楚明确地介绍国内外领域内研究现状，系统全面深入地介绍研究问题的背景。在详细分析研究现状的基础上，提出需要解决的关键问题。科学研究所需的新课题、新思路、新设想，一方面来源于科技和生产的实践活动，另一方面应在查阅大量文献资料（尽量全面）的基础上，认真分析国内外研究现状，以获得解决各种技术难题的新方法，确定技术途径、研究方案的依据，避免重复。该部分与综述的主要区别在于新问题的提出。

在研究现状部分写作时，对于国内、外达到的技术成就，按时间顺序由远及近予以叙述，围绕关键问题，详细而全面地论述国内外以往的研究结果、当前的现状及本方向的研究进展，并综合分析后，提出目前尚未解决的问题。可作横向比较，说明在学术上有何不同的观点或学派。着重说明目前国内外同类研究工作的动态与水平，如：国外有无相关研究报道，或者虽有研究，但需要在某个层面进一步深入研究，并引出一系列有价值的问题进行探讨；国内研究情况如何，是只有相关的基础性研究，还是没有研究报道。需要注意的是，对国外已有研究结论的项目，一定要阐明国内研究的理由，如经济差异、种族差异等。国内部分和国外部分应同等重要。不要只注意国外的研究工作，而忽视了国内研究。特别是应着重提出本项目组所做的相关工作与获得的相关成果（工作基础的一部分）。

发展动态分析应包括过去前人的研究情况，已解决的问题以及有何新技术、新方法。着重阐明课题发展的趋势和在该领域中尚未解决的问题或空白点，包括已经解决了哪些问题，还有哪些问题没有解决，并分析未能解决的原因，在此基础上确立本课题的着眼点，形成清晰严密、合乎逻辑的假说和设想。

研究现状与发展分析在写作方法上应简单明了，多采取开门见山的写作手法，注意避免"三段体"式的论证，即第一部分描述本领域的国际热点，接下来归纳出这方面的研究有意义，最后是自己也准备开展相关研究；或者先从各个方面叙述研究的大背景和意义，然后罗列出国内外研究现状，最后说明自己拟开展的研究内容。这种写法没有充分阐述自己对一个具体的科学问题的理解与新的想法，也没有针对性地进行相关论证，使申请项目的价值降低。需要注意的是，评审专家希望看到的是申请者自己提出的问题和另辟蹊径的理解思路，而不是领域前沿或者领域热点，要避免写成研究综述。

写作时还需注意避免文不对题或离题太远，注意直接相关文献的充分占有和展现。对别人所做的研究工作要理解透彻，通过文献和其他形式的交流及讨论真正理解他人的工作实质究竟是什么，不要不求甚解，留下死角。另外，要客观评述别人的工作，自己的观点不要绝对化。

该部分常见的问题还包括对文献复习不够，对国内外研究现状从广度和深度上缺乏真正的了解，造成提出的问题是前人已经解决的问题，从而使得自己的问题其实是前人工作的低水平重复。另外，也有的申报书体现了申报者对课题需要的研究方法不熟悉，只是照搬过来或夸大方法的作用，而并没有实际应用过，所以就无法实现预期的目标。

总之，该部分在写作时，要对文献进行取舍，引用重要参考文献，清楚地表达具体研究问题的重要代表性研究成果和研究过程，全面而深入地对研究现状进行分析。要注意全文的逻辑性，应具有层次感，注意随时点题，文字表达要精雕细琢。

（三）参考文献

参考文献是立项依据中很重要的一部分，该部分向评审专家展示了申报者对于领域内研究现状的熟悉程度以及个人的知识结构。一般只需列出主要参考文献，应注意使用国内外具有权威性专家所写文章和最新专业会议的文献，一般控制在 15 ~ 30 篇以内，除非特别重要，一般要求引用近 3 ~ 5 年的文献。

应该注意的是，对于申请人与课题组成员所发表的与本课题有关的文章，应尽量列入，用于说明本课题的工作基础。如果确定知道国内某一知名学者进行类似研究，不要刻意回避，应加以介绍。另外，对于重点论文或容易引起争议的论文，要引用论文的研究结果、研究方法以及研究材料加以详细分析。

如果引用论文的研究结果与本课题相似，会容易产生这一问题已经解决的假象，这时必须分析阐明发表的论文已经解决了什么问题，还遗留什么问题没有解决，并指出本研究与已发表论文的本质区别以及提高和改进之处。

参考文献中，论文的一般格式是（作者. 题目. 刊名，年份，卷（期）：页码），专著的一般格式是（作者. 书名. 出版者，年份）。

六、研究内容及方案的撰写

这部分内容是项目申报重点阐述的内容，不同的基金申请书形式各不相同，但要求大同小异。研究内容其实是将研究目标分解成几个部分进行研究的方案，要对每个研究内容分别具体阐述，概括说明每部分研究内容的目标和拟解决的具体问题，并说明所要采取的具体关键技术等。要注意的是，研究内容和研究方法的各部分要和预期研究结果相对应，研究方法是为研究内容服务的，不同的研究内容要对应不同的研究方法。

一般基金项目对该部分也给出了具体标题，如在国家自然科学基金申请书中，这部分内容被细化为以下几个方面：

（一）项目的研究内容、研究目标，以及拟解决的关键科学问题

国家自然科学基金申报说明中，对该部分的补充说明是"此部分为重点阐述内容"。在其他的课题基金申请中，该部分同样是需要重点阐述的内容。

1. 研究内容　一般是用具体的研究过程对研究目的加以表达，注意其间的条理清晰，表现为层层深入的过程，同时还要清晰地归纳出拟解决的关键问题。研究内容要和研究目标相对应，顺序上也要和研究目标相一致。要说明成为研究内容的理由，该部分内容要回答什么样的问题，与验证科学假说或解决科学问题有什么样的关系，使用什么研究方法，预期可达到什么样的效果等等。该部分的每一项内容在逻辑上要通顺，要详略适当，突出重点。

项目研究的内容要具体、全面、完整和适度。有的标书罗列的研究内容过多，看上去一个研究周期无法完成，同时显得研究内容过于分散，无法集中阐述研究目标。目前，科研项目的资助强度一般都偏低，资助研究周期一般为 2 ~ 4 年，在较少的经费资助和有限的时间内，要解决过多的研究内容是不现实的。因此，研究内容要适度，要确保在研究周期内可以完成，要和研究目标相辅相成。

2. 研究目标 研究目标其实是要说明申报课题完成后最终要达到一个什么样的目的或者要解决一个什么样的问题，为了解决这个问题，又需要采取哪些方法和步骤，既与研究内容是相呼应，也要与研究内容相区别。

项目的研究目标要明确，应用研究和发展研究，则必须有明确的应用范围和目标。基础性研究的研究目标是发现科学规律、探求新的理论或发现新知识，没有具体的应用目的，主要强调选题在科学理论上的重要意义，研究目标要紧扣立项依据中所提出的科学问题或者科学假设，必须高度集中，不能分散。要确保每一项研究目标都紧紧与科学假设相对应。另外，研究目标应该易于为评审专家所评价，要具体、详细而且明确，不能大而空，要避免和长远目标相混淆。

3. 拟解决的关键问题 对于科研项目的关键问题，其实是科研思想成熟的表现，应该是自然而然提出的。在写这部分之前，申报者要搞清楚什么是关键问题。科研项目的关键问题是指项目研究的关键点，这个关键点解决了，就基本上可以看到整个项目的研究前景了。具体来说，这个关键点是指在研究过程中，对于达到预期目标有着关键重要影响的某些研究内容或因素，或者是为了达到预期目标所必须掌握的关键技术或者研究手段。因此，对于基础研究，此处要求叙述的是关键科学问题，而非技术问题；对于应用研究，则可以是关键的技术问题，要依据基金项目的类型进行有针对性的叙述。

对拟解决的关键科学问题的叙述要简洁明确，要有很强的针对性，不能说一些套话而含糊其辞，要按照逻辑顺序说明要完成申报的课题必须要解决的关键问题，并简要解释原因。这部分常见的问题是申报者抓不住关键问题或者抓的不准，说明申报者的思路不清晰或者对课题的了解并不深入。

要解决的关键科学问题也不宜太多（不超过 3 个），因为一个基金项目在 2 ~ 4 年的较短的时间里不可能解决过多的问题。对于拟解决的关键问题，要有相应的解决方案，要避免和创新之处相雷同。

（二）拟采取的研究方案及可行性分析

拟采取的研究方案就是要回答研究者具体要怎么做的问题，即要说明申报者打算采用什么样的具体方案进行研究以实现研究目标，要围绕前面提出的研究内容，详细阐述完成各项研究内容所采用的主要研究方法和步骤。应以研究项目的实际需求为前提，详细地写清楚每个具体步骤，尽量采用目前最先进的研究方法和手段，并将其操作步骤和关键环节体现出来。另外，在研究方案中还应说明本项研究所采用什么样的统计学方法进行数据处理，使用什么样的统计工具或软件进行统计分析。

可以以时间顺序或研究内容为主线设计技术路线，通过分大小标题的形式来突出逻辑关系，也可以采用图表的形式，对整个研究思路进行描述，这样可以使得项目的研究路线非常清晰，一目了然。建议在图表后面给出小段文字，对图中描述的研究方案进行简要说明。

该部分撰写常见的问题是，有的研究方法写的过于简单，只列出研究方法的名称，而没有具体步骤，也有的研究方法写的过于复杂，罗列大量的常规的实验方法，成了用于具体研究的实验常规或技术操作手册。也有的研究方法写的过于详细，一般来说，除非本项目对技术方法有较大程度的改进，否则只写出方法的名称和关键技术步骤即可，不能为了表明申报者对于所采用的技术非常了解而写的过于详细，这样不仅没有必要，还容易出现纰漏。

项目的可行性分析是申报者自己对研究项目实施过程的评价。显而易见，一个完全没有可行性的项目，也就没有立项的必要。申报者要理清项目的可行性和具体仪器设备不足间的关系。可行性是指在研究团队（包括依托单位和合作单位）的范围内，现有的软、硬件环境可以支撑完成项目的情况。而仪器设备不足是指在具体实施过程中可能遇到的设备方面缺乏的困难，应该是可以想办法解决的。

可行性分析是要说明，在现有条件下，完成项目所设想的研究内容和实现研究目标的可能性。该部分可以从理论、技术以及人员条件三个方面进行叙述。对于理论可行性要从理论的角度论述申报者的立题有依据，设计的方案及关键技术均可行。对于技术方法可行性要说明所拟采取的技术方法是否经过实践验证，是否可靠，技术路线是否清晰。对于人员条件可行性要说明团队人员配备是否合理，若是交叉学科项目，是否配备了各个学科的人员，团队人员具有的与项目相关的工作基础、科研能力及素质，是否已掌握了进行研究的技术手段和方法，以及研究时间上的可行性。另外，还要说明申报团队所在单位（申报依托单位及合作单位）是否具备实验所需要的仪器设备等条件。

（三）本项目的特色与创新之处

紧密围绕拟解决的科学问题，申请者要注重对项目在研究内容、研究目标或研究方法等方面的特色和创新性的挖掘与提炼，该部分也是研究思想成熟的体现。研究特色可以是别人未采用而申请者想采用的方法或技术，也可以是一个老的问题或方法被赋予了新的含义或用途，应着重体现申请者采用这个方法或技术或提出解决该问题中具有的独特的表现。如果是自己曾经实现了的创新，现在申报的项目是自己原创性工作的延续，也可以作为研究特色。可以自己前期发现的特色型工作为基础，说明本研究所涉及的哪些内容到目前为止还未见文献报道。

项目的创新之处应体现领域内都还未曾采用的技术方法或未曾提出过的问题等，或者通过本项目的研究会产生新的事物或者方法。要注意没有创新性的课题的申报书写的再好也没有资助的价值，因此撰写该部分时条目不宜过多，1~2条即可。用词要恰当，要实事求是，不必谦虚但是也不要过分夸大，要做到既能突出项目的创新性，又不至于过分夸张。避免"没有人做过"这样的语言，因为无人做过不一定是有价值的问题，不一定重要和具有创新性。也不宜说"首次"或"填补……空白"，或者"具有国际先进水平"类似的评价语言，别人的评价引用不宜过多，"深入""全面""系统"等研究特点不能作为科研项目的创新点。

（四）年度研究计划及预期研究结果

年度研究计划主要说明完成任务的进度，写清楚每年的工作内容与目标，也要包括拟组织的重要学术交流活动、国际合作与交流计划等。时间安排要适中，任务段时间不可太长或太短，以免造成时效性欠佳的印象。要有具体的表格说明完成任务的进度和所需经费等。在时间的安排上，不可拖得太长，否则将失去时效性，也不宜太短，要适当留有余地。可按年度列出研究内容以及该时间段内的阶段性目标，如 2015.01—2015.07：进行动物模型的制作，目标为建模成功并进行分组用药实验；2015.08—2015.12：进行动物取材和指标检测。

预期研究结果主要说明在完成本研究后，所获得的科学发现及其表现形式等，应与项目组前期研究结果之间具有承上启下的关系，可说明可望解决什么关键科学问题，可发现或阐明什么重要机制，可明确什么重要意义，有可能为某种疾病的临床诊治提供潜在指标等等，预期发表几篇科研论文，申报几项发明专利，培养或协助培养几个研究生等等，该部分不要对项目组提过高的要求，尤其是对于一些青年基金等小额项目。

可采用下述模式撰写预期研究成果部分，如"通过本项目的系统研究，有望阐明……的分子生物学机制，从……的角度揭示……的发病机制，为……的诊断与治疗提供理论依据。研究成果以论文和科技进步奖提供。预计在国际、国内期刊上发表论文8～10篇。培养2～3名硕士研究生"。

另外，有些基金项目，尤其是应用研究项目，会要求列出项目的科学价值、社会效益和经济效益以及推广应用价值等。科学价值是要说明项目研究对科学进步有什么具体贡献；社会效益一般指的对于社会人民群众生活、防病治病、保障人民健康方面的贡献；经济效益一般指的是直接经济效益，包括新增产值、利税，节约能源等方面的贡献；推广应用是指的项目完成以后，将所取得的成果推广应用的计划，如形式，范围等。

整体上看，研究内容与方案这一部分在撰写时常出现的问题在于，研究目标的概念不明确，研究目标与内容不对应，目标过多过大，预期结果过于笼统且缺乏依据，忽略学术科学价值的描述，社会效益描述空泛以及经济效益计算不确切等。

七、研究基础及工作条件的撰写

该部分主要阐述项目组所具备的工作基础及工作条件。项目组既往的研究基础是申请项目获得立项的重要保证，应尽可能将与项目有关的既往研究工作（包括科研论文，专利等）进行认真的整理，提炼可用于支持本项目的研究基础。在撰写时，可分为理论上的基础和技术方法方面的基础进行阐述。

（一）研究基础

研究基础部分主要说明项目组所取得的与拟申报项目相关的研究工作积累和已取得

的研究工作成绩。以往的研究基础是指项目组在相关领域的工作积累，体现了项目执行的可行性，是申请项目能否立项的一个重要评价指标。可分为理论上和技术方法方面的基础以及已发表的和未发表的进行叙述，在描述已完成的客观结果的基础上，要充分表达前期工作中的新发现，并说明为本申请项目提供了什么样的帮助或依据。

现申报项目最好是前期工作的深入研究，申请项目的工作一定是在前期研究的基础上，并进行过预实验才能得到评阅人认可，如果仅仅是一个研究设想，毫无工作基础，是不可能被列入高级别的科技资助计划的。该部分对于前面介绍的立项依据具有呼应作用，在项目组前期研究基础上提出的课题更具有创新性，也反映出项目组更具有完成本项研究的能力。

该部分的写作要做到实事求是，采用真实数据得出的具体结论，声明已经鉴定过的成果登记号，或者已发表论文的题目，若是预实验未发表的内容，则给出样本例数，采用的具体方法，真实的结果图表等具体信息，不能采用"显著疗效"或者"满意的效果"等空泛的词语，以免给评阅者留下不严谨的印象。另外，还可以声明已经采集了多少例标本作为实验的积累等问题。

（二）工作条件

这部分要说明项目组已具备的实验条件，尚缺少的实验条件和拟解决的途径，其中包括利用国家实验室、国家重点实验室和部门重点实验室等研究基地的计划与落实情况。

工作条件是指项目组能完成申报项目所需要的基本条件，可从团队人员组成、课题负责人的学术水平和学术地位以及申报单位和合作单位的设备与装备等方面来说明。

合理的团队人员组成是完成项目的重要构件，要说明团队人员的专业、职称及年龄结构，是否有良好的梯队，团队成员的专业水平如何，参加课题研究的时间如何，可以对团队成员的既往研究工作业绩进行罗列，如：曾经完成的课题，发表过的科研论文。成员在专业水平、职称和年龄构成上要有层次，不要强拉具有高级职称的专家进入项目组。要简要介绍课题负责人的学术水平和地位，尤其是与拟申请项目有关的科研工作情况，如从事本专业研究的时间和已发表的主要学术著作，获奖情况等。

要实事求是地介绍申报单位和合作单位的情况，是否依托重点学科或者重点实验室，例如：研究单位如果是医院，要说明该医院的性质，床位数，门诊和住院病人的数量及治愈率，在申请项目的研究领域中的工作积累等。单位的现有仪器设备、实验动物、实验试剂及图书资料等方面的情况，并说明这些现有条件对于完成拟申报的课题是否足够，与申报项目无关的条件即使很强大也不要写。另外要实事求是地说明完成拟申请项目所需要补充的设备，不要夸大，以免被认为基础工作条件不足，从而影响对标书的评估。对缺少的实验工作条件要说明解决途径，尽可能地利用国家、省市及单位的重点或开放实验室的现有条件，而不应寄希望于获得项目资助而重建。应慎重填写设备购置的需求，一般项目不支持购买属于固定资产的贵重的仪器设备，所以如果不具备科研的基本工作条件，完全依靠国家基金投资购买基本设备，则很难立项。

八、参与人简历的填写

该部分要对申请人和项目组成员进行简要介绍，主要通过申请者或项目组主要参加人员发表的相关论文、获奖或专利来反映其成就、能力、工作积累，以及完成项目的可能性。在撰写该部分时，要注意成员简历和研究内容的相关性。不同来源的基金项目对参与人简历的要求有所不同，有的要求比较简单，而有些国家级基金，比如国家自然科学基金则对参与人简历从形式到内容都有严格的要求。

该部分一般分为申请人简历和除研究生以外的主要参与者简历两个部分，在国家自然科学基金项目申请中，申请人的简历依据申请人在线填写个人信息，承担项目的情况以及个人研究成果等由系统自动生成。

以国家自然科学基金项目为例，主要参与者简历主要包括以下几方面：

该参与者目前所在的机构与部门（指二级单位）以及职称。

（一）教育经历

要按照时间倒序，从大学本科开始，说明参与者的教育经历，还要列出攻读研究生学位阶段导师姓名。

（二）科研与学术工作经历

要求按时间倒序排序说明，参与人如果是在站博士后研究人员或曾进入博士后流动站（或工作站）从事过科学研究，要列出合作导师姓名。

（三）曾使用其他证件信息

由于要求申请人应使用唯一身份证件申请项目，所以如果申请人曾经使用其他身份证件，如护照等曾作为申请人或参与获得过项目资助的，应该在这里说明情况，列出曾经使用过的身份证件名称和号码。

（四）主持或参加科研项目（课题）及人才计划项目情况

这里要按时间倒序，说明参与人曾经主持或参加过的项目的类别，批准号，项目名称，研究的起止年月，获资助金额以及当前项目的状态（已结题或在研等），若参与人有人才项目，也要列上项目名称，获得年月等信息。

（五）代表性研究成果和学术奖励情况

这里要求按时间倒序排序，列出参与者的研究成果和曾获得的学术奖励。该部分内容一般较多，容易杂乱，因此有严格的如下的格式要求，申报者应按照以下格式整理。

1. 投稿阶段的论文不要列出。

2. 对期刊论文，应按照论文发表时作者顺序列出全部作者姓名、论文题目、期刊名称、发表年代、卷（期）及起止页码（摘要论文请加以说明）；如："冯建涛，陈海峰，李良超*，ZnTi0.6Fe1.4O4／膨胀石墨复合物对污染物的吸附 - 光催化降解活性，中国科学：化学，2015，45（10）：1075-1088"。

3. 对会议论文应按照论文发表时作者顺序列出全部作者姓名、论文题目、会议名称（或会议论文集名称及起止页码）、会议地址、会议时间；如："Lou Y.#, Zhang H., Wu W., Hu Z., Magic view: An optimized ultra-large scientific image viewer for SAGE tiled-display environment, 9th IEEE International Conference on e-Science, e-Science 2013, Beijing, P.R. China, 2013.10.22-10.25"。对于会议特邀学术报告，要列出报告人姓名，报告名称，会议名称，会议地址及会议时间，如"郑晓静，风沙环境下高雷诺数壁湍流研究，第八届全国流体力学学术会议，中国，兰州，2014 年 9 月 18 ～ 21 日"。

4. 应在论文作者姓名后注明第一／通讯作者情况。所有共同第一作者均加注上标"#"字样，通讯作者及共同通讯作者均加注上标"*"字样，唯一第一作者且非通讯作者无须加注；

5. 所有代表性研究成果和学术奖励中本人姓名加粗显示。

对于专著，要列出所有作者，专著名称（章节标题），出版社，总字数以及出版年份。如"许智宏，种康，植物细胞分化与器官发生，科学出版社，420 千字，2015"。对于授权发明专利，要列出发明人姓名，专利名称，授权时间，国别以及专利号。如"王凡，一种改善营养性贫血的中药组合物及其制备方法，2014.11.19，中国，ZL201210020610.9"。对于学术奖励，要列出获奖人排名和获奖人数，获奖项目名称，奖励机构，奖励类别，奖励等级以及颁奖年份，并把所有获奖人名单附在后面。如"李兰娟（1/15），重症肝病诊治的理论创新与技术突破，国家科技部，国家科学技术进步奖，一等奖，2013。（李兰娟，郑树森，陈智，李君，王英杰，徐凯进，徐骁，陈瑜，刁宏燕，杜维波，王伟林，姚航平，吴健，曹红翠，潘小平）"。

九、研究经费的填写

研究经费预算是项目申报书中比较重要的一部分，是课题能够顺利执行的经济保障，是专家评审申报者对课题经费规划的依据，也是立项后课题经费支出、课题执行期间监督检查以及课题完成后财务验收的依据。

在进行经费预算编制时，要根据研究实际需要，按照各种科技计划的相关规定进行安排，申请的经费要实事求是，每项计算都要有充足的理由。申请数额要依据项目主管部门能支持的经费强度而定，数额要适中，不能巧立名目多算，如果超出太多，会使得评审专家误认为申报的经费是用来购买实验室仪器、设备的；也不少算，可适当考虑物价上涨因素等。

基金项目来源不同，其研究经费预算的栏目要求也有所差异，但无论哪种来源，一般预算都要包含科研业务费、实验材料费、仪器设备费、实验室改装费、协作费、管理费等。下面以 2016 年国家自然科学基金申请经费预算要求为例，对研究经费部分的填写细节进行介绍。

在国家自然科学基金委员会资助的项目中，依据资助方式的不同，项目资金预算表分为定额补助式预算表和成本补偿式预算表。重大项目、国家重大科研仪器研制项目填报成本补偿式预算表，其他各类科学基金项目（如面上项目，青年基金项目等）填报定额补助式预算表。

定额补助式预算表包括《国家自然科学基金项目资金预算表》和《预算说明书》。成本补偿式预算表包括《国家自然科学基金项目资金预算表》《预算说明书》《合作研究资金预算明细表》《设备费预算明细表》《测试化验加工费预算明细表》和《劳务费预算明细表》。项目的资金分为直接费用和间接费用。项目负责人（或申请人）只需填写直接费用预算，间接费用由系统自动计算生成。

直接经费包括的各个科目如下：

（一）设备费

设备费是指在研究项目过程中用于购置专用的仪器设备，对现有设备进行升级改造以及租赁外单位仪器设备所产生的费用。一般各类基金项目都鼓励对仪器设备的共享、租赁及对现有设备进行升级改造，原则上不鼓励购置。如果确实需要购置的，要对拟购置设备的必要性、现有同样设备的利用情况以及购置设备的开放共享方案等进行单独说明，要注明名称、规格、生产厂家及价格。定额补助式项目要对单笔总额 10 万元（含）以上的设备费进行单独说明；成本补偿式项目要填报《设备费预算明细表》，对单笔总额 10 万元（含）以上的设备费进行单独说明。

（二）材料费

材料费是指在项目研究过程中消耗的各种原材料、辅助材料、低值易耗品等的采购及运输、装卸、整理等产生的费用，包括试剂、药品以及实验动物等。在预算说明中最好标明试剂（或药品）的品名、用量、生产厂家、单价及总计价格，并说明该试剂或药品的用途。

（三）测试化验加工费

测试化验加工费是指在项目研究过程中支付给外单位（包括依托单位内部独立经济核算单位）的检验、测试、化验及加工等费用。成本补偿式项目要填报《测试化验加工费预算明细表》，并对单笔总额 10 万元（含）以上的测试化验加工费进行单独说明。

（四）燃料动力费

燃料动力费是指在项目研究过程中相关大型仪器设备、专用科学装置等运行发生的可以单独计量的水、电、气、燃料消耗费用等。单独计量可以是单独装表计量，也可以根据仪器设备、科学装置等的能耗工时进行计算确定。要注意与间接费用中水、电、气、暖消耗的区别。

（五）差旅费

差旅费是指在项目研究过程中开展科学实验（试验）、科学考察、业务调研以及学术交流等所发生的外埠差旅费以及市内交通费用等。在撰写费用支出明细时，差旅费的开支标准要按照国家有关规定执行。

（六）会议费

会议费是指在项目研究过程中为了组织开展学术研讨、咨询以及协调项目研究工作等活动而发生的会议费用。

编制会议费支出预算要按照国家有关规定执行，并严格控制会议规模、会议数量和会期。这里要注意会议费是指项目组主办会议而不是参加会议的费用。

（七）国际合作与交流费

国际合作与交流费是指在项目研究过程中项目研究人员出国及赴港澳台、外国专家来华及港澳台专家来内地工作的费用。编写国际合作与交流费预算要严格执行国家外事资金管理的有关规定。

（八）出版／文献／信息传播／知识产权事务费

出版／文献／信息传播／知识产权事务费是指在项目研究过程中，需要支付的出版费、资料费、专用软件购买费、文献检索费、专业通信费、专利申请及其他知识产权事务等费用。

（九）劳务费

劳务费是指在项目研究过程中支付给项目组成员中没有工资性收入的在校研究生、博士后和临时聘用人员的劳务费用，以及临时聘用人员的社会保险补助费用。劳务费应当结合当地实际以及相关人员参与项目的全时工作时间等因素，合理确定。成本补偿式项目要填报《劳务费预算明细表》。

（十）专家咨询费

专家咨询费是指在项目研究过程中支付给临时聘请的咨询专家的费用，专家咨询费标准按国家有关规定执行。

（十一）其他支出

其他支出是指在项目研究过程中发生的除上述费用之外的其他支出。其他支出应当在申请预算时单独列示，单独核定。

在研究经费预算部分的撰写中容易出现的问题为，有的申报书填写的申请资助额度过高，这样不容易获得立项。还有的预算不够合理严谨，如实验室改装，大型设备购置以及劳务费所占比例过大等。一般对于基金不予资助而科研又真正需要的部分，如大型设备仪器等，应在单位匹配基金或尽量利用现有实验室等条件解决。

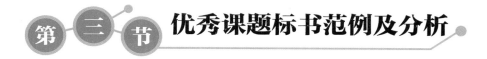

第三节　优秀课题标书范例及分析

下面以获得基金立项资助的优秀课题标书为例，对其标书的部分内容进行分析。

一、基础类的标书范例及分析

标书题目为"光动力血液净化法对血液系统肿瘤的杀伤效应及免疫机制的研究"，为国家自然科学基金立项课题，下面对其立项依据部分进行介绍与分析。

立项依据中，第一部分介绍课题的研究意义。

第一段小标题为"光动力疗法（photodynamic therapy；PDT）已被广泛用于各种实体瘤和腔体肿瘤的研究和治疗，但在血液系统肿瘤领域几乎尚未涉足"，介绍本课题所涉及的方法，并提出该方法的不足，"……而对于血液系统肿瘤来说，这个特性却使得 PDT 几乎无用武之地。可见光对生物组织的穿透深度一般不超过 10mm，血液系统肿瘤的病变细胞存在于全身血液系统，遍布机体全身，常规方法无法精确照光范围，深部血管更是无法穿透。这一难题阻碍了 PDT 在血液系统肿瘤的发展"。

第二段小标题为"为解决这一难题，项目组提出了光动力血液净化法（photodynamic blood purification method, PDBP）"，说明为了解决上述不足，详细介绍课题欲采取的办法："本研究组提出借助血液透析的思路，将用于透析的半透膜换成激光照射仓，光照通过激光照射仓有效达到血液组织，完成光动力治疗过程，该方法我们称之为光动力血液净化法"，并给出图进行详细说明。

第三段小标题为"本项目的研究目的"，提出本项目拟研究的问题，"本课题将以白血病为代表，利用体内体外各种研究手段研究光动力血液净化法治疗血液系统肿瘤的可行性和有效性，并探讨长期免疫效应及机制，期望光动力血液净化法能成为血液系统肿瘤的一种有效治疗手段，为 PDT 在血液系统肿瘤领域的研究提供一种可行性方法和研究基础"。

第二部分介绍分析国内外研究动态。

第一段小标题为"光动力疗法在肿瘤治疗中的现状",简要介绍该方法在国内外的使用情况,如"目前它的主要应用领域是肿瘤及皮肤疾病的治疗,如肺癌、胃肠道癌症、头颈部癌、膀胱癌、前列腺癌、肝癌、皮肤癌和光化性角化症、鲜红斑痣以及尖锐湿疣等"。

第二段小标题为"现阶段 PDT 治疗的肿瘤主要属于体表肿瘤和腔道肿瘤,对于血液系统肿瘤则较少涉及,只有零星报道",举例说明文献报道的相关研究,"郭建民等采用分次体外光动力疗法治疗难治/复发性急性白血病,方法为每次抽血 200ml,体外抗凝加血卟啉 500mg/次,静止 1 小时后照光充氧 15 分钟然后回输病人,10 次为一疗程,前 3 次连用体外抗凝加血卟啉,此后隔日加用体外抗凝加血卟啉。结果发现完全缓解(CR)率 20%,部分缓解(PR)率 63.33%,未缓解(NR)率 16.66%,近期总有效率 83.33%(25/30),与对照组相比 $P < 0.01$,两者有显著差异"。

然后提出现有研究存在的问题:"这些研究虽然都对白血病的光动力治疗进行了探索,也取得了一定的疗效,但所采用的方法不方便也不科学,比如分次体外 PDT 法,操作麻烦,且每天 200ml 血液,分 10 天完成并不能保证机体所有血液都受到 PDT 作用;而血管内 PDT 显然不太科学,首先光针插入部位容易造成凝血,即便事先进行全身抗凝,在照光时间内尾静脉血液是否进行全身循环还有待研究。但是这些研究结果却为本项目光动力血液净化法治疗白血病的研究提供了实验依据和研究基础,提高了本项目的可行性。"

第三段小标题为"白血病是研究 PDT 治疗血液系统肿瘤的最佳模型",叙述在采用PDT 治疗白血病中的效果,"白血病是血液系统肿瘤的典型代表。它是由于造血细胞增殖分化异常而引起的恶性增殖性疾病。在中国白血病被列为十大高发性肿瘤之一,各年龄组恶性肿瘤的死亡率中白血病占第 6 位(男性)和第 8 位(女性),在儿童及 35 岁以下的人群中占第一位。联合化疗治疗白血病已有 40 余年,完全缓解(CR)率为 60%~85%,现今 5 年无病生存率(DFS)急性髓系白血病(AML)为 30%~40%,儿童白血病单纯化疗的 CR 率可达 90% 以上,DFS 率达 70%~80%,而成人白血病治疗效果不尽人意,尽管初治病人的 CR 率可达 80% 左右,但超过 50% 的病人会复发,DFS 率仅为 25%。虽然常规化疗方案能使大部分急性髓细胞白血病病人得到完全缓解,但仍有一部分病人因为耐药或不能耐受化疗疗效较差,尤其是老年病人。而干细胞移植由于受许多条件限制不能广泛开展,因此必须要寻找新的治疗方法,以进一步提高疗效。特别是白血病残留微小病灶是目前白血病复发的主要原因,也是治疗的难点。"最后一句话提出项目的科学问题背景,即需要寻求新的治疗方法,为下一段做铺垫。

第四段小标题为"PDT 治疗肿瘤的 3 种机制及针对血液系统肿瘤的机制研究重点"。首先对 3 种机制的研究现状进行介绍,"近年来的研究认为 PDT 治疗肿瘤的机制不仅仅是基本原理中提到的直接杀伤作用。Webber 等研究认为 PDT 通过以下三种机制杀伤肿瘤细胞"。在引用前人的研究结果后,得出结论,"光动力疗法提高机体抗肿瘤免疫反应可能与 PDT 增加炎性因子分泌，提高肿瘤细胞免疫原性有关"。

为了进一步说明项目采用的 PDT 方法在治疗血液病的应用，继续引用前人研究："PDT 对白血病细胞的体外直接杀伤作用已有研究证实。Foultie 等观察了 HPD 在不同浓度、不同光照条件下对白血病细胞系杀伤率的影响，发现随着 HPD 浓度的增高和照光时间的延长，白血病细胞的杀伤指数也随之增高……"

最后点出该项目的研究意义："本项目的科学意义在于为血液系统肿瘤提供一种新的 PDT 研究方法，为光动力血液净化法的深入研究提供理论和实验基础。"

二、应用类的标书范例及分析

下面以一个由中央级公益性科研院所基本科研业务专项立项的应用类课题为例，介绍其标书部分内容。

项目名称为"激光痛觉刺激诱发电位研究"，其摘要内容如下：

首先介绍疼痛研究的意义："从疼痛的感知、痛觉与反应，疼痛的传导与中枢，疼痛的机制学说各方面，逐步有了深入全面的认识，这些进展给疼痛治疗学提供了有力的理论基础，对指导临床治疗有重大意义。"

然后介绍项目所拟采用的激光刺激方法，并说明其优越性："痛觉研究中常用的刺激方法有电刺激法、机械刺激法和热刺激法。电刺激法易于控制但是缺乏特异性。机械刺激（如针刺）能同时兴奋机械性感受器和伤害性感受器，缺乏特异性。热刺激法分为热辐射法和热电极法，传统热辐射源，能量难以集中，另外其光谱成分复杂，皮肤吸收的总能量难以预测。热电极法也需要接触皮肤，且传输能量不易控制。激光是一种热辐射源，可以非接触的方式特异性地兴奋伤害性感受器，因而成为痛觉研究的一种理想刺激方式。"

最后说明由激光诱发电位来研究痛觉的优势："痛觉诱发电位可以在整体水平研究中枢神经系统对痛觉的处理过程，是近年来发展起来的痛觉研究的有力工具。而激光诱发电位是痛觉诱发电位的一种，它是指采用激光这种痛刺激形式来诱发神经系统的反应。由于激光能量可以聚集在皮肤某个极小点上，可以任意控制位置，也可以通过波长选择来达到对入射皮肤深度的要求，因此通过选择性地激活皮肤中的 Aδ 和 C 感受器，来用于对痛觉诱发电位的研究。"

该标书中的"总体方案、主要研究内容"的内容如下：

总体方案为："采用激光刺激皮肤表层诱发电位，同步进行对应的脑电信号测量，重复刺激过程，取得该刺激下多个脑电信号，并进行相应数据处理。硬件上使用自行研发的激光痛觉刺激仪对人体皮层进行痛觉刺激，并用脑电仪检测人体脑部皮层电波信号。"标书中给出了图片加以说明。

对应于研究方案，该项目的研究内容分为了 3 条：

1. 激光痛觉刺激仪的研制　研制激光痛觉刺激仪，该设备具有包括双路激光输出，脉冲频率和能量可控等功能。

2. 激光脉冲激发痛觉诱发电位和脑神经接收信号测量同步性研究 一般来说，诱发电位应具备如下特征：必须在特定的部位才能检测出来，都有其特定的波形和电位分布，诱发电位的潜伏期与刺激之间有较严格的锁时关系，在给予刺激时几乎立即或在一定时间内瞬时出现。因此，在激光脉冲输出的同时要保证脑电仪对大脑皮层信号的同步采集，这就需要有激光痛觉刺激仪具有同步控制功能。

3. 激光诱发皮肤痛觉电位的机制研究 研究激光对痛觉刺激所诱发的电位机制以及电位信号与大脑皮层感觉辨别和认知情绪反应之间的关系。"

本章小结

本章在对撰写申报书之前的准备工作过程进行了详细阐述之后，着重对课题申报书的撰写过程进行了简要介绍。科研课题申报书的撰写是一个系统工程，需要在文献阅读与课题调研的基础上确定课题方向，设定具体框架，依据项目要求逐项认真撰写。立项依据、研究内容方法、工作基础与条件以及摘要各个部分具有同样的重要性，需要引起申报者同样的重视，这样才能增加项目立项的可能性。

（焦　青）

思考题

1. 我国科研经费申报有哪几种渠道？
2. 在科研课题申报之前，应该做哪些准备工作？
3. 科研课题申报书一般包括哪些部分？
4. 科研课题申报书每个部分的撰写过程中，需要注意哪些问题？

第十一章

科研道德规范与管理

现代社会是一个科学化的社会，科学研究由少数人基于个人兴趣的业余活动，逐步变为很多人从事的基于国家战略和民生的有组织的职业活动。同时，各种违背科学精神和科研道德的越轨行为，甚至触犯国家法律法规的犯罪行为时有发生，抄袭、剽窃、伪造、篡改等学术现象频繁发生。因此，加强科研素养、素质与能力的培养，科研道德规范的学习与教育，科研活动的规范管理是每一个科研人员的必修课程。本章主要介绍学术道德规范的概念，相关法律法规，如何培养本科生的科研素养、素质与能力，研究者应具备的品格及基本行为要求，科研中的道德规范，学术不端行为及科研项目的管理。

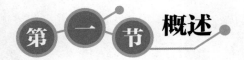

第一节 概述

严格意义上来说，科学研究活动受道德、规范与法律三个层次约束。科研道德是指科研工作者从事科学研究活动中所特有的依靠社会舆论、传统习惯和人们的内心信念来维系并以善恶进行评价的原则规范、心理意识和行为活动的总和，是科研工作者应遵循的职业道德即学术道德。而学术规范是在科学研究领域或学术范围内由大家公认的或由权威部门制定的在相应领域和范围内必须遵守的科学研究行为准则。通常情况下，学术道德与学术规范合并在一起，统称为学术道德规范，亦可称之为广义的学术道德或学术规范。本书中如未加以注明，均指广义的学术道德规范。

学术道德规范有一般道德规范和特殊道德规范之分。如马克斯·普朗克学会颁布的《科学研究中的道德规范》、欧洲科学基金会为统一欧洲各国科研单位和大专院校的科学研究行为，在 2000 年发表的《在研究和学术领域科学行为规范》、教育部制定的《关于加强学术道德建设的若干意见》等属于一般性的规范；而世界医学学会于 1964 年颁布的赫尔辛基宣言和国家 GCP 等伦理原则是特殊领域或行业的规范。特殊领域的学术道德规范是必需的，由于其研究内容的特殊性，需要特殊的约束。例如军事科学中保密特别重要，医药科学中人道和伦理特别突出。

严格的科学道德规范有助于在科学界内部及科学界与社会之间建立诚信，并对弘扬科学精神、提高科技创新能力及推动科学技术的繁荣发展具有积极的促进作用。20 世纪 80 年代以后，针对日益严重的学术不端现象，如上所述，国际和国内的行政部门、科研单位及学术协会组织陆续制定系列学术道德规范，以维护学术界的纯洁和严肃。中国科学技术协会根据国家有关法律法规于 2007 年制定了《科技工作者科学道德规范》，教育部制定的《关于加强学术道德建设的若干意见》等属于约束国内所有科技工作者科学研究行为的一般性科研道德规范；除此以外，临床医学工程科研人员从事科研活动过程中涉及医学临床试验及动物实验时，还应遵循《医学科研诚信和相关行为规范》（国家卫生和计划生育委员会，国家中医药管理局．国卫科教发〔2014〕52 号）、世界医学学会于 1964 年颁布的赫尔辛基宣言和国家 GCP 等伦理原则。

我国制定了一系列与科学研究相关的法律法规。与科学研究相关的主要法律法规有：

《中华人民共和国科技进步法》和《促进科技成果转化法》。与知识产权体系相关的法律法规主要有：《中华人民共和国著作权法》《中华人民共和国专利法》《中华人民共和国商标法》《中华人民共和国反不正当竞争法》《海关知识产权保护条例》《特殊标志管理条例》《中华人民共和国合同法》等。遵纪守法是每个科研工作者从事科学研究和学术活动中应该恪守的底线。在发表自己科学成果时要杜绝伪造数据或结果等违法现象；抵制剽窃、篡改等侵犯他人知识产权的主行为；谨防挪用、贪污科研经费等经济犯罪行为。

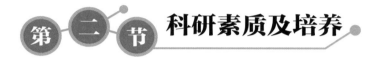

第二节　科研素质及培养

一、素质与素养

（一）素质

素质（quality）是指人的先天生理解剖特点，主要指神经系统、脑的特性及感觉器官和运动器官的特点，素质是心理活动发展的前提，离开这个物质基础谈不上心理发展。各门学科对素质的解释不同，但有一点是共同的，即素质是以人的生理和心理实际作基础，以其自然属性为基本前提。素质即是一个人在社会生活中思想与行为的具体表现。素质一般定义为：一个人文化水平的高低；身体的健康程度；以及家族遗传于自己的惯性思维能力和对事物的洞察能力，管理能力和智商、情商层次高低以及与职业技能所达级别的综合体现。人的素质包括重量素质、心理素质和文化素质。素质只是人的心理发展的生理条件，不能决定人的心理内容与发展水平，人的心理活动是在遗传素质与环境教育相结合中发展起来的。而人的素质一旦形成就具有内在的相对稳定的特征，所以，人的素质是以人的先天禀赋为基质，在后天环境和教育影响下形成并发展起来的内在的、相对稳定的身心组织结构及其质量水平。《辞海》对素质一词的定义为：①人的生理上的原来的特点；②事物本来的性质；③完成某种活动所必需的基本条件。在高等教育领域中，素质应是第三个定义，那就是大学生从事社会实践活动所具备的能力。

（二）素养

素养是由训练和实践而获得的一种道德修养，素养是指一个人的修养，与素质同义，从广义上讲，包括道德品质、外表形象、知识水平与能力等各个方面。在知识经济的今天，人的素养的含义大为扩展，它包括思想政治素养、文化素养、业务素养、身心素养等各个方面。

（三）科研素质

科研素质（scientific research quality）通常是指研究者的科研意识、科研方法和科研精神。

1. 科研意识　是指积极从事科学研究的心向，潜心捕捉和发现科研课题的探求欲。

2. 科研方法　是指包括选题、搜集资料、社会调查、实验研究。统计处理、总结研究成果、撰写研究报告等具体方法和经验。

3. 科研精神　是指勇于探索、刻苦钻研、团结合作、不断创新等精神动力。

强烈的科研意识、科学的科研方法和崇高的科研精神，三者在构成科研能力中，相互依存。相互促进。

（四）科研素养

人的科学素养是指其对自然世界和社会存在进行理解和判断的能力，依靠科学知识、科学意识、科学精神来支撑。科学素养体现在参与社会事务和经济生产中个人决策所必须具备的知识水平和理解程度，即能认识世界的多样性和统一性；掌握科学的基本概念和原理；了解科学、数学和技术的作用和局限性；能够以科学的态度，用科学知识和科学思维方法处理和解决问题。

通常，科研人员的科学素养体现在四项基本素质：扎实的专业基础知识；敏锐的灵感或想象能力；很强的综合分析能力；无畏而诚实的表达能力。专业基础知识不扎实，容易出现方向性错误；没有敏锐的灵感，很难找到突破点；综合分析能力不强，可能会忽略新的发现；新发现往往与已知的概念有差别，要敢于突破框框向学术界宣布。

科学不等于正确，有非议和不足是常态，科学的不断进步不仅要求科研人员尊重他人发现的优先权，还要尊重他人理性怀疑的权利。因为科学上新的命题往往是挑战已知概念，不可能符合传统逻辑，引起非议是必然的。同时，科研人员不仅要严谨，而且要诚实守信，准确无误地报告研究过程，诚实地向科学界开放自己的实验数据和研究结果。要客观公正地评价他人的科研成果，自觉抵制学术不端行为，维护自己和同行的社会声誉。

基于此，从事科研工作的人要做好四个交代：一是对前人的交代，你的工作是如何在前人的基础上发展的，主要进展是什么；二是对后人的交代，你的研究发现或结果是什么，今后的研究方向是什么；三是对自己内心的交代，你的研究对人类有无价值；四是对同行的交代，数据真实、结论可靠，同行可放心参考引用。

二、科技创新素质

创新（innovation）是指运用已知的信息，不断突破常规，发现、产生或创造新思想、新事物的活动，从经济学而言就是要完成从概念、设计，到产品，从产品再到商品并在市场上销售完成投资回报的全过程。全球卫生研究论坛提出简洁的创新的工作定义："创新包含从新思路的产生到思路转化成有用的东西（卫生服务、产品、方法、管理实践和政策）的整个过程"。任何创新都包括三个维度：①创新的类型：指什么是新的？产品、程序、输入、组织、社会；②创新的主体：指对谁而言是新的？个人、团体、组织、企业、社会；③创新的程度：如何新？市场、技术、组织、环境。

创新活动是一个发现问题、分析问题、提出假设、论证假设、解决问题以及在解决问题过程中进一步发现新问题，不断推动事物发展变化的系统过程。科技创新是科学技术领域的创新，存在于科学—技术—产品—商品这一基础且重要的创新链条中，其对应科技创新的几个概念，就是发现—发明—创造—创新的全过程，是原创性科学研究和技术创新的总称，包括知识创新、技术创新和现代科技引领的管理创新。医疗器械创新是指当市场需求引发医疗器械产品的创新需求，创新主体通过筹集到所需资金等资源后，经过基础研究、预生产、临床试验，临床试验成功的产品将进行注册、审批并投入大规模的生产，产品投入市场进行销售。在使用新产品时，新产品可能存在缺陷，可能挖掘出新产品进一步开发改进的方法，或者有未出现过的新的需求产生，推动新市场需求的出现，于是新一轮医疗器械创新活动持续进行，推动整个医疗器械行业创新的不断发展。

大学生作为未来国家科技创新的中坚力量，除了要有奋斗的决心与勇气、一定的领悟和决策能力、锲而不舍求真务实的毅力和精神追求外，还应具有多个方面的科技创新素质和能力：

第一，培养创新意识和科学精神，具备发现科学问题与分析问题的能力。科学是科技创新的源头，解答的是基础性的问题，研究自然界现象的规律和对世界的认知。科技创新必须紧跟世界科学发展的最前沿，否则会失去发展的根基。科技人员位于科技创新链条的最前端，其使命首先是"发现"原理和规律，回答"是什么"（what）和"为什么"（why）；因而大学生应该具有创新意识和科学精神，培养探究事物的本质和自然现象背后的原理的兴趣和能力，尤其是要锻炼自己发现问题的敏锐眼力，就是别人发现不了的问题你能发现，别人理解不到的问题你能理解和分析到位。

第二，学牢基础知识，始终充满对新知识的渴望，并善于获取知识，具有较宽广的知识面。科技创新能力源自创新思维，创新思维则建立于合理的知识结构之上。创新成果大都源自基础知识的深层次组合。若无牢固的知识基础，科技创新则成为无源之水、无本之木。因此，构建良好的知识结构是培养创新能力的开始，一方面要夯实基础知识，同时还应充满对新知识的渴望，具有不断获取新知识的能力，形成宽广的知识面。

第三，培养科学的学习方法和思维方式，具有创造性思维、独立思考与判断能力。我国大学生普遍注重记忆力的训练，忽视观察力、想象力、创新思维能力的学习培养，质疑能力和批判精神欠缺。任何创新成果的获得都离不开敏锐的观察力、创造性的想象力、独特的知识结构以及活跃的思维。大学生应加强发散思维、逆向思维、求异思维等的培养，克服思维定势，塑造批判精神；将独立思考和独立判断能力放在首位，提高创新素质。

第四，积极参与创新实践，增强理论知识的转化和拓展与实践技能培养。经过多年的系统学习，大学生具备了一定的认知水平和理论知识。但所获得的知识基本来自课堂上间接的、系统的理论知识，不等同于实际技能，无法直接运用。实践则为综合运用知识能力的培养创造了机会，通过参与科技竞赛、学术讲座及学术交流，各类课题组的科学研究、发明制作、撰写学术论文、科技咨询、技术开发等应用实践活动获得大量的感性认识和有价值的新知识，有助于把课堂所学的理论知识与实际问题相结合，逐渐把理论知识转化为解决实际问题的能力并掌握相应的专业实践技能，同时在实践中不断拓展新的理论和知识。这一过程同时也有益于创新思维的开发和培养。

第五，选准合适的研究方向和创新项目，具备对前沿的新知识、先进技术的掌握和使用能力。找对研究方向是成功的基础，选准题就能事半功倍，选题不合适，可能劳而无功，而针对专业领域和具体创新项目的前沿新知识、新技术的掌握和使用能力一方面是确立研究方向和创新项目的基础，同时也是科技创新项目得以成功实施的必要技术保障条件。大学生在进行科技创新活动过程中，由于自身条件的限制，往往对专业发展和研究方向缺乏准确的判断和把握，对创新项目的前沿知识与先进技术掌握不够且缺乏实际应用经验。可以通过广泛参与行业专家及教授针对专业领域前沿发展与先进技术方面的专题讲座和培训，征得专业老师的指导，结合自己的兴趣、背景知识与实践技能基础，选择合适的研究方向并反复论证找准具体的创新项目；在此基础上，通过进入各种学习平台和项目训练掌握与科技创新项目相关的前沿知识、技术及技能，确保项目顺利实施。

三、科研素质的培养

《中华人民共和国高等教育法》明确规定：本科生应"具有从事本专业实际工作和研究工作的初步能力"，可见提高本科生的科研素质，使之具备初步的科研能力，是实现本科生培养目标的一个重要环节，是大学教育诸环节中不可或缺的组成部分。

本科生科研素质的培养是一个系统工程，涉及教学、科研领域多方面问题，应从多种途径入手，采取多方面措施，才能取得最佳效果。国外高校围绕这一问题进行了诸多理论和实践的探索，如1969年美国麻省理工学院（MIT）就开始开展"本科生研究机会计划"（Undergraduate Research Opportunity Program，UROP），由此使美国对本科生的科研日趋重视。据有关数据统计，80%的MIT的毕业生参加过一个UROP。综观美国大学重视本科生科研素质培养，值得注意的是两点：一是与课程体系的创新相结合，建构以研究为本的创新课程体系，如新生研讨课、基于课程的小组研究、基于问题的学习（PBL）和基于探索的学习（IBL）等。这些新形式在本质上与本科生科研活动相通，即都是引导学生主动学习，进而获得界定问题、分析问题和解决问题的能力。二是设立与科研相关的课程或是开设学术研讨班。如斯坦福大学为跨校从事科研的本科生开设了约23门与科研相关的课程；加州大学伯克利分校通过学术研讨班讲授与科研相关的课程，为即将从事科研的本科生提供一个关于本科生科研的概览，讲解科研的重要性和如何开展科研等。这些都为本科生科研素质的培养使之尽快进入研究领域奠定了基础。与国外的人才培养研究启动早、有相对完整的计划相比较，我国高校对本科生科研素质的研究稍稍滞后，培养途径也在探索之中。近年来已有不少研究者关注这一问题，提出了许多切实的见解。因此，综合国内外高校人才培养和科研素质培养的成功经验，结合教学、科研实际，就有可能对本科生科研素养的培养途径做出较为全面、深入的探求。大学生的科研活动包括已纳入课堂教学体系和课堂教学以外两个部分，这里从"课程体系内"和"课程体系外"两个方面的培养途径进行阐述。

（一）在"课程体系内"培养学生的科研素质

高校本科教育最主要的教学活动是以课程教学为中心的课堂教学。"课程体系内"的培养，有下述几项内容值得关注。

1. 课程教学中的科研素质培养　本科的课程教学以传授知识与技能为重。教学计划对学生各类性质课程及修读要求、应达到的学分，都有明确规定和严格要求，学生注重的也是本专业的专业知识学习和获得相应的学分。各门课程都有相应的学科支撑，在"课程内"找到课程与科研之间的关联性，实现课程教学内容的创新，是培养学生科研能力的有效方法。具体的做法是，有意识地采用已被证实的科研成果以及鲜活的科学研究实际案例充实教学内容，根据科研活动循序渐进的规律和原则，重点训练课题的开掘、选取、分析和综合把握的能力，同时抓住与课程学习有关的科研基础环节强化训练，突出和强化对科研基本功、学术规范的传授和培养。课程教学作为本科生教学的主要形式，它是学生获取科研信息、培养科研能力的重要形式。建设科研过程与教学过程紧密结合的课程，使教学过程科研化，便是实现培养大学生创造能力目标的又一重要途径。在课程体系内对学生实施"全过程"科研训练，对学生科研素养培养自然会收到更显著效益。

2. 作为"重要教学环节"的科研论文写作训练　科研素质的培养效果，最终要落实到科研能力的养成上。对于大学生而言，进行必要的科研实践训练，是培养科研素质的一个重要途径。本科生毕业设计（论文）就纳入了高等教育的"重要教学环节"，应视为是"课程体系内"培养学生科研素质的重要举措。《教育部办公厅关于加强普通高等学校毕业设计（论文）工作的通知》指出："毕业设计（论文）是实现培养目标的重要教学环节。毕业设计（论文）在培养大学生探求真理、强化社会意识、进行科学研究基本训练、提高综合实践能力与素质等方面，具有不可替代的作用"，"同时，毕业设计（论文）的质量也是衡量教学水平，学生毕业与学位资格认证的重要依据"。按照这一界定，本科生的毕业论文写作，不是一项随意采取或可任意废止的行为，而是一个不可或缺的教育教学过程。事实上，毕业论文写作，既是培养学生科研能力的实践活动，同时也是检测他们将课堂知识、书本知识转化为实际应用水平的有效手段，应该从本科生的综合能力培养（包括扎实、完善的知识积累和科研素养积累两个方面）来看待它，对其给予足够的重视。

3. 为促进科研训练开设"论文写作"课程　为提高本科生的科研素质，切实有效指导学生的科研实践训练，另一个可实施的"课程内"教学环节，是拿出一定的教学时间，开设"论文写作"课程，以加强对学生论文写作的理论指导。本科生经过一段时间专业学习，虽对专业知识有了一定的积累，但对于学术论文写作的理解却近于空白，对他们做出适时的理论指导是十分必要的。

（二）在"课程体系外"培养学生的科研素质

以往高校都将学生的科研活动视为"第二课堂"，都是以"课余活动"形式出现，排除在教学计划之外。近年来也出现一些改变，真正将科研以各种形式引入课堂，虽说不在课程体系内，但其已经成为教学内容的一部分。

1. 实施本科生科研训练计划（SRTP） 这是吸收国外经验，在我国高校中实施的一种本科生科研训练计划（Student Research Training Program, SRTP）。1995 年清华大学在考察了美国的 MIT 和 UROP 计划后，提出了 SRTP 计划，于 1996 年正式实施。1998 年浙江大学提出了 SRTP 计划，之后，一批学校也陆续提出相应的"本科生科研训练计划"。如广东工业大学提出"高年级大学生科研训练计划"，南方医科大学提出"大学生课外科研训练计划"，中国矿业大学在 2001 年开始建立 SRTP。这些不同类型的"大学生科研训练计划"，大都是针对"学有余力"的本科生，且科研活动一般都安排在"课余"进行，目的是在于充分挖掘本科生的学习潜力，提升其科研素养，有利于培养高素质人才。

2. 参与社会调查与课题研究 "课程外"的科研实践，对于大多数高校而言，可以是结合大学生的社会实践，从事与专业学习相关的社会调查和社会科学课题研究。这在文科学生中尤应得到推广。开展社会实践活动在高校中已很普遍，如果带着某个专业问题展开调查，写出调查报告，提出自己对解决问题的探索与思考，就是一次卓有成效的科研实践。学生的课题研究，也可以根据自己学有所得设计出研究课题，其中特别值得鼓励的是参与教师的课题研究。

3. 学术讲座和其他学术（社团）活动 举办学术讲座和其他学术交流活动，是各高校普遍开展的活动，它是"课程外"培养本科生科研素养的重要途径。专业学术讲座一般都同专业教学结合起来，聘请国内外、校内外知名学者或学有专长的教授开展讲座，并组织一定的学术研讨和交流活动。学术讲座特别关注学术前沿和当前热点问题，其能为多数学生所接受的效果是明显的："一是开阔学生的科技视野，使学生了解学科的最新发展，加深对专业的认识；二是增强学生的学术意识和科研兴趣，以活跃思想，提高能力。"它确是一种受益面广、行之有效的科研素质培养方式。

本科生科研素质的培养可以有多种途径，还可以继续进行探索和尝试，使其日臻完善。我国高校的本科教学仍然无法真正摆脱应试教育体制下重知识、轻能力的教育方式的影响，教学与科研环节相脱离的现象依然存在，本科生的科研素养培养还没有形成制度，缺乏科研实践的意识和氛围还相当普遍；教学改革有待进一步深化，教学方式仍以传统的课堂讲授式为主，研究性学习、以学生为主体的学习方式所占比重仍然较低。

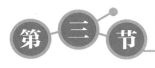 **科研中的道德规范**

一、研究者品格

品格（character），谓品性；性格。也指文学、艺术作品的质量和风格。物品的质量、规格等。品格是一个人的基本素质，它决定了这个人回应人生处境的模式。品格是指个人的人品和做事风格。品格有好有坏，有道德的也有不道德的。不断的自我超越，自我修正，保持良好的心态最为重要。

作为科学研究者应该具备一定的品格，具体归纳如下：

1. **对科学的热爱**　对科学的热爱，使得研究者能够不屈不挠，百折不回。对科学美的追求，对科学的执着追求和献身精神，也是研究者特别是科学家从事科学研究的高尚品格。正是因为具有这种品格，开普勒才会发现行星运动三定律、查德威克证明了中子的存在、居里夫人从上千吨矿石中提纯 1 克镭等等。

2. **强烈的好奇心**　热爱科学研究的人，往往具有超乎寻常的好奇心，这种强烈的愿望会使其忘掉研究工作之外的一切事情，进而达到痴迷的程度。

3. **对目标的执着**　科学研究并非一帆风顺，对目标的执着是某些科学家虽身受科学磨难，但依然能够做出惊人的科学发现获重大的技术创新业绩。

4. **高度的社会责任感**　高度的责任感是一个科学工作者从事科研工作的必备条件。大凡取得成功并有所成就的科学家，他们在从事科学研究时，都会从社会责任感的角度评估科研成果的利弊和社会价值。

由于科学研究工作的社会性、艰苦性与创造性，科研工作者从事科学研究活动除具备上述一定的研究品格外，还应具备诚实客观、科学民主、团结协作和追求卓越的基本行为要求。

1. **诚实客观**　指在科学技术研究中，坚持实事求是，严谨认真，讲诚信，反对投机取巧、沽名钓誉、弄虚作假；

2. **科学民主**　指在科学技术研究中，发扬科学民主精神，反对学霸作风，坚持学术平等，互相尊重，公平竞争，共同提高；

3. **团结协作**　指在科学技术研究中，重视团队作用，发扬协作精神，甘为人梯；

4. **追求卓越**　指科学技术研究中，创新是科研生命力的重要体现。在科学技术研究中，坚持开拓创新，反对因循守旧、故步自封。

二、科研中的道德规范

为弘扬科学精神，加强科学道德和学风建设，提高科技工作者创新能力，促进科学技术的繁荣发展，中国科学技术协会根据国家有关法律法规制定了《科技工作者科学道德规范》（2007年1月16日中国科协七届三次常委会议审议通过）。本规范明确要求科技工作者应坚持科学真理、尊重科学规律、崇尚严谨求实的学风，勇于探索创新，恪守职业道德，维护科学诚信。科技工作者应以发展科学技术事业，繁荣学术思想，推动经济社会进步，促进优秀科技人才成长，普及科学技术知识为使命，以国家富强，民族振兴，服务人民，构建和谐社会为己任。

科学研究者在从事科学研究过程中应该遵循的基本道德规范，道德规范具体内容如下：

1. 进行学术研究应检索相关文献或了解相关研究成果，在发表论文或以其他形式报告科研成果中引用他人论点时必须尊重知识产权，如实标出。

2. 尊重研究对象（包括人类和非人类研究对象）。在涉及人体的研究中，必须保护受试人合法权益和个人隐私并保障知情同意权。

3. 在课题申报、项目设计、数据资料的采集与分析、公布科研成果、确认科研工作参与人员的贡献等方面，遵守诚实客观原则。对已发表研究成果中出现的错误和失误，应以适当的方式予以公开和承认。

4. 诚实严谨地与他人合作，耐心诚恳地对待学术批评和质疑。

5. 公开研究成果、统计数据等，必须实事求是、完整准确。

6. 搜集、发表数据要确保有效性和准确性，保证实验记录和数据的完整、真实和安全，以备考查。

7. 对研究成果做出实质性贡献的专业人员拥有著作权。仅对研究项目进行过一般性管理或辅助工作者，不享有著作权。

8. 合作完成成果，应按照对研究成果的贡献大小的顺序署名（有署名惯例或约定的除外）。署名人应对本人做出贡献的部分负责，发表前应由本人审阅并署名。

9. 科研新成果在学术期刊或学术会议上发表前（有合同限制的除外），不应先向媒体或公众发布。

10. 不得利用科研活动谋取不正当利益。正确对待科研活动中存在的直接、间接或潜在的利益关系。

11. 科技工作者有义务负责任地普及科学技术知识，传播科学思想、科学方法。反对捏造与事实不符的科技事件及对科技事件进行新闻炒作。

12. 抵制一切违反科学道德的研究活动。如发现该工作存在弊端或危害，应自觉暂缓或调整、甚至终止，并向该研究的主管部门通告。

13. 在研究生和青年研究人员的培养中，应传授科学道德准则和行为规范。选拔学术带头人和有关科技人才，应将科学道德与学风作为重要依据之一。

此外，临床医学工程科研人员从事科研活动过程中涉及医学临床试验及动物实验时，还应遵循《医学科研诚信和相关行为规范》（国家卫生和计划生育委员会，国家中医药管理局.国卫科教发〔2014〕52号）、世界医学学会于1964年颁布的《赫尔辛基宣言》和国家GCP等伦理原则。

三、科研中的学术不端行为

学术不端行为（academic misconduct）是指在科学研究和学术活动过程中出现的违背科学共同体行为规范、弄虚作假、抄袭剽窃或其他违背公共行为准则的行为。学术不端行为主要包括抄袭、剽窃、伪造、篡改及其他，不包括诚实的错误和对事物的不同的解释和判断。

1. 抄袭　主要指抄袭者将被抄袭者的文字，不加修改地移入自己的论著，并当作自己的成果发表；按抄袭的内容可有论点、论据论证、表格数据、图像图形、概念抄袭等形式，按抄袭文字的篇幅可有句子抄袭、段落抄袭、章节抄袭、全篇抄袭等形式。

2. 剽窃　主要指剽窃者将被剽窃者的文字或学术观点，经过改造后移入自己的论著，并当作自己的成果发表。

3. 伪造　是指按某种假说和理论推导的期望值，编造虚假的观察与实验结果，而不以实际观察和试验获得的真实数据为依据。通常有伪造实验数据及样品、伪造证据等形式。特点是：提供的材料、方法、数据、推理等方面与实际不符合，不能通过重复试验再次获得，甚至原始数据被删除或丢弃，无法查证。

4. 篡改　是指科研人员在得到试验数据后，依据期望值随意修改、取舍数据，使之符合自己的研究结论，通常有主观取舍数据和篡改原始数据等形式。

5. 其他学术不端行为　主要包括不当署名、一稿多投、一个学术成果多篇发表等不端行为。

中国科学技术协会在《科技工作者科学道德规范（试行）》中对科研中的学术不端行为做出了明确的认定，具体如下：

1. 学术不端行为是指，在科学研究和学术活动中的各种造假、抄袭、剽窃和其他违背科学共同体惯例的行为。

2. 故意做出错误的陈述，捏造数据或结果，破坏原始数据的完整性，篡改实验记录和图片，在项目申请、成果申报、求职和提职申请中做虚假的陈述，提供虚假获奖证书、论文发表证明、文献引用证明等。

3. 侵犯或损害他人著作权，故意省略参考他人出版物，抄袭他人作品，篡改他人作品的内容；未经授权，利用被自己审阅的手稿或资助申请中的信息，将他人未公开的作品或研究计划发表或透露给他人或为己所用；把成就归功于对研究没有贡献的人，将对研究工作做出实质性贡献的人排除在作者名单之外，僭越或无理要求著者或合著者身份。

4. 成果发表时一稿多投。

5. 采用不正当手段干扰和妨碍他人研究活动，包括故意毁坏或扣压他人研究活动中必需的仪器设备、文献资料，以及其他与科研有关的财物；故意拖延对他人项目或成果的审查、评价时间，或提出无法证明的论断；对竞争项目或结果的审查设置障碍。

6. 参与或与他人合谋隐匿学术劣迹，包括参与他人的学术造假，与他人合谋隐藏其不端行为，监察失职，以及对投诉人打击报复。

7. 参加与自己专业无关的评审及审稿工作；在各类项目评审、机构评估、出版物或研究报告审阅、奖项评定时，出于直接、间接或潜在的利益冲突而做出违背客观、准确、公正的评价；绕过评审组织机构与评议对象直接接触，收取评审对象的馈赠。

8. 以学术团体、专家的名义参与商业广告宣传。

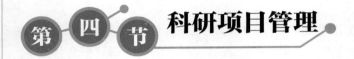

第四节 科研项目管理

科研项目是承载科学技术研究活动的重要表现形式，它对国家经济的发展、社会文明的进步及综合国力的提升具有强大的推动作用。而依托于医院的临床工程科学研究是一种多学科综合、知识聚集度高、研究范围广、领域跨度大的研究过程。在进行科学研究的过程中，临床工程科研人员学习和创造知识，并将其应用于自身的工作实践中，从而实现了科学研究创造知识的价值。随着科技创新的飞速发展，知识的创新已然成为一个国家综合国力的重要体现，面对当前愈演愈烈的科技竞争环境，临床工程科研项目的复杂程度及难度越来越大，对科研项目的管理要求也越来越高。在临床工程科研项目实施过程中提高科研项目的管理及协调能力，是保障科研项目顺利执行并达到预期效果的重要手段，也是提升临床工程人员及医院临床工程部门的科技竞争力和创新能力的有力措施。

科研项目管理是指课题从项目申请、立项论证、组织实施、检查评估、验收鉴定、成果申报、科技推广、档案入卷的全程管理。其目的是使科研项目实行制度化和科学化的管理，保证科研计划圆满完成，出成果、出人才、出效益，提高竞争力。科研项目管理主要内容包括制定年度、近期科研工作计划和中、长期科研发展规划、确定科研选题、组织项目申报、督促、检查科研项目的实施进展、组织科研成果的验收、鉴定与推广应用、进行科研统计与总结等。这里从科研项目的初期管理、中期管理和后期管理等三个方面对科研管理进行阐述。

一、初期管理

科研项目的初期管理主要是对项目的选题与立项方面的管理工作。根据不同项目来源和要求按以下原则进行管理。

1. 申请国家、省部、地市级的科研项目必须按照有关的规划、计划、项目指南或招标公告及申请和投标办法认真填写有关申请书、投标书和表格经基层申请单位（院系所）审查后报上级科研管理部门（科研处），由科研管理部门审定后统一加盖单位公章、法人章再上报至有关的科研计划主管部门。

2. 为维护科研项目选题立项的严肃性和公正性，项目申请者必须严格按照有关申请办法按时申报，对于申报质量较差、不按时申报以及弄虚作假的项目，科研管理部门一律不予受理。凡因主观因素导致在研项目未按时完成者或因完成质量较差而造成影响者，科研管理部门应给予项目负责人相应处罚。

3. 科研项目在立项时要做好开题报告或方案论证报告，报告要求科学、可行。其内容主要包括：国内外现状及发展趋势；主要研究内容、目标、技术关键；试验研究方案及时间安排；预期研究成果及其水平；社会经济效益预测；已有工作基础、人力、物力条件；经费概算及用途说明、经费来源及偿还计划等。

二、中期管理

科研项目的中期管理主要是对项目研究过程的管理和监督等方面的管理工作。根据不同项目来源和要求按以下原则进行管理。

1. 科研项目负责人应由学科骨干或具备较强业务能力的教师或科研人员担任，负责项目的实施和完成。项目组成员应有明确分工，要在项目负责人的领导和协调下完成指定的研究工作。项目组内实行任务目标进度公开和经费公开的原则。各级主管领导有责任督促、检查项目执行情况。

2. 科研项目立项后应按科研项目下达单位的要求填报详细的计划任务书并按计划书要求开展研究工作。

3. 科研人员在研究或研制过程中要保持科学的态度、严谨的作风、高水平、高质量地完成科研任务。特殊专业的科研项目必须执行有关的技术安全法规确保科研中的人身、财产安全。

4. 科研项目一旦立项或签约必须按期按质完成，不得随意更改研究计划，若因特殊原因不能按时完成的，项目负责人应及时写出书面报告经所在基层单位签署意见后报科研管理部门，由单位会同主管部门协调处理。按申报、审定、签约的程序申请调整或撤销。项目负责人或成员因故中断研究工作应在离开项目组前办好研究工作、研究经费、仪器设备等移交工作。项目负责人因各种原因调离原单位应事先提交更换科研项目负责人的书面报告经所在基层单位签字盖章后报科研管理部门备案。

5. 对确知科研项目完不成并将要造成损失的科研项目，项目所在基层单位应及时调整或改组项目组并报科研管理部门审批，对因主观原因或失职而延误进度，造成严重损失和损害学校信誉者要追究相关责任严肃处理。

6. 项目检查评估是科研项目实施管理的重要内容，是通过定期或不定期检查而有效地监督和控制项目进度、质量和水平，从而保证计划目标的实现。科研项目通常具有研究周期长、投资强度高、涉及面广、技术难度大、有不可预见因素等特点，项目目标受外部环境影响较大，因此选择项目实施的关键时机，评估项目既定目标的有效性，考核项目进度、质量水平，对于确保项目完成具有重要意义。

7. 科研项目的执行情况要定期检查，年终时填写执行情况表。如果执行过程中遇到重大问题或取得重大进展项目负责人应随时上报科研管理部门。

8. 项目负责人按时提交项目中期报告和成果资料，科研管理部门组织专家按项目申请书提出的中期目标及成果对照检查评估，根据中期检查结果决定项目后期经费的拨付。

三、后期管理

科研项目的后期管理主要是对科研项目的检查、验收和成果鉴定等方面的管理工作。根据不同项目来源和要求按以下原则进行管理。

1. 所有科研项目的负责人或参加人在发表论文、形成成果时均应署名符合各单位和项目立项部门的要求，达到项目规定的成果要求才能申请结题验收。

2. 科研项目完成后，项目组应及时向单位科研管理部门提交全套《研究工作总结》材料，经科研管理部门审核后，报主管部门或合同对方办理验收、评审、鉴定工作。

3. 根据科技档案管理要求，项目结束后项目组必须及时向学校相关部门提交完整的技术档案资料。技术档案的内容包括项目申请书、技术合同、技术方案论证、可行性分析报告、执行计划、原始实验记录和工作记录、年度进展报告和总结报告验收报告、论文、技术文件、图纸资料、专利证书及技术鉴定证书等。

4. 项目完成后应及时办理有关结题手续，同时办理项目经费结算手续。若项目确已完成，应在规定时间内办理经费结算手续。

5. 研究工作按研究计划任务书的要求完成后，可以提请研究成果的技术鉴定。如果研究项目是计划内项目，可向科研管理部门提请成果的技术鉴定。如果研究项目是自选项目，可向所在机构内的科研管理部门或所在地方政府的科研管理部门主管科研成果鉴定的单位提请研究成果的技术鉴定。

本章小结

科研道德规范是从事科学技术工作的人们在其职业活动中所应遵循的基本道德规范即学术道德规范。学术道德规范有一般道德规范和特殊道德规范之分。本章从科研工作者应具有的科研素质、科技创新素质及培养、研究者应具有的品格、科研过程中道德规范及学术不端行为和对科研项目的管理等几个方面的内容进行了总结与归纳，为广大科研工作者提供学习与指导。

（郑　敏）

思考题

1. 什么是科技创新素质，如何培养科技工作者的科技创新素质？
2. 科技工作者应该具备何种品格？
3. 科研中的道德规范有哪些？
4. 如何界定科研中的学术不端行为？
5. 科研管理包含哪几个具体过程？

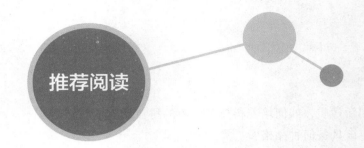

推荐阅读

[1] 张强，刘胜林. 临床工程科研方法概论. 北京：人民卫生出版社，2015.

[2] 张伟刚. 科研方法导论. 2 版. 北京：科学出版社，2015.

[3] 梁万年. 医学科研方法. 北京：人民卫生出版社，2002.

[4] 方积乾. 卫生统计学. 7 版. 北京：人民卫生出版社，2012.

[5] 殷国荣，杨建一. 医学科研方法与论文写作. 2 版. 北京：科学出版社，2015.

[6] 康锐. 可靠性维修性保障性工程基础. 北京：国防工业出版社，2011.

[7] 范道津，陈伟珂. 风险管理理论与工具. 天津：天津大学出版社，2010.

[8] 刘双跃. 安全评价. 北京：冶金工业出版社，2010.

[9] Wickens CD. 人因工程学导论. 刘乙力，S.G. 贝克，张侃，译. 2 版. 上海：华东师范大学出版社，2007.

[10] Wiklund ME, Kendler J, Strochlic AY. 医疗器械可用性测试. 张强，彭明辰，译. 北京：人民卫生出版社，2013.

[11] 崔雷. 医学数据挖掘. 北京：人民卫生出版社，2006.

[12] 国家卫生计生委医院管理研究所，中华医学会医学工程学分会. 中国临床工程发展研究报告：白皮书. 武汉：湖北科学技术出版社，2015.

[13] 康德英，许能锋. 循证医学. 3 版. 北京：人民卫生出版社，2015.

[14] 罗爱静，于双成. 医学文献信息检索. 3 版. 北京：人民卫生出版社，2015.

[15] 高小和. 学术论文写作. 南京：南京大学出版社，2002.

[16] 孟庆仁. 实用医学论文写作. 北京：人民军医出版社，2012.

[17] 陶福源. 学术论文写作通鉴. 合肥：安徽大学出版社，2005.

[18] 宋双明，领怀明. 生物医学：中英文论文写作与编辑. 北京：北京大学医学出版社，2004.

[19] 钱英. 我国临床工程发展方向的探讨. 中国医疗器械杂志，2008，32(3):226，229-230.

[20] 知识产权出版社. 中华人民共和国专利法. 北京：知识产权出版社，2008.

[21] 国家知识产权局专利局. 专利申请须知. 北京：知识产权出版社，2003.

[22] 知识产权出版社. 计算机软件保护条例. 北京：知识产权出版社，2002.

[23] 邓家提，韩晓建，曾峭，等. 产品概念设计—理论、方法与技术. 北京：机械工业出版社，2002.

[24] 李彦，李文强. 创新设计方法. 北京：科学出版社，2013.

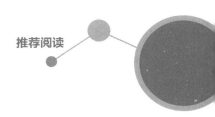

[25] 黄纯颖. 机械创新设计. 北京：高等教育出版社，2000.

[26] 何玉艳. 科研课题申报和自我管理问题新探. 技术与创新管理，2012，33(3):262-265.

[27] 王雅琢，王晓瑜. 新形势下医学科研选题的原则和方法. 科技与出版，2012，4:34-36.

[28] 龚胜生. 我是怎样申报基金课题的. 科技导报，2016，34(2):328.

[29] 冯坚，王英萍，韩正之. 科学研究的道德与规范. 上海：上海交通大学出版社，2007.

[30] 中国科学院. 科研活动道德规范读本. 北京：科学出版社，2009.

中英文名词
对照索引